中医心阅

经 络 临 床

谢新才　孙　悦　著

中国中医药出版社

·北京·

图书在版编目(CIP)数据

经络临床 / 谢新才,孙悦著. —北京:中国中医药出版社,
2018.2

(中医心阅)

ISBN 978 - 7 - 5132 - 4688 - 0

Ⅰ.①经… Ⅱ.①谢… ②孙… Ⅲ.①经络-研究
Ⅳ.①R224.1

中国版本图书馆 CIP 数据核字(2017)第 310254 号

中国中医药出版社出版

北京市朝阳区北三环东路 28 号易亨大厦 16 层

邮政编码　100013

传真　010 - 64405750

廊坊市晶艺印务有限公司印刷

各地新华书店经销

开本 880×1230　1/32　印张 16.5　字数 401 千字

2018 年 2 月第 1 版　2018 年 2 月第 1 次印刷

书号　ISBN 978 - 7 - 5132 - 4688 - 0

定价　88.00 元

网址　www.cptcm.com

社 长 热 线　010 - 64405720

购 书 热 线　010 - 89535836

维 权 打 假　010 - 64405753

微信服务号　zgzyycbs

微商城网址　https://kdt.im/LIdUGr

官 方 微 博　http://e.weibo.com/cptcm

天猫旗舰店网址　https://zgzyycbs.tmall.com

如有印装质量问题请与本社出版部联系(010 - 64405510)

程　　序

　　当我看到书稿的一刻，北京正是气温骤降的十一月，此时离"立冬"的节气已经不远了。每年的这个时候都是慢病患者难熬的日子，室外温度逼近 0℃，室内还没有供暖，在这种日子里人们期待的是一团火、一丝热，给予他们温暖和热情。当看过谢新才医生的书稿时，带给我的就是这样一种感受。

　　与谢医生共事近三十载，深知其探求医学的韧性。据他所说自幼体弱多病，从初中开始就对中医颇有兴致，在家受其伯父熏陶，并学习伤科，中学时光的业余爱好就是学习中医。到了 1983年考入江西中医学院（今江西中医药大学）之后，感觉如鱼得水，深感中医之博大精深，渐渐登堂入室，畅想于杏林医海之丛。1992年前，因为学的是中医专业，所以治病以中药施治为主，爱好治疗各种疑难杂症，通过理论与实践相结合，形成了"博采众长，崇尚天士"的学术特点。20 世纪 90 年代成为国医大师贺普仁教授的研究生，师从三年潜心求教，深得真传，使他在针灸方面的临床才能迅速提高，形成了"采撷百家，独尊贺老"的治疗风格。在医学思路方面，注重轻灵活泼，似感针药之有神，治病以调治为主，可针可药，或针药并举，每可获得良效。进入 21 世纪以后又作为贺老的学术继承人跟师三年,逐步将理论与临证相结合,特别注重学习、领悟贺老的临床辨治特点,在学术上颇有建树,受到贺老的赞赏。2013 年经过考试入选国家中医药管理局第三批全国优秀中医临床人才研修项目,得以有幸跟随众多前辈深入学习。正是这些经历使得他积蓄了丰富的内涵,在学习和经历中不断成长。

中医学是具有中国特色的生命科学,是科学与人文融合得比较好的学科。古代医学科学需要现代化,而如何实现中医药学现代化至关重要。这就必须遵循中医药学自身的规律,只要有中医理论知识的积淀与临床经验的活用,同样能培养出优秀的中医临床人才。近百余年西学东渐,再加上当今市场经济价值取向的作用,使得一些中医师诊治疾病常以西药打头阵、中药做陪衬,不论病情是否需要,一概是中药加西药,更有甚者不切脉、不辨证,凡遇炎症均以解毒消炎处理,如此失去了中医理论对诊疗实践的指导,很难培养出合格的中医临床人才。中医治学当溯本求源,古为今用,继承是基础,创新是归宿,认真继承中医经典理论与临床诊疗经验,做到中医不能丢,进而才是中医现代化的实施。中医临床医学重视用辨证思维指导诊疗实践,而后才是引进汲取各种有效的治疗方法与为我所用的科研方法,不断地完善辨证方法体系,提高防治水平。所谓勤求古训、融汇新知,即是运用科学的临床思维方法,将理论与实践紧密联系,以显著的疗效诠释、求证前贤的理论,寓继承之中求创新发展。

谢医生经历了研究生、师承、优才三种模式,其间对祖国传统医学与现代医学均有长足的见解,特别是他经过上面所说的三个途径始终师从贺老,这在针灸界是真真正正的前无古人、后无来者,加之其善于揣摩、精于思考,学到了贺老的不少精髓,实乃不可多得的后起之秀。综观古往今来贤哲名医均是熟谙经典、勤于临证者,因为经典医籍所提供的科学原理至今仍是维护健康、防治疾病的准则，"读经典、做临床、跟名师"在当前以及今后相当一段历史时期都具有重要的现实意义，谢医生是亲临其境的最佳参与者和见证人。

针灸作为中医的奇葩，在几千年中为人类做出了不朽的贡献，由于她的独特魅力使其率先走向世界、造福人类。但是应该清楚地看到：目前浮躁、功利之人不在少数，很多人幻想通过死记几穴几方就可以走遍天下，殊不知针灸之奥秘神奇岂能是如此简单。本书用了三篇近六十个章节，将深奥的中医针灸内容逐一展开，特别是中篇、下篇补充了很多作者的感悟、体会和宝贵的临床经验，每一章节都是一个主题，既便于学习，更贴近临床实践，使后学如获至宝，即便在寒冷的冬季也会让同道们感受到针灸的春天，相信认真研读本书，一定会给读者带来许多惊喜和启发，同时使更多的百姓因此受益。

在本书付梓之际，应谢新才医生之邀，爰为之序。

第六批全国老中医药专家继承工作指导老师
北京针灸学会常务副会长
首都医科大学附属北京中医医院主任医师、教授

程凯英

2017 年 11 月 3 日于北京

自　　序

　　生者天地之大德,疾者有生之大患,医术者治疗之大法,医者所以寄死生而托性命者也,岂可漫言为哉!

　　扁鹊有言,"疾在腠理,熨焫之所及;在血脉,针石之所及;其在肠胃,酒醪之所及也",是针灸药三者得兼而后可与言医。医道所兴,其来久矣。上古神农尝草木而知百药,黄帝问岐伯等臣,内考脏腑,外综经络,开医学之源,垂不朽之仁,开民生之寿域。所著《内经》,参之天地,验之人物,穷神极变,而针道生焉,若越人起死,华佗愈躄,王纂驱邪,秋夫疗鬼,非有神哉,皆此法也。针灸之术,诚为济世救人之宝。

　　临证之际,有诸疾,非药饵所能愈,而必俟针刺者,若不通针道,则束手无策,自愧技穷;精其道者,如磁引针,如鼓应桴。盖人身气血周流则无病,如气逆血阻则病,入筋骨药力未能骤到,非针不可。因悟治病如对垒,攻守奇正,量放而应者,将之良也;针药并举,因病而施者,医之良也。

　　良医处世,不矜名,不计利,此立德也;挽回造化,立起沉疴,此立功也;阐发蕴奥,聿著医书,此立言也。古来医书浩博,充栋汗牛,无虑万数;历代圣贤,百家争鸣,所论各异。医道者,至精至微,其奥难窥,空谈易,实施良难也。自非夙昔攻读,潜心参悟,犹如云中望月,雾里看花。

今之科技,日新月异,国之崛起,举世瞩目,越洋求学者,与日俱增。学医之人,当竟古人未竟之业,而不能与古为新,俾吾中华医学大放光明于全球之上,是吾辈之罪也。然医籍圣典,文辞古雅,理道深渊,况去圣久远,难以解悟,初学者难免望而蹙额,束之高阁,少年不学,老大徒伤,追悔何及;又有好高之辈,自称熟读经书,遵从圣法,偏执不化,疗病之时,争奇求异,与庸浅不学等耳。

遂毅然自奋,夙兴夜寐,殚炎黄之奥,究明堂之秘,于中西医书,搜阅极博,于多位医家,跟师求教,通习诸科。每遇有论及精妙者,日逐笔录,积之盈箧,深求之以通其变,精思之以会其微。

余常感临证而不先辨病因,犹航断港绝潢,以望至于海也。故欲治病者,必先识病之名,求其病之所由生,而后辨其生之因,再考其治之之法。余以为,审因施治是根本,辨证论治为纲领;一病必有主方,一方必有主药主穴,或病名同而病因异,或病因同而病症异,则又各有主方,各有主药主穴,然千变万化之中,实有一定不移之法。

兹书之由作也,汇集经验方,其屡试屡效者,濡笔成章。斯书也,先论针道,后言临床。于病也,先述病因病机,后谈治法取穴,最后结语评注。至于组方选穴,力求方案灵动,简便实用,易于领悟,不拘于成法,不趋于险路,望能发前人所未发,于医学诚有进化。

针灸者,易学而难精,修习之人当寝馈笃好,积以岁月,迨至性灵神智,融会贯通,施用无穷,方知"针灸之道,妙尽古今"。

谢新才　孙　悦

丁酉年仲秋

目 录

上 篇

第一章 经络学说 …………………………………………… 3

第一节 经络系统 ………………………………………… 3

一、经络的含义 ………………………………………… 3

二、经络系统的组成 …………………………………… 4

三、经络的生理功能 …………………………………… 21

四、经络学说的应用 …………………………………… 23

第二节 现代经络研究 …………………………………… 27

一、有关经络现象的研究 ……………………………… 27

二、经络的形态学研究 ………………………………… 39

三、经络的电学特性研究 ……………………………… 39

四、经络的其他生物物理学特性研究 ………………… 41

五、经络的生化特性研究 ……………………………… 43

六、微经络与全息的研究 ……………………………… 45

第二章 腧穴的性能与主治 ……………………………… 47

第一节 十四经穴 ………………………………………… 48

一、手太阴肺经 …………………………………………… 48

二、手阳明大肠经 ………………………………………… 50

三、足阳明胃经 …………………………………………… 53

四、足太阴脾经 …………………………………………… 61

五、手少阴心经 …………………………………………… 65

六、手太阳小肠经 ………………………………………… 66

七、足太阳膀胱经 ………………………………………… 69

八、足少阴肾经 …………………………………………… 81

九、手厥阴心包经 ………………………………………… 86

十、手少阳三焦经 ………………………………………… 87

十一、足少阳胆经 ………………………………………… 91

十二、足厥阴肝经 ………………………………………… 99

十三、督脉 ………………………………………………… 102

十四、任脉 ………………………………………………… 107

第二节 奇穴 ……………………………………………… 111

第三章 特定穴 …………………………………………… 114

一、五输穴 ………………………………………………… 114

二、原穴 …………………………………………………… 120

三、络穴 …………………………………………………… 123

四、俞穴 …………………………………………………… 124

五、募穴 …………………………………………………… 125

六、郄穴 …………………………………………………… 127

七、八会穴 ………………………………………………… 127

八、八脉交会穴 …………………………………………… 129

九、下合穴 ………………………………………………… 131

十、交会穴 ………………………………………………… 133

中　篇

第一章　针灸治疗作用 ················· 137

一、调和阴阳 ······················· 137

二、疏通经络 ······················· 139

三、扶正祛邪 ······················· 140

第二章　针灸治疗原则 ················· 160

一、标本缓急　治病求本 ··········· 160

二、补虚泻实　辨证论治 ··········· 164

三、三因制宜　审因施治 ··········· 167

四、热疾寒留 ······················· 167

五、治神调气 ······················· 169

第三章　选穴思路 ····················· 172

一、循经 ··························· 172

二、症状 ··························· 173

三、病机 ··························· 173

四、体质 ··························· 174

五、时间 ··························· 174

六、空间 ··························· 174

七、腧穴性能归类 ··················· 174

八、病变部位与常用腧穴 ··········· 175

九、病因与常用腧穴 ··············· 177

十、微刺系统 ······················· 177

十一、综合 ························· 184

第四章 选法思路——三通法 ·········· 185
一、针灸三通法的理论依据 ········· 185
二、微通法 ····················· 186
三、温通法 ····················· 190
四、强通法 ····················· 192
五、三通法新解 ················· 193

第五章 针灸处方 ················· 194
一、选穴原则 ··················· 194
二、配穴方法 ··················· 198
三、综合处方 ··················· 201

第六章 施治的注意事项 ··········· 202
一、取穴 ······················· 202
二、施术 ······················· 203
三、针刺宜忌 ··················· 213
四、艾灸宜忌 ··················· 214
五、放血宜忌 ··················· 216
六、火针宜忌 ··················· 217

下 篇

第一章 厥证 ····················· 223
一、中医病名 ··················· 223
二、西医病名 ··················· 223
三、病因病机 ··················· 223
四、主症 ······················· 225

五、理化检查 ···································· 225

六、治则 ·· 225

七、取穴 ·· 225

八、施术 ·· 226

九、预后 ·· 226

十、转归 ·· 226

十一、预防与调护 ······························ 226

十二、结语 ······································ 227

十三、中药参考方 ······························ 227

第二章　中暑 ·· 228

一、中医病名 ···································· 228

二、西医病名 ···································· 228

三、病因病机 ···································· 228

四、主症 ·· 229

五、理化检查 ···································· 230

六、治则 ·· 230

七、取穴 ·· 230

八、施术 ·· 231

九、预后 ·· 231

十、转归 ·· 231

十一、预防与调护 ······························ 231

十二、结语 ······································ 231

十三、中药参考方 ······························ 232

第三章　高热 ·· 233

一、中医病名 ···································· 233

二、西医病名 …………………………………………… 233

三、病因病机 …………………………………………… 233

四、主症 ………………………………………………… 234

五、理化检查 …………………………………………… 235

六、治则 ………………………………………………… 235

七、取穴 ………………………………………………… 235

八、施术 ………………………………………………… 235

九、预后 ………………………………………………… 235

十、转归 ………………………………………………… 236

十一、预防与调护 ……………………………………… 236

十二、结语 ……………………………………………… 237

十三、中药参考方 ……………………………………… 237

第四章　高血压 ……………………………………………… 238

一、中医病名 …………………………………………… 238

二、西医病名 …………………………………………… 238

三、病因病机 …………………………………………… 238

四、症状 ………………………………………………… 238

五、理化检查 …………………………………………… 241

六、治则 ………………………………………………… 243

七、取穴 ………………………………………………… 244

八、施术 ………………………………………………… 244

九、预后 ………………………………………………… 244

十、转归 ………………………………………………… 244

十一、预防与调护 ……………………………………… 244

十二、结语 ……………………………………………… 245

十三、中药参考方 ……………………………………… 245

第五章　中风 ··· 246

一、中医病名 ·· 246

二、西医病名 ·· 246

三、病因病机 ·· 246

四、主症 ·· 248

五、理化检查 ·· 249

六、治则 ·· 249

七、取穴 ·· 249

八、施术 ·· 250

九、预后 ·· 251

十、转归 ·· 251

十一、预防与调护 ··· 251

十二、结语 ·· 251

十三、中药参考方 ··· 253

第六章　颤证 ··· 254

一、中医病名 ·· 254

二、西医病名 ·· 254

三、病因病机 ·· 254

四、主症 ·· 256

五、理化检查 ·· 256

六、治则 ·· 256

七、取穴 ·· 256

八、施术 ·· 257

九、预后 ·· 257

十、转归 ·· 257

十一、预防与调护 ··· 257

十二、结语 ･･ 258

十三、中药参考方 ･･････････････････････････････････････ 258

第七章　脑萎缩 ･･････････････････････････････････････ 259

一、中医病名 ･･ 259

二、西医病名 ･･ 259

三、病因病机 ･･ 260

四、主症 ･･ 260

五、理化检查 ･･ 261

六、治则 ･･ 261

七、取穴 ･･ 261

八、施术 ･･ 261

九、预后 ･･ 261

十、转归 ･･ 261

十一、预防与调护 ･･････････････････････････････････････ 261

十二、结语 ･･ 262

十三、中药参考方 ･･････････････････････････････････････ 262

第八章　眩晕 ･･ 263

一、中医病名 ･･ 263

二、西医病名 ･･ 263

三、病因病机 ･･ 263

四、主症 ･･ 265

五、相关检查 ･･ 265

六、治则 ･･ 265

七、取穴 ･･ 265

八、施术 ･･ 266

九、预后 …………………………………………… 266

十、转归 …………………………………………… 266

十一、预防与调护 ………………………………… 266

十二、结语 ………………………………………… 266

十三、中药参考方 ………………………………… 267

第九章　偏头痛 …………………………………… 268

一、中医病名 ……………………………………… 268

二、西医病名 ……………………………………… 268

三、病因病机 ……………………………………… 268

四、主症 …………………………………………… 269

五、理化检查 ……………………………………… 272

六、治则 …………………………………………… 273

七、取穴 …………………………………………… 273

八、施术 …………………………………………… 273

九、预后 …………………………………………… 273

十、转归 …………………………………………… 274

十一、预防与调护 ………………………………… 274

十二、结语 ………………………………………… 274

十三、中药参考方 ………………………………… 275

第十章　面瘫 ……………………………………… 276

一、中医病名 ……………………………………… 276

二、西医病名 ……………………………………… 276

三、病因病机 ……………………………………… 276

四、主症 …………………………………………… 277

五、理化检查 ……………………………………… 277

六、治则 ……………………………………………… 277

七、取穴 ……………………………………………… 278

八、施术 ……………………………………………… 278

九、预后 ……………………………………………… 278

十、转归 ……………………………………………… 278

十一、预防与调护 …………………………………… 278

十二、结语 …………………………………………… 279

十三、中药参考方 …………………………………… 280

第十一章　面风 ……………………………………… 281

一、中医病名 ………………………………………… 281

二、西医病名 ………………………………………… 281

三、病因病机 ………………………………………… 281

四、主症 ……………………………………………… 281

五、理化检查 ………………………………………… 282

六、治则 ……………………………………………… 282

七、取穴 ……………………………………………… 282

八、施术 ……………………………………………… 282

九、预后 ……………………………………………… 282

十、转归 ……………………………………………… 282

十一、预防与调护 …………………………………… 283

十二、结语 …………………………………………… 283

十三、中药参考方 …………………………………… 284

第十二章　面痛 ……………………………………… 285

一、中医病名 ………………………………………… 285

二、西医病名 ………………………………………… 285

三、病因病机 ················· 285

四、主症 ···················· 286

五、理化检查 ················· 286

六、治则 ···················· 287

七、取穴 ···················· 287

八、施术 ···················· 287

九、预后 ···················· 287

十、预防与调护 ··············· 287

十一、结语 ·················· 288

十二、中药参考方 ············· 288

第十三章　胁痛 ················· 289

一、中医病名 ················· 289

二、西医病名 ················· 289

三、病因病机 ················· 289

四、主症 ···················· 291

五、理化检查 ················· 291

六、治则 ···················· 291

七、取穴 ···················· 291

八、施术 ···················· 292

九、预后 ···················· 292

十、转归 ···················· 292

十一、预防与调护 ············· 292

十二、结语 ·················· 292

十三、中药参考方 ············· 293

第十四章　健忘 ·················· 294

一、中医病名 ·················· 294

二、西医病名 ·················· 294

三、病因病机 ·················· 294

四、主症 ·················· 295

五、理化检查 ·················· 295

六、治则 ·················· 295

七、取穴 ·················· 296

八、施术 ·················· 296

九、预后 ·················· 296

十、转归 ·················· 296

十一、预防与调护 ·················· 296

十二、结语 ·················· 297

十三、中药参考方 ·················· 297

第十五章　不寐 ·················· 298

一、中医病名 ·················· 298

二、西医病名 ·················· 298

三、病因病机 ·················· 298

四、主症 ·················· 299

五、理化检查 ·················· 300

六、治则 ·················· 300

七、取穴 ·················· 300

八、施术 ·················· 300

九、预后 ·················· 300

十、转归 ·················· 301

十一、预防与调护 ·················· 301

十二、结语 ··· 302

十二、中药参考方 ·· 302

第十六章　多寐 ·· 303

一、中医病名 ··· 303

二、西医病名 ··· 303

三、病因病机 ··· 303

四、主症 ·· 304

五、理化检查 ··· 304

六、治则 ·· 305

七、取穴 ·· 305

八、施术 ·· 305

九、预后 ·· 305

十、预防与调护 ·· 305

十一、结语 ··· 305

十二、中药参考方 ·· 305

第十七章　伤食 ·· 306

一、中医病名 ··· 306

二、西医病名 ··· 306

三、病因病机 ··· 306

四、主症 ·· 307

五、理化检查 ··· 307

六、治则 ·· 307

七、取穴 ·· 307

八、施术 ·· 307

九、预后 ·· 307

十、转归 ·· 308

十一、预防与调护 ······································ 308

十二、结语 ·· 308

十三、中药参考方 ······································ 308

第十八章　呃逆 ·· 309

一、中医病名 ·· 309

二、西医病名 ·· 309

三、病因病机 ·· 309

四、主症 ·· 311

五、理化检查 ·· 311

六、治则 ·· 311

七、取穴 ·· 311

八、施术 ·· 311

九、预后 ·· 312

十、转归 ·· 312

十一、预防与调护 ······································ 312

十二、结语 ·· 312

十三、中药参考方 ······································ 313

第十九章　胃痛 ·· 314

一、中医病名 ·· 314

二、西医病名 ·· 314

三、病因病机 ·· 314

四、主症 ·· 316

五、理化检查 ·· 316

六、治则 ·· 317

七、取穴 ································· 317

八、施术 ································· 317

九、预后 ································· 317

十、转归 ································· 317

十一、预防与调护 ························ 318

十二、结语 ······························ 318

十三、中药参考方 ························ 319

第二十章　呕吐 ························ 320

一、中医病名 ···························· 320

二、西医病名 ···························· 320

三、病因病机 ···························· 320

四、主症 ································· 321

五、理化检查 ···························· 322

六、治则 ································· 322

七、取穴 ································· 322

八、施术 ································· 322

九、预后 ································· 322

十、转归 ································· 323

十一、预防 ······························ 323

十二、结语 ······························ 323

十三、中药参考方 ························ 324

第二十一章　哮病 ······················ 325

一、中医病名 ···························· 325

二、西医病名 ···························· 325

三、病因病机 ···························· 325

四、主症 ·· 327

五、理化检查 ·· 327

六、治则 ·· 327

七、取穴 ·· 328

八、施术 ·· 328

九、预后 ·· 328

十、转归 ·· 328

十一、预防与调护 ···································· 328

十二、结语 ··· 329

十三、中药参考方 ···································· 329

第二十二章　癃闭 ······································ 330

一、中医病名 ·· 330

二、西医病名 ·· 330

三、病因病机 ·· 330

四、主症 ·· 332

五、理化检查 ·· 332

六、治则 ·· 333

七、取穴 ·· 333

八、施术 ·· 333

十、转归 ·· 333

十一、预防与调护 ···································· 334

十二、结语 ··· 334

十三、中药参考方 ···································· 335

第二十三章　遗精 ······································ 336

一、中医病名 ·· 336

二、西医病名 ··· 336

三、病因病机 ··· 336

四、主症 ·· 338

五、理化检查 ··· 338

六、治则 ·· 338

七、取穴 ·· 338

八、施术 ·· 338

九、预后 ·· 338

十、转归 ·· 339

十一、预防与调护 ·· 339

十二、结语 ··· 339

十三、中药参考方 ·· 340

第二十四章　痛经 ··· 341

一、中医病名 ··· 341

二、西医病名 ··· 341

三、病因病机 ··· 341

四、主症 ·· 342

五、理化检查 ··· 343

六、治则 ·· 343

七、取穴 ·· 343

八、施术 ·· 343

九、预后 ·· 343

十、转归 ·· 343

十一、预防 ··· 344

十二、结语 ··· 344

十三、中药参考方 ·· 345

第二十五章　脏躁 …………………………………… 346

一、中医病名 ………………………………………… 346

二、西医病名 ………………………………………… 346

三、病因病机 ………………………………………… 346

四、主症 ……………………………………………… 347

五、理化检查 ………………………………………… 347

六、治则 ……………………………………………… 348

七、取穴 ……………………………………………… 348

八、施术 ……………………………………………… 348

九、预后 ……………………………………………… 348

十、转归 ……………………………………………… 348

十一、预防与调护 …………………………………… 348

十二、结语 …………………………………………… 349

十三、中药参考方 …………………………………… 349

第二十六章　乳癖 …………………………………… 350

一、中医病名 ………………………………………… 350

二、西医病名 ………………………………………… 350

三、病因病机 ………………………………………… 350

四、主症 ……………………………………………… 351

五、理化检查 ………………………………………… 352

六、治则 ……………………………………………… 352

七、取穴 ……………………………………………… 352

八、施术 ……………………………………………… 352

九、预后 ……………………………………………… 353

十、转归 ……………………………………………… 353

十一、预防 …………………………………………… 353

十二、结语 ……………………………………………… 353

十三、中药参考方 ……………………………………… 354

第二十七章　子宫肌瘤 …………………………………… 355

一、中医病名 …………………………………………… 355

二、西医病名 …………………………………………… 355

三、病因病机 …………………………………………… 355

四、主症 ………………………………………………… 356

五、理化检查 …………………………………………… 358

六、治则 ………………………………………………… 359

七、取穴 ………………………………………………… 359

八、施术 ………………………………………………… 359

九、预后 ………………………………………………… 359

十、转归 ………………………………………………… 359

十一、预防 ……………………………………………… 360

十二、结语 ……………………………………………… 360

十三、中药参考方 ……………………………………… 362

第二十八章　胎位不正 …………………………………… 363

一、中医病名 …………………………………………… 363

二、西医病名 …………………………………………… 363

三、病因病机 …………………………………………… 364

四、主症 ………………………………………………… 364

五、理化检查 …………………………………………… 365

六、治则 ………………………………………………… 365

七、取穴 ………………………………………………… 365

八、施术 ………………………………………………… 365

九、预后 ·· 365

十、转归 ·· 365

十一、预防与调护 ·································· 366

十二、结语 ·· 366

十三、中药参考方 ·································· 366

第二十九章　小儿弱智 ·············· 367

一、中医病名 ······································ 367

二、西医病名 ······································ 367

三、病因病机 ······································ 368

四、主症 ·· 369

五、理化检查 ······································ 370

六、治则 ·· 370

七、取穴 ·· 370

八、施术 ·· 371

九、预后 ·· 371

十、预防与调护 ·································· 371

十一、结语 ·· 371

十二、中药参考方 ·································· 373

第三十章　遗尿 ························ 374

一、中医病名 ······································ 374

二、西医病名 ······································ 374

三、病因病机 ······································ 374

四、主症 ·· 375

五、理化检查 ······································ 376

六、治则 ·· 376

七、取穴 ………………………………………… 376

八、施术 ………………………………………… 376

九、预后 ………………………………………… 376

十、转归 ………………………………………… 376

十一、预防 ……………………………………… 376

十二、结语 ……………………………………… 377

十三、中药参考方 ……………………………… 379

第三十一章　疳积 ………………………………… 380

一、中医病名 …………………………………… 380

二、西医病名 …………………………………… 380

三、病因病机 …………………………………… 380

四、主症 ………………………………………… 382

五、理化检查 …………………………………… 382

六、治则 ………………………………………… 382

七、取穴 ………………………………………… 382

八、施术 ………………………………………… 382

九、预后 ………………………………………… 383

十、转归 ………………………………………… 383

十一、预防与调护 ……………………………… 383

十二、结语 ……………………………………… 384

十三、中药参考方 ……………………………… 384

第三十二章　惊风 ………………………………… 385

一、中医病名 …………………………………… 385

二、西医病名 …………………………………… 385

三、病因病机 …………………………………… 386

四、主症 ···································· 387

五、理化检查 ······························ 387

六、治则 ···································· 387

七、取穴 ···································· 387

八、施术 ···································· 388

九、预后 ···································· 388

十、转归 ···································· 388

十一、预防与调护 ························ 388

十二、结语 ································· 389

十三、中药参考方 ························ 389

第三十三章　腱鞘囊肿 ·············· 390

一、中医病名 ···························· 390

二、西医病名 ···························· 390

三、病因病机 ···························· 390

四、主症 ·································· 391

五、理化检查 ···························· 391

六、治则 ·································· 391

七、取穴 ·································· 391

八、施术 ·································· 391

九、预后 ·································· 392

十、转归 ·································· 392

十一、预防与调护 ······················ 392

十二、结语 ······························ 392

十三、中药参考方 ······················ 393

第三十四章　静脉曲张 ················ 394

一、中医病名 ····················· 394

二、西医病名 ····················· 394

三、病因病机 ····················· 394

四、主症 ······················· 394

五、理化检查 ····················· 396

六、治则 ······················· 396

七、取穴 ······················· 397

八、施术 ······················· 397

九、预后 ······················· 397

十、转归 ······················· 397

十一、预防与调护 ·················· 397

十二、结语 ······················ 397

十三、中药参考方 ·················· 398

第三十五章　脱肛 ················· 399

一、中医病名 ····················· 399

二、西医病名 ····················· 399

三、病因病机 ····················· 399

四、主症 ······················· 400

五、理化检查 ····················· 402

六、治则 ······················· 402

七、取穴 ······················· 402

八、施术 ······················· 402

九、预后 ······················· 402

十、转归 ······················· 402

十一、预防 ····················· 403

十二、结语 ……………………………………………… 403

十三、中药参考方 ……………………………………… 404

第三十六章　带状疱疹 …………………………………… 405

一、中医病名 ……………………………………………… 405

二、西医病名 ……………………………………………… 405

三、病因病机 ……………………………………………… 405

四、主症 …………………………………………………… 406

五、理化检查 ……………………………………………… 406

六、治则 …………………………………………………… 407

七、取穴 …………………………………………………… 407

八、施术 …………………………………………………… 407

九、预后 …………………………………………………… 407

十、转归 …………………………………………………… 407

十一、预防 ………………………………………………… 408

十二、结语 ………………………………………………… 408

十三、中药参考方 ………………………………………… 410

第三十七章　白癜风 ……………………………………… 411

一、中医病名 ……………………………………………… 411

二、西医病名 ……………………………………………… 411

三、病因病机 ……………………………………………… 411

四、主症 …………………………………………………… 411

五、理化检查 ……………………………………………… 412

六、治则 …………………………………………………… 412

七、取穴 …………………………………………………… 412

八、施术 …………………………………………………… 412

九、预后 ·· 412

十、预防与调护 ·· 412

十一、结语 ·· 413

十二、中药参考方 ·· 414

第三十八章　牛皮癣 ······································ 415

一、中医病名 ·· 415

二、西医病名 ·· 415

三、病因病机 ·· 415

四、主症 ·· 416

五、理化检查 ·· 417

六、治则 ·· 417

七、取穴 ·· 417

八、施术 ·· 417

九、预后 ·· 417

十、预防与调护 ·· 417

十一、结语 ·· 417

十二、中药参考方 ·· 419

第三十九章　耳聋耳鸣 ································· 420

一、中医病名 ·· 420

二、西医病名 ·· 421

三、病因病机 ·· 421

四、主症 ·· 422

五、理化检查 ·· 422

六、治则 ·· 422

七、取穴 ·· 422

八、施术 …………………………………………… 423

九、预后 …………………………………………… 423

十、转归 …………………………………………… 423

十一、预防 ………………………………………… 423

十二、结语 ………………………………………… 424

十三、中药参考方 ………………………………… 425

第四十章　近视 ………………………………… 426

一、中医病名 ……………………………………… 426

二、西医病名 ……………………………………… 426

三、病因病机 ……………………………………… 426

四、主症 …………………………………………… 427

五、理化检查 ……………………………………… 427

六、治则 …………………………………………… 427

七、取穴 …………………………………………… 427

八、施术 …………………………………………… 428

九、预后 …………………………………………… 428

十、转归 …………………………………………… 428

十一、预防与调护 ………………………………… 428

十二、结语 ………………………………………… 429

十三、中药参考方 ………………………………… 431

第四十一章　牙痛 ……………………………… 432

一、中医病名 ……………………………………… 432

二、西医病名 ……………………………………… 432

三、病因病机 ……………………………………… 432

四、主症 …………………………………………… 433

五、理化检查 ···································· 433

六、治则 ·· 434

七、取穴 ·· 434

八、施术 ·· 434

九、预后 ·· 434

十、预防与调护 ································ 434

十一、结语 ······································ 434

十二、中药参考方 ···························· 435

第四十二章　颈椎病 ························ 436

一、中医病名 ·································· 436

二、西医病名 ·································· 436

三、病因病机 ·································· 436

四、主症 ·· 437

五、理化检查 ·································· 439

六、治则 ·· 440

七、取穴 ·· 440

八、施术 ·· 440

九、预后 ·· 440

十、转归 ·· 440

十一、预防与调护 ···························· 440

十二、结语 ······································ 441

十三、中药参考方 ···························· 442

第四十三章　落枕 ···························· 443

一、中医病名 ·································· 443

二、西医病名 ·································· 443

三、病因病机 …………………………………………… 444

四、主症 ………………………………………………… 444

五、理化检查 …………………………………………… 444

六、治则 ………………………………………………… 445

七、取穴 ………………………………………………… 445

八、施术 ………………………………………………… 445

九、预后 ………………………………………………… 445

十、转归 ………………………………………………… 445

十一、预防与调护 ……………………………………… 445

十二、结语 ……………………………………………… 446

十三、中药参考方 ……………………………………… 446

第四十四章　肩周炎 ……………………………… 447

一、中医病名 …………………………………………… 447

二、西医病名 …………………………………………… 447

三、病因病机 …………………………………………… 447

四、主症 ………………………………………………… 448

五、理化检查 …………………………………………… 449

六、治则 ………………………………………………… 449

七、取穴 ………………………………………………… 449

八、施术 ………………………………………………… 449

九、预后 ………………………………………………… 449

十、转归 ………………………………………………… 450

十一、预防与调护 ……………………………………… 450

十二、结语 ……………………………………………… 450

十三、中药参考方 ……………………………………… 451

第四十五章　肘劳 ································· 452
　一、中医病名 ································· 452
　二、西医病名 ································· 452
　三、病因病机 ································· 452
　四、主症 ····································· 452
　五、理化检查 ································· 453
　六、治则 ····································· 453
　七、取穴 ····································· 453
　八、施术 ····································· 453
　九、预后 ····································· 453
　十、预防与调护 ······························· 453
　十一、结语 ··································· 454
　十二、中药参考方 ····························· 454

第四十六章　急性腰扭伤 ························· 455
　一、中医病名 ································· 455
　二、西医病名 ································· 455
　三、病因病机 ································· 455
　四、主症 ····································· 456
　五、理化检查 ································· 457
　六、治则 ····································· 457
　七、取穴 ····································· 457
　八、施术 ····································· 457
　九、预后 ····································· 458
　十、转归 ····································· 458
　十一、预防与调护 ····························· 458
　十二、结语 ··································· 458

十三、中药参考方 …………………………………… 459

第四十七章 腰椎病 ……………………………… 460

一、中医病名 ………………………………………… 460

二、西医病名 ………………………………………… 460

三、病因病机 ………………………………………… 460

四、主症 ……………………………………………… 462

五、理化检查 ………………………………………… 463

六、治则 ……………………………………………… 464

七、取穴 ……………………………………………… 464

八、施术 ……………………………………………… 464

九、转归 ……………………………………………… 464

十、预后 ……………………………………………… 465

十一、预防与调护 …………………………………… 465

十二、结语 …………………………………………… 465

十三、中药参考方 …………………………………… 465

第四十八章 软组织挫伤 ………………………… 466

一、中医病名 ………………………………………… 466

二、西医病名 ………………………………………… 466

三、病因病机 ………………………………………… 467

四、主症 ……………………………………………… 469

五、理化检查 ………………………………………… 469

六、治则 ……………………………………………… 470

七、取穴 ……………………………………………… 471

八、施术 ……………………………………………… 471

九、预后 ……………………………………………… 471

十、转归 ……………………………………… 471

十一、预防与调护 ………………………… 472

十二、结语 ………………………………… 472

十三、中药参考方 ………………………… 474

第四十九章　肿瘤 ……………………………… 475

一、中医病名 ……………………………… 475

二、西医病名 ……………………………… 475

三、病因病机 ……………………………… 475

四、主症 …………………………………… 477

五、理化检查 ……………………………… 479

六、治则 …………………………………… 480

七、取穴 …………………………………… 480

八、施术 …………………………………… 480

九、预后 …………………………………… 480

十、预防与调护 …………………………… 480

十一、结语 ………………………………… 480

十二、中药参考方 ………………………… 481

第五十章　肥胖 ………………………………… 482

一、中医病名 ……………………………… 482

二、西医病名 ……………………………… 482

三、病因病机 ……………………………… 482

四、主症 …………………………………… 483

五、理化检查 ……………………………… 484

六、治则 …………………………………… 484

七、取穴 …………………………………… 484

八、施术 ··· 485

九、预后 ··· 485

十、转归 ··· 485

十一、预防与调护 ······································ 486

十二、结语 ··· 486

十三、中药参考方 ····································· 488

上　篇

经络临床

第一章　经络学说

第一节　经络系统

人体是一个复杂的有机整体,脏腑、经络、皮肉、筋骨、五官九窍、四肢百骸均为人体重要的组成部分,各自具有不同的生理功能,在维持人体生命活动中发挥着不同的作用。中医学认为,人体各组成部分既指实体结构,又含生理功能,即是结构与功能的统一体。

经络是人体内运行气血的通道,以其经脉和络脉构成复杂的经络系统,广泛分布于人体各部。古代医家在长期的医疗实践中发现了经络,并通过理性思维建立了经络学说。千百年来,经络学说不仅一直指导着针灸临床实践,而且作为中医基础理论之一,对认识人体生命活动,解释人体生理功能和病理现象,具有重要的理论意义,在指导中医临床各科的诊断和治疗中发挥着重要作用。可以认为,经络概念的提出、经络学说的建立使针灸学走上了理性认识的发展道路,为中医学理论体系的构筑奠定了坚实基础。

一、经络的含义

经络,是经脉和络脉的统称。经犹如直行的径路,是经络系统的主干。络则有网络的含义,是经脉的细小分支。经络内属腑脏,外络肢节,行气血,通阴阳,沟通表里内外,网络周布全身,把人体各个部分联结成一个统一的整体,以保持其功能活动的协调和平衡。这种平衡一旦遭到破坏,就会导致疾病的发生。经络学说就是阐明经络在人体生命活动过程中的生理作用和病理变化规律的学说。《灵枢·经别》指出:"十二经脉者,人之所以生,病之所以成,人之所以治,病之所以起,学之所始,工之所止也。"充分说明了学习和研究经络学说的重要意义。

二、经络系统的组成

经络在内连属于腑脏,在外联络于筋肉、皮肤。经络系统是由经脉、络脉、经筋、皮部等组成。

经脉可分为正经和奇经两类。正经有十二,即手足三阴经和手足三阳经,合称"十二经脉",是气血运行的主要通道。十二经脉有一定的起止、循行部位和交接顺序,在肢体的分布和走向有一定的规律,同体内脏腑有直接的络属关系,即《灵枢·海论》:"夫十二经脉者,内属于腑脏,外络于肢节。"奇经有八条,即督、任、冲、带、阴跷、阳跷、阴维、阳维,合称"奇经八脉",有统率、联络和调节十二经脉的作用。十二经别是从十二经脉别行的支脉,它们分别起自四肢,循行于体腔脏腑深部,上出于颈项浅部,补正经之不足。

络脉是经脉的分支,有别络、浮络、孙络之分。别络是较大的和主要的络脉。十二经脉与督脉、任脉各有一支别络,再加上脾之大络,合为"十五别络"。浮络是循行于浅表部位而常浮现的络脉。孙络是最细小的络脉。它们主要是加强各部联系和网络经脉不及的部分。

经筋和皮部,是十二经脉与筋肉和体表的连属部分。经筋是十二经脉之气"结、聚、散、络"于筋肉、关节的体系,是十二经脉的附属部分,所以称"十二经筋"。经筋有联缀四肢百骸,主司关节运动的作用。全身的皮肤是十二经脉的功能活动反映于体表的部位,也是经络之气的散布所在,所以,把全身皮肤分为十二个部分,分属于十二经脉,称"十二皮部"。

1. **十二经脉**　十二经脉对称地分布于人体的两侧,分别循行于上肢或下肢的内侧或外侧,每一经脉分别属于一个脏或一个腑。手经行于上肢,足经行于下肢;阴经行于四肢内侧,属脏,阳经行于四肢外侧,属腑。

十二经脉"内属于府藏,外络于肢节",在体内与脏腑有明确的属络关系。其中阴经属脏络腑主里,阳经属腑络脏主表。除与脏腑有着密切的联系,相互之间也存在着表里配偶关系。《素问·血志形气》提出:"足太阳与少阴为表里,少阳与厥阴为表里,阳明与太阴为表里,是为足阴阳也。手太阳与少阴为表里,少阳与心主为表里,阳明与太阴为表里,是为手之阴阳也。"手太阴肺经与手阳明大肠经相表里,足阳明胃经与足太阴脾经相表里,手少阴心经与手太阳小肠经相表里,足太阳膀胱经与足少阴肾经相表里,手厥阴心包经与手少阳三焦经相表里,足少阳胆经与足厥阴肝经相表里。互为表里的经脉在生理上密切联系,病变时相互影响,治疗时相互为用。

十二经脉的走向规律为(《灵枢·逆顺肥瘦》):"手之三阴从胸走手,手之三阳从手走头,足之三阳从头走足,足之三阴从足走腹。"

十二经脉分布在人体内外,经脉中的气血是循环贯注的,即从手太阴肺经开始,依次传至足厥阴肝经,再传至手太阴肺经,首尾相贯,如环无端。而且与前后正中的督脉和任脉也相通。十二经脉的流注次序也就是营气的运行顺序,其流注次序如下图(图1)。

手太阴肺经 —食指端→ 手阳明大肠经 —鼻翼旁→ 足阳明胃经 —足大趾端→ 足太阴脾经

心中

手少阴心经 —小指端→ 手太阳小肠经 —目内眦→ 足太阳膀胱经 —足小趾端→ 足少阴肾经

胸中

手厥阳心包经 —无名指端→ 手少阳三焦经 —目外眦→ 足少阳胆经 —足大趾→ 足厥阴肝经

肺中

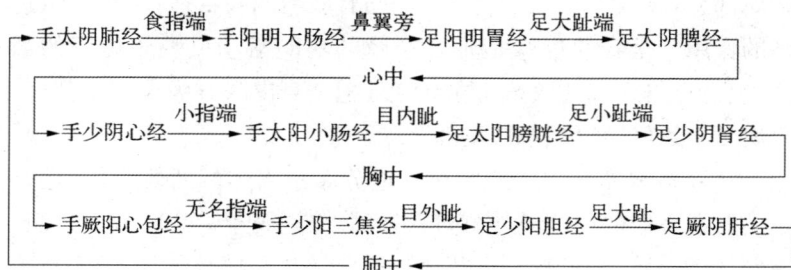

图1 十二经脉流注次序

（1）手太阴肺经：起于中焦，下络大肠，还循胃口（下口幽门、上口贲门），通过膈肌；属肺，至喉部，横行至胸部外上方（中府穴），出腋下，沿上肢内侧前缘下行，过肘窝入寸口上鱼际，直出拇指之端（少商穴）。

分支：从手腕的后方（列缺穴）分出，沿掌背侧前行，走向示指桡侧端（商阳穴），交于手阳明大肠经。

（2）手阳明大肠经：起于示指桡侧端（商阳穴），沿示指桡侧上行，经过合谷穴，行于上肢伸侧前缘，上肩，至肩关节前缘，向后到第七颈椎棘突下（大椎穴），再向前下行入锁骨上窝（缺盆穴），进入胸腔络肺，向下通过膈肌下行，属大肠。

分支：从锁骨上窝上行，经颈部至面颊，过大迎穴，入下齿中，回出夹口两旁，过地仓穴，左右交叉于人中，至对侧鼻翼旁（迎香穴），交于足阳明胃经。

（3）足阳明胃经：起于鼻翼旁（迎香穴），夹鼻上行至鼻根部，旁行入目内眦（睛明穴），与足太阳经相交，向下沿鼻柱外侧，入上齿中，还出夹口两旁，环绕嘴唇，在颏唇沟承浆穴处左右相交，退回沿下颌骨后下缘到大迎穴处，沿下颌角上行至耳前，经过上关穴（客主人），沿发际，到额前（神庭穴）。

分支：从大迎穴前方下行到人迎穴，沿喉咙向下后行至大椎，折向前行，入缺盆，深入胸腔，下行穿过膈肌，属胃络脾。

直行者：从缺盆出体表，沿乳中线下行，夹脐两旁（旁开二寸），下行至腹股沟处的气街穴。

分支：从胃下口幽门处分出，沿腹腔内下行到气街穴，与直行之脉会合，而后下行大腿前侧，至膝膑，沿下肢胫骨前缘下行至足背，入足第二趾外侧端（厉兑穴）。

分支：从膝下三寸处（足三里穴）分出，下行入中趾外侧端。

分支：从足背上冲阳穴分出，前行入足大趾内侧端（隐白穴），交于足太阴脾经。

（4）足太阴脾经：起于足大趾内侧端（隐白穴），沿内侧赤白肉际，上行过内踝的前缘（商丘穴），沿小腿内侧正中线上行，在内踝上八寸处，交出足厥阴肝经之前，上行沿大腿内侧前缘至冲门穴，进入腹部，属脾，络胃。向上穿过膈肌，沿食道两旁上行，夹咽两旁，连舌本，散舌下。

分支：从胃别出，上行通过膈肌，注入心中，交于手少阴心经。

（5）手少阴心经：起于心中，走出后属心系，向下穿过膈肌，络小肠。

分支：从心系分出，夹食道上行，连于目系。

直行者：从心系出来，退回上行经过肺，向下浅出腋下（极泉穴），沿上肢内侧后缘，过肘中，经掌后锐骨端，进入掌中，沿小指桡侧，出小指桡侧端（少冲穴），交于手太阳小肠经。

（6）手太阳小肠经：起于小指外侧端（少泽穴），直上过腕部外侧阳谷穴，沿手背、上肢外侧后缘，过肘部，到肩关节后面，绕肩胛部，交肩上（大椎穴），前行入缺盆，深入胸腔，络心，沿食道，穿过膈肌，到达胃部，下行，属小肠。

分支：从缺盆出来，沿颈部上行到面颊，至目外眦后，退行进入耳中(听宫穴)。

分支:从面颊部分出,斜向目眶下缘直达鼻根部,至目内眦(睛明穴),交于足太阳膀胱经。

(7)足太阳膀胱经:起于目内眦(睛明穴),向上到达额部,左右交会于头顶部(百会穴)。

分支:从头顶部分出,到耳上角部。

直行者:从头顶部分别向后行至枕骨处,进入颅腔,络脑,回出分别下行到项部(天柱穴),下行交会于大椎穴,再分左右沿肩胛内侧,脊柱两旁(一寸五分),到达腰部(肾俞穴),进入脊柱两旁的肌肉(膂),深入腹腔,络肾,属膀胱。

分支:从腰部分出,沿脊柱两旁下行,穿过臀部,从大腿后侧外缘下行至腘窝中(委中穴)。

分支:从项分出下行,经肩胛内侧;从附分穴夹脊(三寸),下行至髀枢,经大腿后侧至腘窝中与前一支脉会合,然后下行穿过腓肠肌,出走于足外踝后昆仑穴,在足跟部折向前,沿足背外侧缘至小趾外侧端(至阴穴),交于足少阴肾经。

(8)足少阴肾经:起于足小指下,斜行于足心(涌泉穴),出行于舟骨粗隆之下然谷穴,沿内踝后,分出进入足跟,向上沿小腿内侧后缘,至腘内侧,上股内侧后缘入脊内(长强穴),穿过脊柱,属肾,络膀胱。

直行者:从肾上行,穿过肝和膈肌,进入肺,沿喉咙,到舌根两旁。

分支:从肺中分出,络心,注于胸中膻中穴,交于手厥阴心包经。

(9)手厥阴心包经:起于胸中,出属心包络,向下穿过膈肌,依次络于上、中、下三焦。

分支:从胸中分出,沿胸浅出胁部当腋下三寸处(天池穴),向上至腋窝中,沿上肢内侧中线入肘,过腕部,入掌中(劳宫穴),沿中指桡侧,出中指桡侧端(中冲穴)。

分支:从掌中劳宫穴分出,沿无名指出其尺侧端(关冲穴),交于手少阳三焦经。

(10)手少阳三焦经:起于无名指尺侧端(关冲穴),向上沿无名指尺侧至手腕背面外侧阳池穴,上行尺骨、桡骨之间,通过肘尖,沿上臂外侧向上至肩部,向前行入缺盆,布于膻中,散络心包,穿过膈肌,依次属上、中、下三焦。

分支:从膻中分出,上行出缺盆,至肩部项后,左右交会于大椎,上行到项,沿耳后(翳风穴),直上出耳上角,然后屈曲向下经面颊部,至目眶下。

分支:从耳后分出,进入耳中,出走耳前,经上关穴前,在面颊部与前一分支相交,至目外眦(瞳子髎穴),交于足少阳胆经。

(11)足少阳胆经:起于目外眦(瞳子髎穴),向上至头角(颔厌穴),再向下到耳后(完骨穴),再折向上行,经额部至眉上(阳白穴),又向后折至风池穴,沿颈下行至肩上,左右交会于大椎穴,前行入缺盆。

分支:从耳后进入耳中,出走于耳前,到目外眦后方。

分支:从目外眦分出,下行至大迎穴,同手少阳经分布于面颊部的支脉相合,行至目眶下,向下的经过下颌角颊车穴,下行至颈部人迎穴,与前脉会合于缺盆后,进入胸腔,穿过膈肌,络肝,属胆,沿胁里浅出气街,绕毛际,横向至髋关节环跳穴处。

直行者:从缺盆下行至腋,沿胸侧,过季肋,下行至环跳穴处与前脉会合,再向下沿大腿外侧、膝关节外缘,行于腓骨前面,直下至腓骨下端,浅出外踝之前,沿足背行,出于足第四趾外侧端(窍阴穴)。

分支:从足背(临泣穴)分出,前行出足大趾外侧端,折回穿过爪甲,分布于足大趾爪甲后丛毛处,交于足厥阴肝经。

(12)足厥阴肝经:起于足大趾爪甲后丛毛处,下至足大趾外侧端(大敦穴),向上沿足背至内踝前一寸处(中封穴),向上沿胫骨内缘,在内踝上八寸处交出足太阴脾经之后,上行过膝内侧,沿大腿内侧中线进入阴毛中,绕阴器,至小腹,夹胃两旁,属肝,络胆,向上穿过膈肌,分布于胁肋部,沿喉咙的后边,向上进入鼻咽部,上行连接目系,出于额,上行与督脉会于头顶百会穴。

分支:从目系分出,下行于颊里,环绕在口唇之内。

分支:从肝分出,穿过膈肌,向上注入肺,交于手太阴肺经。

2.奇经八脉 奇经八脉是督脉、任脉、冲脉、带脉、阴跷脉、阳跷脉、阴维脉、阳维脉的总称。由于它们的分布不像十二经那样规则,同脏腑没有直接的相互络属,相互之间也没有表里关系,与十二正经不同,故称"奇经"。

奇经八脉纵横交叉于十二经脉之间,具有如下三方面的作用:① 进一步密切十二经脉之间的联系。如:"阳维维于阳",组合所有的阳经,"阴维维于阴",组合所有的阴经;带脉"约束诸经",沟通腰腹部的经脉;冲脉通行上下,渗灌三阴、三阳;督脉"总督诸阳",任脉为"诸阴之海"等。② 调节十二经脉的气血。十二经脉气血有余时,则流注于奇经八脉,蓄以备用;十二经脉气血不足时,可由奇经"溢出",给予补充。③ 奇经与肝、肾等脏及女子胞、脑、髓等奇恒之府的关系较为密切,相互之间在生理、病理上均有一定的联系。

(1)督脉:起于胞中,下出会阴,沿脊柱里面上行,至项后风府穴处进入颅内,络脑,并由项沿头部正中线,经头顶、额部、鼻部、上唇,到上唇系带龈交穴处。

分支:从脊柱后面分出,属肾。

基本功能:督,有总管、统率的意思。督脉行于背部正中,其脉多次与手足之阳经及阳维脉交会,能总督一身之阳经,故又称为"阳脉之海"。其次,督脉行于脊里,上行入脑,并从脊里分出属肾,它与脑、脊髓和肾有密切的联系。

(2)任脉:起于胞中,下出会阴,经阴阜,沿腹部和胸部正中线上行,至咽喉,上行至下颌部,环绕口唇,沿面颊,分行至目眶下。

分支:从胞中出,向后与冲脉偕行于脊柱前。

基本功能:任,有担任、妊养的意思。任脉行于腹面正中线,其脉多次与手足三阴及阴维脉交会,能总任一身之阴经,故又称"阴脉之海"。任,又与"妊"意义相通。其脉起于胞中,与女子妊娠有关,称"任主胞胎"。

(3)冲脉:起于胞中,下出会阴后,从气街起与足少阴肾经相并,夹脐上行,散布于胸中,再向上行,经喉,环绕口唇,到目眶下。

分支:与足少阴之大络同起于肾,向下从气街部浅出体表,沿大腿内侧进入腘窝,再沿胫骨内缘,下行到足底;又有支脉从内踝后分出,向前斜入脚背,进入大足趾。

分支:从胞中出,向后与督脉相通,上行于脊柱内。

基本功能:冲,有要冲的意思。冲脉上行至头,下至于足,贯穿全身,或为气血的要冲,能调节十二经气血,故有"十二经脉之海"之称。冲脉又称"血海",同妇女的月经有密切关系。

(4)带脉:起于季胁,斜向下行到带脉穴,绕身一周。在腹面的带脉下行到少腹。

基本功能:带脉围腰一周,犹如束带,能约束纵行诸脉,调节脉气,使纵行诸脉之气不下陷。又主司妇女带下。

(5)阴跷脉、阳跷脉:跷脉左右成对。阴跷脉、阳跷脉均起于足踝下。

阴跷脉从内踝下照海穴分出,沿内踝后直上下肢内侧,经前阴,沿腹、胸进入缺盆,出行于人迎穴之前,经鼻旁,到目内眦,与手足太阳经、阳跷脉会合。

阳跷脉从外踝下申脉穴分出，沿外踝后上行，经腹部，沿胸部后外侧，经肩部、颈外侧，上夹口角，到达目内眦，与手足太阳经、阴跷脉会合，再上行进入发际，向下到达耳后，与足少阳胆经会于项后。

基本功能：跷，有轻健跷捷的意思。有濡养眼目、司眼睑之开合和下肢运动的功能。古人还有阴阳跷脉"分主一身左右之阴阳"之说。

（6）阴维脉、阳维脉：阴维脉起于小腿内侧足三阴经交会之处，沿下肢内侧上行，至腹部，与足太阴脾经同行，到胁部，与足厥阴经相合，然后上行至咽喉，与任脉相会。

阳维脉起于外踝下，与足少阳胆经并行，沿下肢外侧向上，经躯干部后外侧，从腋后上肩，经颈部、耳后，前行到额部，分布于头侧及项后，与督脉会合。

基本功能：维，有维系的意思。阴维脉的功能是"维络诸阴"；阳维脉的功能是"维络诸阳"。

3. **络脉** 络脉亦称别络，也是从经脉分出的支脉，大多分布于体表。别络有十五条，即十二经脉各有一条，加上任脉、督脉的络脉和脾之大络。另外，如再加上胃之大络，也可称为十六别络。从别络分出的细小络脉称为"孙络"，分布在皮肤表面的细微络脉称为"浮络"。十五络脉对全身无数细小络脉起着主导作用，它的主要作用是加强表里经脉之间在体表的联系，渗注气血于体表。

十五别络的分布有一定的部位，其中十二经脉的别络都是从四肢肘膝以下分出，表里两经的别络相互联络；任脉之络分布于腹部，督脉之络分布于背部，脾之大络分布在身之侧部，胃之大络分布在左胸前乳下。其具体分部部位如下：

手太阴之别络：从列缺穴处分出，起于腕关节上方，在腕后半寸处走向手阳明经;其支脉与手太阴经相并,直入掌中,散布于鱼际部。

　　手阳明之别络:从偏历穴处分出,在腕后三寸处走向手太阴经;其支脉向上沿着臂膊,经过肩髃,上行至下颌角,遍布于牙齿,其支脉进入耳中,与宗脉会合。

　　足阳明之别络:从丰隆穴处分出,在外踝上八寸处,走向足太阴经;其支脉沿着胫骨外缘,向上联络头项,与各经的脉气相合,向下联络咽喉部。

　　足太阴之别络:从公孙穴处分出,在第一趾跖关节后一寸处,走向足阳明经;其支脉进入腹腔,联络肠胃。

　　手少阴之别络:从通里穴处分出,在腕后一寸处走向手太阳经;其支脉在腕后一寸半处别而上行,沿着本经进入心中,向上系舌本,连属目系。

　　手太阳之别络:从支正穴处分出,在腕后五寸处向内注入手少阴经;其支脉上行经肘部,网络肩髃部。

　　足太阳之别络:从飞阳穴处分出,在外踝上七寸处,走向足少阴经。

　　足少阴之别络:从大钟穴处分出,在内踝后绕过足跟,走向足太阳经;其支脉与本经相并上行,走到心包下,外行通贯腰脊。

　　手厥阴之别络:从内关穴处分出,在腕后二寸处浅出于两筋之间,沿着本经上行,维系心包,络心系。

　　手少阳之别络:从外关穴处分出,在腕后二寸处,绕行于臂膊外侧,进入胸中,与手厥阴经会合。

　　足少阳之别络:从光明穴处分出,在内踝上五寸处,走向足厥阴经,向下联络足背。

　　足厥阴之别络:从蠡沟穴处分出,在内踝上五寸处,走向足少阳经;其支脉经过胫骨,上行到睾丸部,结聚在阴茎处。

任脉之别络：从鸠尾（尾翳）穴处分出，自胸骨剑下行，散布于腹部。

督脉之别络：从长强穴处分出，夹脊柱两旁上行到项部，散布在头上；下行的络脉从肩胛部开始，从左右别走足太阳经，进入脊柱两旁的肌肉。

脾之大络：从大包穴处分出，浅出于渊腋穴下三寸处，散布于胸胁部。

胃之大络：足阳明经的另一支大的经脉，名虚里。它贯穿横膈，网络肺脏，出于左侧乳房的下方，其脉气搏动不停，应手可得。

十五络脉的作用：一是加强了十二经脉中表里两经之间的联系。十二经脉的络脉，从四肢的肘膝以下部位分出，阴经的络脉走向相表里的阳经，阳经的络脉走向相表里的阴经，阴阳经的络脉相互交通连接。通过十二经脉的络脉，加强了十二经中互为表里两经的联系，沟通了表里两经的经气，补充了十二经脉循行的不足。躯干部的任脉络、督脉络和脾之大络，分别沟通了腹、背和全身经气，从而输布气血以濡养全身组织。

二是具有统属全身络脉的作用。十五络脉作为络脉系统的主干，统属全身络脉，十五络脉逐级分支为较小的络脉、孙络、浮络等，从而使十二经脉气血由线状流行逐渐扩展为面状弥散，充分发挥营卫气血津液对周身的渗灌、濡养作用。

三是输送营卫气血，渗灌濡养周身组织的作用。络脉输送营卫气血，濡养周身组织的作用主要是通过孙络来完成的。孙络细小，密布全身，循行于经脉中的营卫气血，通过孙络而布散全身，以温养、濡润所有组织，维持人体的正常生理功能。

4. 经别　经别，就是别行的正经。十二经别的循行，都是从十二经脉的四肢部分（多为肘、膝以上）别出（称为"离"），走入体腔脏腑深部（称为"入"），然后浅出体表（称为"出"）而上头面，阴经的经别合入相为表里的阳经的经别而分别注入六阳经脉(称为"合")。所以,十二经别的循行特点,可用"离、合、出、入"来概括。每一对相为表里经别组成一"合",十二经别共组成"六合"。

(1)足太阳与足少阴经别(一合):足太阳经别从足太阳经脉的腘窝部分出,其中一条支脉在骶骨下五寸处别行进入肛门,上行归属膀胱,散布联络肾脏,沿脊柱两旁的肌肉到心脏后散布于心脏内;直行的一条支脉,从脊柱两旁的肌肉处继续上行,浅出项部,脉气仍注入足太阳本经。足少阴经别从足少阴经脉的腘窝部分出,与足太阳的经别相合并行,上至肾,在十四椎(第二腰椎)处分出,归属带脉;直行的一条继续上行,系舌根,再浅出项部,脉气注入足太阳的经别。

(2)足少阳与足厥阴经别(二合):足少阳经别从足少阳经脉在大腿外侧循行部位分出,绕过大腿前侧,进入毛际,同足厥阴的经别会合,上行进入季胁之间,沿胸腔里,归属于胆,散布而上达肝脏,通过心脏,夹食道上行,浅出下颌、口旁,散布在面部,系目系,当目外眦部,脉气仍注入足少阳经。足厥阴经别从足厥阴经脉的足背上处分出,上行至毛际,与足少阳的经别会合并行。

(3)足阳明与足太阳经别(三合):足阳明经别从足阳明经脉的大腿前面处分出,进入腹腔里面,归属于胃,散布到脾脏,向上通过心脏,沿食道浅出口腔,上达鼻根及目眶下,回过来联系目系,脉气仍注入足阳明本经。足太阴经别从足太阴经脉的股内侧分出后到大腿前面,同足阳明的经别相合并行,向上结于咽,贯通舌中。

(4)手太阳与手少阴经别(四合):手太阳经别从手太阳经脉的肩关节部分出,向下入于腋窝,行向心脏,联系小肠。手少阴经别从手少阴经脉的腋窝两筋之间分出后,进入胸腔,归属于心脏,向上走到喉咙,浅出面部,在目内眦与手太阳经相合。

(5)手少阳与手厥阴经别(五合):手少阳经别从手少阳经脉

的头顶部分出,向下进入锁骨上窝。经过上、中、下三焦,散布于胸腹中。手厥阴经别从手厥阴经脉的腋下三寸处分出,进入胸腔,分别归属于上、中、下三焦,向上沿着喉咙,浅出于耳后,于乳突下同手少阳经会合。

(6) 手阳明与手太阴经别(六合):手阳明经别从手阳明经脉的肩髃穴分出,进入项后柱骨,向下者走向大肠,归属于肺;向上者,沿喉咙,浅出于锁骨上窝,脉气仍归属于手阳明本经。手太阴经别从手太阴经脉的渊腋处分出,行于手少阴经别之前,进入胸腔,走向肺脏,散布于大肠,向上浅出锁骨上窝,沿喉咙,合于手阳明的经别。

十二经别的作用:一是加强了十二经脉表里两经之间的联系。十二经别有离、入、出、合于表里之间的特点,加强了十二经脉中相表里经之间的联系,尤其是加强了表里两经在体内的联系。十二经脉有表经和里经的相互配合,阳经为表,属腑络脏;阴经为里,属脏络腑。十二经别从其本经经脉分出之后,阴经的经别多走向相表里的阳经经别,这样就使十二经脉互为表里的两经之间又增加了一种联系。十二经别在进入胸腹后,绝大多数经别多经过该经脉所属络的脏腑,特别是阳经经别全部都联系本经所属络的脏腑,就使体内一脏一腑的配合以及表里两经在内行部分的联系更加密切。

二是加强了十二经脉与头面部的联系。在十二经脉的循行分布中,上达头面的多为阳经,阴经除心经和肝经外,多不联系头面部。十二经别通过表里相合的"六合"作用,使得十二经脉中的阴经与头部发生了联系,由于经别加强了十二经脉对头面的联系,从而突出了头面部经脉的穴位的重要性及其主治作用,使"十二经脉,三百六十五络,其血气皆上于面而走空窍"。如手足三阴经穴位之所以能治疗头面和五官疾病,与阴经经别合于阳经经别而上头面的循行是分不开的。临床上常用的列缺治疗偏正头痛就是阴经穴位治疗头面疾患的具体体现。十二经别加强了十二经脉与头面部的联系，也为近代发展起来的头针、面针、耳针等奠定了理论基础。

三是突出了阳经的重要性。从经别的循行分别可以看出，阴经经别依附于阳经的经别，阳经经别较阴经经别更为重要。这不仅表现在形成六合过程中阴经经别合入阳经经别，还可以从经别深入体腔联系脏腑中得到证实。阳经的经别从肢体进入体腔后，大多数又再浅出颈项，仍合于所分出的阳经，阴经的经别从其本经分出之后，与其相表里的阳经的经别并行或会合，最后会合于相表里的阳经。十二经别中无论阴经经别或阳经经别，最终都归于阳经。而且在体腔内，阳经经别不仅联系本腑，还与本经所络之脏相联系，从而突出了阳经的重要性。

四是弥补了十二经脉分布的不足，扩大了十二经脉的主治范围。通过十二经别的循行分布，不仅使经脉对所属络的脏腑的联系更为密切，而且补充了十二经脉在体内外循行的不足，从面扩大了手足三阴经穴位的主治范围。如手厥阴心包经从胸走手，手阳明大肠经上颈贯颊，均与咽喉无直接联系，但由于手厥阴心包经别"出循喉咙"，手阳明经别"上循喉咙"，所以手厥阴心包经的大陵、间使，手阳明大肠经的商阳、二间、三间都能治疗咽喉疾患。又如足太阳膀胱经上的承山之所以能够治疗与本经循行无直接联系的肛肠部位的疾患，也是因为足太阳经别"别入于肛"。

五是加强了各经与心的联系。由于诸经经别多与心联系，不仅加强了各经与心的联系，说明了心在五脏六腑中的重要地位，进一步体现出"心为五脏六腑之大主"。临床上常用足阳明胃经上的足三里、内庭、解溪治疗癫狂、不寐、多梦等心经的病症，正是因为足阳明经别"上通于心"，从而沟通了足阳明胃经与心的联系。

5. **经筋**　经筋,是十二经脉连属于筋肉的体系,其功能活动有赖于经络气血的濡养,并受十二经脉的调节,所以也划分为十二个系统,称为"十二经筋"。其主要作用是约束骨骼,主司全身关节的屈伸运动。

经筋的分布,一般都在浅部,从四肢末端走向头身,多结聚于关节和骨骼附近,有的进入胸腹腔,但不属络脏腑。经筋的分布,同十二经脉在体表的循行部位基本上是一致的,但其循行走向不尽相同。其具体分布如下:

足太阳经筋:起于足小趾,向上结于外踝,斜上结于膝部,在下者沿外踝结于足跟,向上沿跟腱结于腘部,其分支结于小腿肚(腨外),上向腘内侧,与腘部另支合并上行结于臀部,向上夹脊到达项部;分支入结入舌根;直行者结于枕骨,上行至头顶,从额部下,结于鼻;分支形成"目上纲"(即上睑),向下结于鼻旁,背部的分支从腋后外侧结于肩髃;一支进入腋下,向上出缺盆出,上方结于耳后乳突(完骨)。又有分支从缺盆出,斜上结于鼻旁。

足少阳经筋:起于第四趾,向上结于外踝,上行沿胫外侧缘,结于膝外侧;其分支起于腓骨部,上走大腿外侧,前边结于"伏兔",后边结于骶部。直行者,经季胁,上走腋前缘,系于胸侧和乳部,结于缺盆。直行者,上出腋部,通过缺盆,行于太阳筋的前方,沿耳后,上额角,交会于头顶,向下走向下颌,上结于鼻旁;分支结于目外眦,成"外维"。

足阳明经筋:起于第二、三、四趾,结于足背;斜向外上盖于腓骨,上结于膝外侧,直上结于髀枢(大转子部),向上沿胁肋,连属脊椎。直行者,上沿胫骨,结于膝部。分支结于腓骨部,并合足少阳的经筋。直行者,沿伏兔向上,结于股骨前,聚集于阴部,向上分布于腹部,结于缺盆,上颈部,夹口旁,会合于鼻旁,下方结于鼻部,上方合于足太阳经筋。太阳经筋为"目上纲"（上睑），阳明经筋为"目下纲"（下睑）。其中分支从面颊结于耳前。

足太阴经筋：起于大足趾内侧端，向上结于内踝；直行者，络于膝内辅骨（胫骨内踝部），向上沿大腿内侧，结于股骨前，聚集于阴部，上向腹部，结于脐，沿腹内，结于肋骨，散布于胸中；其在内的经筋附着于脊椎。

足少阴经筋：起于足小趾的下边，同足太阴经筋并斜行内踝下方，结于足跟，与足太阳经筋会合，向上结于胫骨内髁下，同足太阴经筋一起向上，沿大腿内侧，结于阴部，沿脊里，夹膂，向上至项，结于枕骨，与足太阳经会合。

足厥阴经筋：起于足大趾上边，向上结于内踝之前，沿胫骨向上结于胫骨内髁之上，向上沿大腿内侧，结于阴部，联络各经筋。

手太阳经筋：起于手小指上边，结于腕背，向上沿前臂内侧缘，结于肘内锐骨（肱骨内上髁）的后面，进入并结于腋下，其分支向后走腋后侧缘，向上绕肩胛，沿颈旁出走足太阳经筋的前方，结于耳后乳突；分支进入耳中；直行者，出耳上，向下结于下颌，上方连属目外眦。还有一条支筋从颔部分出，上下颌角部，沿耳前，连属目外眦，上额，结于额角。

手少阳经筋：起于手无名指末端，结于腕背，向上沿前臂结于肘部，上绕上臂外侧缘上肩，走向颈部，合于手太阳经筋。其分支当下颌角处进入，联系舌根；另一支从下颌角上行，沿耳前，连属目眦，上额，结于额角。

手阳明经筋：起于示指末端，结于腕背，向上沿前臂外侧，结于肩髃；其分支，绕肩胛，夹脊旁；直行者，从肩髃部上颈；分支上面颊，结于鼻旁；直行的上出手太阳经筋的前方，上额角，络头部，下向对侧下额。

手太阴经筋：起于手大拇指上，沿指上行，结于鱼际后，行于寸口动脉外侧,上沿前臂,结于肘中;再向上沿上臂内侧,进入腋下,出缺盆,结于肩髃前方,上面结于缺盆,下面结于胸里,分散通过膈部,合会于膈下,到达季胁。

手厥阴经筋:起于手中指,与手太阴经筋并行,结于肘内侧,上经上臂内侧,结于腋下,向下散布于胁肋的前后;其分支进入腋内,散布于胸中,结于膈。

手少阴经筋:起于手小指内侧,结于腕后锐骨(豆骨),向上结于肘内侧,再向上进入腋内,交手太阴经筋,行于乳里,结于胸中,沿膈向下,系于脐部。

十二经筋具有约束骨骼,屈伸关节,维持人体正常运动功能的作用。十二经筋广泛分布于人体的四肢、头面、躯干等处,在全身各关节部位结聚,使四肢百骸相互联系,或支撑人体得以坐立行走,或相互协调以进行人体正常的运动功能。《素问·痿论》曰:"宗筋主束骨而利机关也。"十二经筋附着、连属于骨骼,结聚于关节,对骨骼具有约束作用,可以使机体得以保持一定的位置和姿势。在经气的调节下,阴阳经筋协同作用,刚柔并济,使关节的屈伸活动自如。

6. 皮部　皮部,是指体表的皮肤按经络的分布部位分区。《素问·皮部论》:"皮有分部";"皮者,脉之部也"。十二经脉及其所属经脉,在体表有一定的分布,称为十二皮部。"欲知皮部,以经脉为纪";"凡十二经络脉者,皮之部也"。皮部就是十二经脉及其所属络脉在皮表的分区,也是十二经脉之气的散布所在。

十二皮部居于人体最外层,又与经络气血相通,是机体的卫外屏障,具有保护机体、抗御外邪和反应病证的作用。

生理状态下,卫气调和,则"皮肤调柔,腠理致密",六淫之邪不能侵袭人体。而在病理状态下,皮部又成为最先感受外邪之处。皮部是经络的皮肤分区,与经脉、络脉,特别是浮络的关系极其密切。中医理论认为,凡是经络的局部疾患,多与其所统辖的皮肤部位有一定的关系。如果局部的疾患没有得到及时的治疗,则病邪蔓延,以致脏腑受损,罹患大病。正如《素问·皮部论》所言:"邪客于皮,则腠理开,开则邪客于络脉,络脉满,则注于经脉,经脉满则入舍于脏腑也。故皮者有分部,不与而生大病也。"

皮部理论在针灸临床的诊断与治疗中有着广泛的应用。在诊断方面,由于"皮部以经脉为纪",故可根据体表皮肤局部的病理变化,如丘疹、硬结、溃疡等,作为经络脏腑疾病定位的依据。此外,由于皮部为浮络所分布,所以还可以根据皮肤和浮络的颜色变化可确定经络脏腑疾患的性质。《素问·皮部论》中已明确指出:"其色多青则痛,多黑则痹,黄赤则热,多白则寒,五色皆见,则寒热也。"在治疗方面,古代刺法中浅刺皮肤的"半刺""毛刺"都是根据皮部理论而实施的刺法。近代临床中广泛应用的皮肤针、挑治法、敷贴法、灸法以及推拿、按摩等疗法,都是以皮部理论为指导的。由此可见,皮部理论在针灸临床上的应用既是广泛的,也是相当重要的。

三、经络的生理功能

《灵枢·经脉》:"经脉者,所以能决死生,处百病,调虚实,不可不通。"说明经络在生理、病理、诊断和防治疾病方面都有十分重要的意义。其主要功能是如下。

1. 运行气血,调和阴阳　在正常情况下,经络具有运行气血,濡养脏腑肌肤,和调节阴阳平衡的作用,以维持人体各部分的正常功能。《灵枢·本脏》:"经脉者,所以行血气而营阴阳,濡筋骨,利关节者也……经脉通利,肢节得安矣"和《难经》:"经脉者,行气血,通阴阳,以荣于身者也"的论述就是这个意思。人体的五脏六腑,四肢百骸,五官七窍,皮毛筋骨肉等,虽然有各自的生理功能,但在正常的功能活动中,必须保持着密切的联系、协调和平衡,而这主要是通过经络来实现的。

2. 抵御病邪,反应病痛 气血的正常运行是保证机体健康的必要条件,如果由于某些因素的影响,而使经气的运行失常,机体抵御病邪的能力就会减弱,罹至病患,即《素问·调经论》:"五脏之道,皆出于经遂,以行血气,血气不和,百病乃变化而生。"《素问·缪刺论》:"邪之客于形也,必先舍于皮毛,留而不去,入舍于经脉,内连五脏,散于肠胃,阴阳俱感,五脏乃伤,此邪之从皮毛而入,极于五脏之次也",则是指出了外邪致病的传变次序是由浅入深,由表及里,由轻而重的过程。

相反,脏腑有病,也可以通过经络反映到体表上来。《灵枢》关于:"邪在肺,则病皮肤痛……咳动肩背……邪在肝,则两胁中痛……"(《五邪》),"小肠病者,小腹痛,腰脊控睾而痛,时窘之后,当耳前热,若寒甚,若独肩上热甚,及手小指次指之间热……膀胱病者,小腹偏肿而痛,以手按之,即欲小便而不得,肩上热若脉陷,及足小指外廉及胫踝后皆热,若脉陷"(《邪气脏腑病形》),"肺心有邪,其气留于两肘;肝有邪,其气留于两腋;脾有邪,其气留于两髀;肾有邪,其气留于两腘"(《邪客》)等论述都说明经络具有由表及里,通内达外的作用。

3. 传导经气,调整虚实 经脉具有感应传导经气、调整虚实的作用。针灸治疗当经气循经到达病所时,病痛就会减轻,乃至消失,异常的功能即趋于恢复。《灵枢·九针十二原》"刺之要,气至而有效",指出针刺治病的关键是"得气"(包括感传)。至于"欲以微针通其经脉,调其血气,荣其逆顺出入之会"(《九针十二原》)以及"用针之要,在于知调阴与阳,调阴与阳,精气乃光,合形与气,使神内藏"(《根结》)的论述则更加明确的说明,针刺治疗主要是通过疏通经脉,调和血气,以恢复机体的阴阳平衡。

4. **保持机体与外环境的平衡**　人是自然界的一部分,生存于自然界之中,时时刻刻都在与自然界进行着物质、能量和信息的交换,即《灵枢·邪客》:"此人与天地相应者也。"自然界的一切变化都会对人体有一定的影响,而人体的功能活动也必须与之相适应。只有与周围的自然环境保持协调、统一的平衡,人的生命活动才能正常进行。《素问·宝命全形论》:"天覆地载,万物悉备,莫贵于人。人以天地之气生,四时之法成"和《生气通天论》:"天地之间,六合之内,其气九州九窍、五脏、十二节,皆通乎天气。其生五,其气三,数犯此者,则邪气伤人,此寿命之本也。苍天之气,清净则志意治,顺之则阳气固。虽有贼邪,弗能害也,此因时之序。故圣人传精神,服天气,而通神明。失之则内闭九窍,外壅肌肉,卫气散解",则是这一思想的充分体现和具体描述。《灵枢·经别》:"人之合于天道也,内有五脏,以应五音,外有六府,以应六律……十二经脉者,此五脏六腑之所以应天道。"说明"天人相应"是通过经络而实现的。经络不仅保证了机体活动的协调,而且对于保持机体与自然界的统一和平衡,实现其正常的生命活动都有非常重要的意义。

四、经络学说的应用

1. **阐释病理变化**　在正常生理情况下,经络有运行气血、感应传导的作用,而在发生病变时,经络就成为传递病邪和反映病变的途径。经络是外邪从皮毛腠理内传五脏六腑的传变途径;由于脏腑之间通过经脉沟通联系,所以经络还可成为脏腑之间病变相互影响的途径。

经络不仅是外邪由表入里和脏腑之间病变相互影响的途径,而且也是脏腑与体表组织之间病变相互影响的途径。通过经络的传导,内脏的病变可以反映于外表,表现于某些特定的部位或与其相应的孔窍。

2. 指导疾病的诊断 由于经络有一定的循行部位和络属脏腑,可以反映所属脏腑的病证,因而在临床上,就可根据疾病症状出现的部位,结合经络循行的部位及所联系的脏腑,作为疾病诊断的依据。《伤寒论》的六经辨证,即是在经络学说基础上发展起来的辨证体系。另外,在临床实践中,还发现在经络循行的部位,或在经气聚集的某些穴位处,可有明显的压痛或有结节状、条索状的反应物,或局部皮肤出现某些形态变化,也有助于疾病的诊断。

《灵枢·卫气》中明确指出:"能别阴阳十二经者,知病之所生,候虚实之所在者,能得病之高下。"即通过经络所反应的病候,可以推究疾病的原因,明确疾病的性质,判断疾病的部位。这说明经络学说对疾病诊断具有重要意义。

经络学说是指导诊断疾病的基本方法之一,在中医的望、闻、问、切四诊中都得到了广泛的应用,尤以望诊和切诊为甚。望经络颜色,是临床望诊的内容之一。《灵枢·邪气脏腑病形》篇说:"见其色,知其病,命曰明。"《灵枢·经脉》中曰:"凡诊络脉,脉色青则寒且痛,赤则有热……其有赤有黑有青者寒热气也,气青短者少气也。"这说明经脉的分布和变色,与临床望色诊断的关系十分密切。《素问·三部九候论》中说诊病:"必审问其所始病,与今之所方病,而后各切其脉,视其经络浮沉,以上下逆从循之……经病者治其经,孙络病者治其孙络血,血病身有痛者治其经络。"可见经络在四诊中占有重要的地位。《灵枢·邪气脏腑病形》也提出:"十二经脉,三百六十五络,其血气皆上于面而走空窍",《素问·经络论》曰:"经之常色何? ……心赤,肺白,肝青,脾黄、肾黑,皆亦应其经脉之色也……阴络之色应其经,阳络之色变无常,随四时而行也。寒多则凝泣,凝泣则青黑,热多则淖泽,淖泽则黄赤,此皆常色,谓之无病。五色俱见者,谓之寒热。"

临床上运用广泛的望小儿指纹法,实际就是望诊小儿示指络脉。根据小儿示指络脉的浮沉、深浅、色泽和形状，可以判断小儿患病的表里寒热虚实和转归。它和切脉诊断有相同的意义。

经络的望色诊断，除望小儿的示指络脉外，还包括望鱼际络脉和望指甲形色。鱼际位于手大指本节后肌肉丰满处，属于手太阴肺经之部，望鱼际络脉诊断的原理和切脉独取寸口的原理一致。此外，络脉中的气血是以脾胃为化源，胃气上至手太阴，所以诊鱼际络脉也可以候胃气。鱼际之络色青，主胃中寒；鱼际之络青而短小，主少气，属虚证；鱼际络赤，主胃中热。《四诊抉微》总结："多赤多热，多青多痛，多黑久痹，赤黑青色，多见寒热。"

经络的切脉诊断，也是切诊的一个组成部分。目前临床切诊，独取手太阴肺经寸口，但在临床上遇到危重患者时，除了寸口之外，还须兼切趺阳、太溪二脉，以验胃气、肾气之存亡。《素问·三部九候》所说的对人身上、中、下各部经穴的遍诊法，以及《伤寒论》提出的人迎、寸口、趺阳上中下三部合参诊脉法等，都是以经络学说为依据的。

经络的切诊还包括经络穴位的察诊，即用按压和其他方法在经络循行部位和腧穴上以及皮部，观察有无压痛、皮下结节，或者是皮下组织有无隆起、凹陷、松弛以及皮肤温度与电阻的变异现象等，借以协助诊断经络和脏腑病变的部位和性质等。针灸临床上一般是通过切按背俞穴及募穴、五输穴、原穴等特定穴来诊断脏腑及经络的疾患。如肝病患者多在肝俞、中封、太冲等穴压痛明显；肾病患者肾俞、太溪等穴有明显压痛。但这种现象只是在部分患者身上出现阳性反应，另一部分患者身上则不出现。

此外，经脉内连脏腑，外络肢节，根据经络的特异联系也有助于对疾病的诊断。如心火上炎引起舌，特别是舌尖赤痛；肝火上升引起两目红赤；肾虚导致耳聋、足跟痛；肺气壅阻而致鼻塞不通等。

根据经络循行部位所出现的病候还可判断疾病所在的部位和

与之相关的经脉脏腑。比如头痛应问清头痛的部位,以判断它属于阳明头痛,或少阳头痛、太阳头痛、厥阴头痛,为治疗提供依据;肩痛可根据疼痛的部位不同,分为阳明病、少阳病及太阳病。

3. **指导临床治疗** 经络学说广泛地用于临床各科的治疗,特别是对针灸、按摩和药物治疗,更具有较大地指导意义。

针灸疗法和按摩疗法,主要是对于某一经(脏腑)的病变,在其病变的邻近部位或经络循行的远隔部位上取穴。以调整经络气血的功能活动,从而达到治疗的目的。而穴位的选取,首先必须按经络学说来进行辨证,断定疾病属于何经后,再根据经络的循行分布路线和联系范围来选定,这就是"循经取穴"。

经络学说对中医其他各科的临床治疗也有一定的指导作用,最主要的表现在药物归经方面。

药物归经理论在《黄帝内经》与《神农本草经》成书时代尚未形成,至金元时期,在经络学说发展的同时,在大量药物治疗实践的基础上,充分运用经络理论进行总结,药物归经之说才发展成为系统的理论。清代徐灵胎在《医学源流》中解释说:"如柴胡能治寒热往来,能愈少阳之病;桂枝治畏寒,发热,能愈太阳之病;葛根治肢体大热,能愈阳明之病。盖其止寒热,已畏寒,除大热,此乃柴胡、桂枝、葛根专长之事。因其能治何经之病,后人即指为何经之药。"金元时代的张洁古,在他所编著的《珍珠囊》一书中,将药物归经进行了系统的论述。补土学派创始人李东垣在此基础上,又提出了各经脉尚有引经药、报使药、向导药,使药物归经理论又向前发展了一步。后世医家不断对药物归经进行补充和发展,使之成为系统完整的理论体系。经络学说在药物归经形成、发展和成熟的过程中起着不可替代的指导作用。

4. **指导预防和养生** 通过练气功和导引等,培育元气,顺应自然,合于天道,达到养生防病,颐养天年的目的。

第二节　现代经络研究

一、有关经络现象的研究

经络学说是中医理论的核心之一,对针灸临床实践具有重要的指导意义。经络系统联系人体上下内外,沟通脏腑肢窍,运行气血,协调阴阳。经络系统的功能活动必然通过一定的方式反映出来而被人们所感知和认识。经络现象有广义和狭义之分。广义的经络现象是指循经出现的各种现象,如低电阻、高电位以及声、光、热、核等现象。狭义的经络现象,就是通常所说的经络现象,是指机体因某种原因引起循古典经脉路线出现的感觉传导和感觉异常,以及循经出现的各种皮肤病理性变化(如皮肤显痕、循经脱毛、出汗、汗毛竖立等现象)。它们是经络活动的外在显现,是古人创立经络学说的重要依据,也是经络客观存在的有力证据。经络现象的基本特征是循经性,最主要和最常见的经络现象是循经感传现象。

近 50 年来,国内外学者采用各种客观检测方法取得了大量证据和资料,证实了各种经络现象的客观存在。并对其发生条件、主要特征、影响因素、发生机制及其生物医学意义进行了深入探讨,又把人们对经络及其活动规律的认识向前推动了一大步。

1. 循经感传现象的研究　循经感传是针灸临床最常见的一种经络现象。是指用毫针、脉冲电、按压等方法刺激人体穴位时,所产生的一种酸、麻、胀、重等感觉沿着古典经脉路线传导的现象。近代文献中称之为"经络感传""针响""经络针刺感应现象""经络敏感现象"等。

1979 年,全国第一届针灸针麻学术讨论会将其名称统一,称为循经感传现象,简称循经感传或感传。

大量实验观测和调查资料表明,循经感传现象有以下基本特征。

一是因刺激方法的不同和受试个体差异,循经感传的性质多种多样。如针刺和指压时产生酸、麻、胀、抽动、冷、热等感觉传导;电脉冲刺激时,除有上述感觉外,尚有流水感、虫跳感、蠕动感等;艾灸时,多产生热感或麻感;穴位注射后以酸、胀、沉重感居多,偶有热感、冷感等。感觉的性质还和针刺的部位、深浅、手法等有关。如针尖浅刺时,在皮内引起痛觉,定位明确,不传导。但针尖深入皮下及肌层时则有胀感,再深刺则有酸、麻、胀、重的感觉。这说明古人关于"经脉伏行于分肉之间深而不见"以及"病有浮沉,刺有浅深,各至其理,勿过其道"的论述是有一定的科学依据的。总的来说,循经感传的性质多数为酸、麻、胀、重感,少数为虫爬感、麻跳感、流水感、冷感等。

二是循经感传的路线基本循经。循经感传的重要特点就是循经性,其路线与《灵枢·经脉》中所载的经脉循行基本一致,但也存在不同程度的变化和差异。通常在四肢部的感传路线与古典经脉循行路线基本一致,在胸腹部则不完全一致,头面部则偏离更大。而且在同一人身上进行重复试验,也会出现不同。变异的表现主要为超过、不及或串经。根据中国中医科学院对 9 例循经感传显著者 88 条经的观察表明:感传循行路线与古典医籍中所描述的经脉循行路线基本符合者占 81%;福建中医研究院对 67 名受试者的 480 次观测结果表明,针刺胆经侠溪等穴引起的感传路线则有 83% 与古典描述的胆经循行路线基本一致;安徽中医药大学对 18 名受试者的耳穴所做的 969 次测试中,有 905 次出现循经感传,其中感传路线与古典经络循行路线相符合的占 91.6%。总的说来,循经感传的路线基本和古典经脉循行一致。

刺激两侧同名经穴所引起的感传路线,有些受试者是对称的,有些受试者则不完全对称,个别受试者在刺激一侧穴位时,可同时引起两侧的感传。循经感传的循经性还表现在几条感传线同时行进时,彼此之间互不干扰,受试者可清楚地分辨出各自的循行路线。此外,循经感传路线还表现出与古典经脉交接、流注和衔接关系的一致性,如1例循经感传显著性受试者在刺激其任何穴位后所引起的感传均可在十四经脉连续传注。

安徽中医药大学的研究结果证实,循经感传路线在人体上是一种相对稳定的动态生命活动功能线,它的分布位置是相对稳定的。

三是循经感传的宽窄不均,深浅不一。多数受试者的反应证明循经感传的路线通常呈带状,有一定的宽度,一般为0.5~5 cm或更宽一点。但不同的个体、不同的经脉,或同一经脉的不同部位,循经感传的宽度并不一致。以电脉冲刺激井穴后发生感传为例,开始较细,约0.5 cm,但到达肌肉丰满的部位则逐渐变宽,可达1~2 cm,至躯干后可以更宽。同时,感传的宽度与刺激的方法和强度有一定关系,电脉冲刺激多呈一定宽度的带状,针刺或穴位注射呈线状、绳索状。感传尚有一定的深度,肌肉浅薄处较浅,肌肉丰厚处较深。

四是循经感传可回流,呈双向传导。循经感传可同时向两个方向传导。当对四肢井穴给予刺激时,感传可沿经向躯干、头面方向传导;而在头面、躯干有关经脉的穴位上予以刺激时,则感觉可以沿经到达该经的井穴;若在经脉中间某一点刺激时,感传可呈双向传导。如刺激曲池穴可出现感传由曲池向肩髃传导,又可出现由曲池向合谷传导。此外,还可发现部分受试者引发的感传传至终点后,并未消失,而是沿原传导路线返回至刺激穴位,称之为回流。此特性可视为循经感传双向传导的特殊表现形式。循经感传的双向性和回流特性是古人各种控制感传手法的作用基础。

五是循经感传的速度较为缓慢。循经感传的传导速度有快、慢两种。快的如触电样放射,可迅速走完全经;缓慢者如气流之缓行,在 1.0～16.8 秒之间,与自主神经传导速度(1 m/s)及躯体神经传导速度(100 m/s)相比,其传导速度明显缓慢。由于受试对象、刺激方法和部位变动等因素的影响,循经感传的速度也不一致,大多数受试者的传导速度表现为缓慢。福建省中医研究所对 80 名感传显著者的感传速度进行了 1100 余次检测,结果发现 10 cm/s 者占 76%,极少数超过 20 cm/s。总的趋势为缓慢。

循经感传的速度与受试者的个体差异、针刺的手法、刺激量的强弱、经脉的行程及环境温度等差异有关。在一定的范围内,刺激量越大,感传的速度越快,如超过了一定的限度,反而会影响感传的速度,甚至不引起感传。一般手三阴经行程短,全程感传时间短;足三阳经行程长,全程感传时间长。此外,循经感传的速度即便是在同一个体上,其各经的感传速度也并不相同。同时刺激感传显著者的几条不同经脉,受试者可自行分辨出何经的行进速度快,何经的行进速度慢。

六是循经感传存在停顿点。循经感传的普查发现,感传在行进时并非匀速传导,而是有快有慢,存在一个个停顿点,而这些停顿点又多为穴位所在处。同时还发现感传在通过关节或经穴时速度很慢,甚至暂时停顿。

七是循经感传可影响脏腑器官的功能活动。在循经感传过程中,所出现的感传与脏腑器官的功能活动密切相关。如针刺足阳明胃经和足太阴脾经,当感传到达腹部时,可以出现胃部蠕动增强、肠鸣音亢进以及饥饿感;针刺手厥阴心包经,感传到达胸部,则有心跳加快、胸闷等现象出现;针刺膀胱经,则可出现排尿量增加的现象。

八是循经感传的趋病性。循经感传的趋病性,是指在病理情况下,循经感传传导的线路有"趋向病所"的特征。在某一脏腑有临床症候者,则该脏腑有关的循经感传出现率往往较高。如黑龙江中医学研究所调查 227 例胃经出现感传者,其中 163 例本经具有临床症候。另有人报道 1 例心脏病患者的不同经脉发生感传后,都有趋向心脏的集中现象。这种趋病性充分证明了古代医家所提出的"气至病所"是有其实践基础和依据的。

九是循经感传的可阻滞性。在感传线路上附加一个阻滞性刺激即可使正在传导的感传阻滞不再向前传导,一旦撤除阻滞因素,感传又可恢复,并继续向前传导,这一特性就是感传的可阻滞性。引起感传的方法主要有机械压迫、局部冷冻降温、局部注射生理盐水、皮肤触觉等。

机械压迫引起的阻滞现象,是最为常见的。有效的阻滞压力一般为 $300\sim800$ g/cm^2,多数为 500 g/cm^2。如在感传线上施加机械压迫,感传立即在该处被阻断,一般压迫点远侧端的部位感传消失,而压迫点近侧端的部位则感传保持不变或感传增强、宽度增加。而一旦解除机械压迫后,感传又立即恢复。

局部降温也可引起感传的阻滞,引起阻滞的临界温度约为 21℃。如把冰袋放在感传线上,随着温度的下降,感传逐渐减弱,直至消失;撤去冰袋,随着温度的回升,感传又逐渐恢复。

在感传线局部注射少量生理盐水或奴佛卡因时,也可将感传阻断。此种刺激所引起的感传阻滞是即时性的,而恢复是渐进性的。

触觉刺激引起的感传阻滞与机械压迫所致的感传阻滞有一定的差异。从发生率来看,触觉刺激只对少数受试者的感传有阻滞或部分阻滞效果;从作用的特点来看,在触觉刺激作用下,感传的减弱、消失和恢复都是渐进性的,而且感传的减弱和消失同时波及刺激点的两侧,无明显的分界。

此外,存在于感传线上的瘢痕、手术切口、肿大的脏器、脓肿病变等也可使感传阻滞不前。

随着循经感传被阻滞,针灸对相应脏腑的效应也受到影响。

十是循经感传可被激发。循经感传现象在人群中的分布是比较普遍的,但仍有部分受试者不能测试出循经感传路线的存在。如果在经脉循行线的不同水平面上用小锤进行横向的连续叩击,则可测出对机械刺激特别敏感的一些点,甚至可出现特殊的麻胀感向受刺激的穴位放散,这些点的纵向排列或其感觉放散路线与该穴所属的经脉的路线一致。这种须附加叩击才能引出的循经感传,称为隐性感传。隐性感传在人群中的分布较显性感传更为广泛和普遍,有人对 200 例受试者进行检测,结果发现隐性感传者为 137 人,占 68.5%。在一定的条件下,隐性感传可转化为显性感传,应用不同的方法使感传从不明显转化为显著,或从无到有、从短到长、从弱到强,随刺激次数的积累而使感传越来越显著的现象称为感传的激发。大量的实验结果证实,循经感传可以被激发。

2. 循经感传现象的诱导与激发 20 世纪 70 年代初,通过全国范围内的大规模调查,肯定了循经感传现象的存在,但循经感传的出现率仅为 20%,其中显著者不足 1%。研究者认为,在人体中可能存在某些因素对循经感传的出现有掩盖作用,循经感传的出现是有条件的。首先取决于机体的功能状态,同时又受到刺激条件的影响,当两个条件都具备时,感传才会出现,而不具备这些条件,感传就不会出现。

循经感传可以被激发和诱导,激发和诱导的方式和方法多种多样,可归纳为以下两方面。

(1)从改变刺激方法着手:第一是手法导气法,以传统的针刺手法施行激发,采用轻微捻转、震颤、循摄、叩击等措施,经过反复多次加强，可使 90％的人出现感传，其中感传通达经脉全程者为 30％以上；第二是反复短程接力刺激法，对于短距离感传者用电针在感传终止处再加刺激，可延长感传距离，这样多次短程接力刺激可提高感传程度，对所引出的感传做多次接力刺激，经多次反复后，原来需用接力刺激方能走完全程者可转化为基本不用接力而由井穴一点刺激即可引出长程或贯通全经的感传。有资料报道，采用这种方法可使感传的出现率提高到 84.4％，其中通达全程者为 22.1％。第三为循经加热法，将一直径为 0.8 cm、长度超过受试者三个大关节的胶管，沿经脉并紧贴体表放置，胶管内通以不断循环的 40℃的温水，持续加热 30 分钟，与此同时，在本经原穴与加热终点穴各刺一针并通以脉冲电流，再以电针在本经线上的一些主要穴位进行接力刺激。有人报道在采用本法刺激前后，感传的出现率可提高近三倍，感传的长度明显加长。第四，药物循经导入法，将长条形的铅金属电极（外裹以纱布衬垫）作为药物导入电极置放于经脉循行线上，导入电流为直流电，电流强度为 6～10 mA，且药物导入电极用 0.9％的生理盐水湿润。根据导入药物有效离子的极性确定药物导入电极与电疗机的正极或负极相连。试验表明，上肢疼痛的患者，沿大肠经导入乙酰胆碱后，感传的出现率由激发前的 15％提高到 70％，但导入药物的不同可使感传率的提高有所差异。

（2）从改变机体功能状态着手：部分学者从改变机体的功能状态着手对循经感传进行诱导和激发。常用的方法是入静诱导结合压穴方式进行激发，受试者取舒适体位，闭目、松弛、安静，排除杂念、全身放松、自数呼吸和"鸣天鼓"等方法，使受试者达到入静状态，再压迫穴位，可使循经感传率提高至 85％以上；在气功入静的情况下刺激穴位，循经感传的出现率也会显著提高。而且这种诱导一旦成功，再刺激其他穴位均可引起相应的感传，此特性可保持数周甚至数月之久。

3. **循经感传现象与临床疗效的关系**　循经感传与针灸临床疗效密切相关,这不仅表现在循经感传调查中,受试者反映感传所到部位出现的酸、麻、胀、重的感觉,以及脏腑器官功能的相应变化,而且还表现在针灸临床疗效与循经感传的有无、强弱以及是否达到"病所"等直接相关。《灵枢·九针十二原》中对"气至"时针刺治疗的显著效果进行了生动的描述:"刺之要,气至而有效,效之信,若风之吹云,明乎若见苍天。"《针灸大成》也明确指出:"有病远道者,必先使气直到病所。"

历代医家均证实了"针下得气"和"气至病所"是针刺取得较好疗效的重要标志。

现代的许多学者通过对循环、呼吸、消化、泌尿、神经等系统疾病的研究也表明,循经感传与针灸疗效密切相关。一般而言,感传越显著,疗效越明显。

痛证是针灸临床最常见的病证之一,诸多报道证实,凡针刺后,感传能到达疼痛部位的,镇痛效果十分理想。曾有人对 2100 例痛证患者针刺疗效进行统计分析表明,感传显著与感传不明显患者针刺镇痛效果的差异十分明显。

4. **隐性循经感传现象的研究**　在大多数经络感传不显著者的井穴施加电刺激后仍无循经感传现象出现时,若在该经循行线的不同水平面上垂直于经线,发现用小锤叩击,则可出现特殊酸麻胀感向井穴放散,这种须附加叩击才能引出的循经感传称为隐性感传。而这些可引出隐性感传的敏感叩击点均在循经线上,它们的轨迹称为隐性感传线。自 1977 年至 1987 年的 10 年间,各地先后对 1030 余人进行了调查,隐性感传出现率最低为 58%,最高为 100%,说明隐性感传在人群中的分布较显性循经感传更为广泛和普遍。显性感传者无须刺激井穴即可查出此线,而隐性感传在一定条件下可转化为显性感传的事实表明，二者之间既有联系又有区别，它们可能同属于一种经络系统的功能现象。其中隐性感传是显性感传的发生基础，也是显性感传的继续和延伸。一旦具备了某种特定条件时，隐性即向显性感传转化。祝总骧等人通过观察证实，隐性感传线上除具有对机械和电刺激的高度敏感特性外，还有低阻抗、高叩诊音特性，并且还可出现某些形态上的变化。特别是在 10 例特异功能受试者身上观察到的叩击点达到一定部位时，即见皮肤色泽变淡并有"断线"或"弹跳感"等变化，似可显示某种体表轨迹。

　　总之，隐性循经感传的发现，证明了循经感传现象的普遍存在，是我国经络现象研究中的一项重要成果。此工作仍在继续研讨之中。隐性感传与显性感传之间的转化条件及其规律性的揭示，对循经感传的发生机制及其生物学意义的研究，以及对经络实质的探索等均将产生巨大的影响和促进作用。

　　5. 影响循经感传现象的因素　研究发现，循经感传出现率及其显著程度受多种因素的影响，如机体功能状态、年龄、遗传等内在因素和刺激的方法、刺激的强度、测试时的环境等外界因素。

　　（1）刺激方法的不同是影响感传出现率的一个重要因素：一般在低频电脉冲刺激井穴的条件下，感传的出现率为 20% 左右，而一旦采取针刺穴位的方法，感传的出现率可达 50%。还有许多研究者发现，艾灸时的感传出现率高达 75%。对于同一种刺激法而言，当刺激强度增大时，感传反应也增强，且传导距离延长，但当刺激强度过大引起疼痛时感传反而减弱，甚至使原有的感觉传导发生停滞。

　　（2）刺激穴位的不同所引起的感传反应也不相同：一般在刺激非穴位时，其感传率均低于穴位刺激，而且感传传导距离也短。刺激井穴感传率高，刺激原穴感传率与刺激井穴相似。刺激其他经穴、奇穴、天应穴或非穴位刺激引出的感传则有循经、不循经和大面积放散等多种表现。

(3) 测试环境的温度对循经感传的影响也相当重要：不少研究单位发现，循经感传的出现率与测试环境周围的温度高低有关。室温低时感传不易出现，或感传的距离短，且随着室温的增高，感传即易于出现，感传距离也相应增长。受试者皮肤和皮下温度的变化对感传的影响也非常明显。当皮温低于 20℃ 时，感传很难出现；当针刺穴位或在经络循行路线加热后，感传增强，而在局部降温后，感传明显降低。季节不同，感传出现率也有影响。比较而言，夏秋季的感传出现率高，冬季的感传出现率低，如林文注等观察 4744 人，夏秋季感传出现率为 6.16%，冬春季仅为 3.0%。

(4) 循经感传出现率与受试者的功能状态也是密切相关：健康人与患者均可出现循经感传，但两者之间的感传出现率是否存在一定的差异还不能确定。中国中医科学院和黑龙江中医学研究所等单位的观察结果显示，患者的感传出现率较健康人高出近 7 倍，尤以截瘫患者最为显著。安徽医科大学观察了 400 余例过敏性疾病的患者，发现他们的感传出现率可达 85% 以上，远远高于一般人群。但也有人报告，健康人的感传出现率较患者高，还有人认为健康人和患者的感传显著程度无明显差异。

(5) 循经感传与遗传的关系更为密切：各地学者对一些循经感传显著者的直系亲属进行调查，发现其直系亲属中的感传出现率较一般人群高。

此外，受试者的心理状态、受试时的体位以及所测经脉的不同对感传出现率的影响也十分明显。一般在心情愉快、较平静状态下，感传出现率高，而在情绪不佳时的感传出现率则明显降低，但在气功诱导入静状态下的感传率又明显提高。受试者在测试时所取的体位对感传出现率有一定的影响，一般卧位最佳，坐位次之，站位较差。循经感传的普查还发现,对同一受试者来说,刺激不同经脉感传出现率也存在差异。一般上肢较下肢的感传出现率高,手三阴经又高于手三阳经。

总之,影响循经感传出现率的因素多种多样,认真研究各种因素对感传现象的影响及其作用规律和机制,对于提高感传率,增强针灸疗效和揭示循经感传的发生机制均有重要的意义。

6. 循经感传现象本质的探讨 国内外学者对循经感传形成的机制的研究,是从 20 世纪 70 年代末逐步开始的。循经感传作为一种主观感觉现象,它的形成必然包括从外部感受器到中枢各个环节的全过程。作为一种定位明确的感觉,它也必然是在大脑皮质上升到意识的领域。在这些基本点上,学者的观点是一致的。几种观点分歧主要在于对循经感传的特殊线路究竟是在什么部位形成有不同的看法。目前主要的观点有三种:外周动因激发说、中枢兴奋扩散说和外周中枢综合说。

(1)外周动因激发说:这种观点认为,循经感传形成的根本环节在体表。循经感传可能是由于“体表”(相对于脏腑而言)的神经感受装置被针刺时沿经传导的某种动因所依次兴奋,神经冲动相继传入中枢神经系统,从而产生了主观感受到的循经感传。即“传在体表,感在中枢”。持此类观点的各个学者的观点并不完全一致,但都认为循经感传的特殊线路和规律的形成取决于某种外周过程,中枢的作用是第二位的。

支持外周动因激发说的主要实验依据有:循经感传的路线与已知的神经、血管、淋巴管的分布并不一致;循经感传的速度明显比神经传导的速度慢;循经感传线上存在各种客观的生物物理特性,如高振声、低阻抗、高发光等,说明循经感传路线具有一定的体表物质基础;对循经感传线施加机械或冷冻等外界因素压迫,可出现感传阻滞现象,而在非感传线上施加压迫则无明显影响;截肢后循经感传仍可存在;感传不仅是一种主观感受,也可在某些人群中出现继发产生循经的红线、白线、丘疹、皮下出血等,还可发生循经性皮肤病。

(2)中枢兴奋扩散说:持此种观点的学者认为,循经感传形成的根本环节在中枢神经系统内部,是由于针刺穴位时产生的兴奋在中枢神经系统,特别是在大脑皮质内的定向扩散所致,即"感在中枢,传也在中枢"。

中枢兴奋扩散说的主要实验依据是:幻肢感传现象,用低频脉冲刺激截肢患者的残肢端穴位,大部分患者会出现线性传导向失去肢体的部位传导,甚至传导可以达到手足末端的现象。幻肢感传说明已经失去的肢体上的感传现象与外周的组织结构无关,从而支持循经感传现象主要发生在大脑皮质的论点;循经感传现象是以皮质感觉功能为基础的,一旦大脑皮质或中枢神经系统功能受损后,循经感传现象就不再出现;循经感传可以在条件反射的情况下出现。当一个无关刺激,经过多次重复强化实验,往往可以引起条件性的循经感传现象;颅内疾患有时可引起自发性感传和循经感觉异常。

(3)外周中枢统一说:外周说和中枢说都各有一定的事实依据,但都只能解释循经感传现象的部分机制,因而有学者提出外周中枢统一说。持此观点的学者认为,在循经感传过程中,外周和中枢的不可分割的总体,经络如果作为一个实体存在,不应局限于身体的某一局部,它应有从外周到中枢,从低级到高级的谱系。外周有循经的实质过程,中枢则有循经的功能联系。在某些情况下,中枢环节可能表现出自己的存在和影响,但中枢的特定联系只是外周实质过程的反映和投射,没有外周的实质过程,就不可能出现中枢的特定功能联系。也就是说,在外周和中枢的协调活动中,外周的实质过程起决定性作用。

二、经络的形态学研究

近半个世纪以来，国内外许多学者运用解剖学、组织学以及组织化学技术和方法对经络的形态结果基础进行了深入的研究。结果发现，经络腧穴与周围神经、血管、自主神经、淋巴系统、结缔组织，以及肌肉、肌腱分布有种种相关联系，并由此提出了经络与周围神经相关说、经络与神经节段相关说、经络与血管相关说等经络假说。有关具体内容参见"经络假说"部分。

三、经络的电学特性研究

经络的电学特性是最早被人们所认识的、说明经络客观存在的一个指标，也是研究最深入、被广泛应用于针灸临床的一个特性。大量的资料表明，经络及穴位具有特异的电学特性，具体表现在以下两个方面。

1. 穴位的低阻抗特性 穴位的低电阻特性是指当电流通过古典医籍所记录的经络及经穴部位时，该部位具有较周围皮肤为高的导电量（即低电阻）的特性。这是腧穴区别于非穴位的客观标志，也是经穴客观存在的重要证据。这一现象是由日本的中谷义雄在1950年发现的。此后，各国学者对此进行了大量的研究和探索，现已基本肯定了穴位具有低电阻特性，而且研究者还发现穴位之间的导电量存在高低的差别。多数报道提示，头面部穴位的导电量较高，躯干部次之，手足末端最低。就躯干部的穴位来说，背部的导电量较骶部高。尤其值得注意的是，正常人同名经脉两侧对称穴位的导电量极为接近，而每一经脉经穴的导电量的平均值与原穴的导电量非常接近，所以有人认为可以用原穴导电量作为反映生理病理状态的参考指标。不仅人体存在高导电量点或高导电量线，动物身体上也分布有良导点，这些点连接成线，与人体的经脉相似。这一发现下为兽医针灸学提供了重要资料,而且为运用动物模型进行针灸原理和实质研究开辟了新的途径。更重要的是,它提示了经络系统可能是人和动物共有的生物性,对生物医学和生命科学的研究具有重要的意义。

穴位、经络之所以出现低电阻特性,研究者的看法不尽一致。有人认为,交感神经兴奋引起某些部位的汗腺和皮脂腺开口增大是经络和穴位处皮肤电阻低下的原因。但也有人认为内脏的病理变化,通过反射影响相应的皮下血管的变化,结果渗出物增加,可导致皮肤电阻的降低。

穴位皮肤导电量受多种因素的影响,许多研究资料表明,机体内外环境的改变,均能引起穴位皮肤电阻的变化。从目前的研究来看,机体处于不同的生理、病理状态下,测试时的环境温度和测量的方法以及采用不同的针刺或艾灸治疗时,经穴部位的皮肤导电量都会出现明显的变化。

2. 穴位的高电位特性 早在 20 世纪 50 年代,有学者就发现了人体表面存在着许多皮肤电位较周围皮肤高而且随内脏功能变化而变化的特殊位点,它们的分布位置与传统中医记载的经穴位置十分近似。目前已有的报道均表明穴位的皮肤电位较非穴位高,并随机体功能状态的变化而改变,而且还受到多种因素的影响。

全身各部穴位的电位并不相同。通过检测发现,面部穴位的皮肤电位最高,躯干穴位次之,四肢穴位较低,其中上肢又较下肢低。还有资料表明,不同特定穴的皮肤电位也存在一定的差异。五输穴的皮肤电位由高到低依次为井>荥>输>原>经,而到合穴时再升高,足六经的五输穴(合穴除外)皮肤电位高于手六经。

穴位的皮肤电位并非固定不变,而是随脏腑器官的功能活动变化而发生波动。由于测量仪器的不同,测试的条件、方法存在差异,再加上受试者的个体差异以及测试时间的不同,正常情况下各经穴皮肤电位的正常值尚不能确定。在实际应用中均是与对侧同名穴位对比，或与本经的穴位皮肤电位均值比较，来判断失衡与否。

影响穴位皮肤电位变化的因素较多，如测定时间、机体功能状态以及刺激的方式都会对穴位皮肤电位产生影响，穴位的皮肤电位可以随着机体功能的昼夜变化而波动。绝大多数以子时为界，子时前电位高，子时最低，子时后又升高，不同经脉的穴位在相同的生理状态或同一经脉的穴位在不同的生理状态下，其穴位的皮肤电位变化也不相同。正常人体在进食、排尿、排便前后，相应经穴的皮肤电位会发生明显变化，如进食后胃经上多数穴位的皮肤电位明显升高，尤以足三里的变化最显著，而膀胱经上至阴、京骨二穴的电位却下降。排尿后膀胱经穴的电位升高，以昆仑、委中明显。排便后测的大肠经上多数穴位的电位出现下降。正常情况下，健康人的双侧同名经穴的皮肤电位是保持平衡的，但在绝大多数患者身上却表现出双侧经穴皮肤电位差值增大的失衡现象。多数患者是在与疾病相关的经脉上出现左右同名经穴皮肤电位的失衡，如肝病患者在肝俞、行间出现电位失衡，而肺病患者则以两侧中府、肺俞的差值增大居多。在针刺经穴的情况下，绝大多数受试者的穴位皮肤电位出现升高现象。但针刺的时间、针刺手法、针刺的方式不同所引起的变化也有差异。

四、经络的其他生物物理学特性研究

1. **穴位的高发光特性**　研究者发现穴位具有高发光特性。我国的研究人员在用光子计数器对人体体表发光强度测定中发现，人体表发光强度与年龄、体质、机体代谢活动旺盛程度等因素密切相关，而且不同部位的发光强度也不一致。严智强等通过对人体穴位和非穴位1万余次的检测发现，穴位的发光强度均比非穴位

处强。进一步的观察还表明,特定穴的发光强度与一般穴位又有差异,这一现象肯定了特定穴在机体调整作用中的特殊地位。穴位发光测定作为一种检测稳定、重复性较好的检测方法,受到国内外学者的关注。

2. 穴位和经络处的温度特性　不少研究者发现,经穴部位的皮肤温度高于非穴位处。日本的芹泽胜助教授等对 50 名 20～30 岁的正常男性所拍的头、胸、腹、背等部位的 2 万张全身红外线热像图照片研究结果表明,穴位比其周围组织的温度高出约 0.5～1.0℃。1976 年西条一止发现在胸腹部存在较周围部位高出 0.5～1.0℃的高温线和高温点,这些高温点位置恒定,四季不变,大多与募穴的部位相符合,而且随生理病理的变化出现相应的变化,与经穴的特点颇为一致。即使在低温条件下,其温度仍然高于周围组织。秋原晖章用红外线摄影对体表拍照后发现,由温差可以清楚地确定出经穴的部位,其在体表的直径约为 2 mm。意大利的学者则认为通过此种方法可以描记出一个完整的经络分布图。

穴位温度的变化在一定程度上可以反映出相应脏腑的病变。严智强等对健康人、冠心病患者针刺治疗前后体温信息规律进行了研究,发现经穴部位的温度值具有信息诊断意义。冠心病患者经穴部位的温度明显低于健康人。李佩群等采用 DTC-Ⅰ型探穴测温仪对肺癌患者和无肺癌对照组的穴位温度进行检测,113 例肺癌患者其新大郄穴(诊断恶性肿瘤的参考穴)温差均大于 0.5℃,与对照组相比,有显著性差异。穴位除与非穴位处的温度存在差异外,同一穴位不同深度的温度也有一定差异。喻凤兰等对曲池、手三里、足三里、承山等穴位按进针深度 0.5、1.0、1.5 cm 三个不同深度进行温度比较,结果显示在 1.5 cm 深处曲池的温度与其他两个深度相比,有显著性差异。而手三里、足三里、承山穴 1.5 cm 与 1.0 cm 两个深度的温度明显存在差异。日本的竹之内诊佐夫应用医用彩色热像仪对正常人和 55 例患者的面部热像图进行分析,结果证明,正常人的面部热像图轮廓清晰,无明显的色调变化。当脏腑发生病变时,即在面部相应部位出现特殊的颜色变化,以此来诊断疾病,准确率可达 80.5%,其中糖尿病、心脏病、月经病以及子宫等病的热像图颜色变化尤为明显。

穴位和经络线上的温度变化除有诊断意义外,还可用于指导针灸治疗和判断病情的转归。研究者发现,针刺后,伴随着针感的出现和传导,其红外线热像图会在相应的经脉循行线上出现亮光带或暗带,而且可以多次重复。日本学者采用医用红外线热像仪观察了颈椎病、慢性风湿性关节炎等病的疗效,证实针灸治疗后,随着临床症状的好转,热像图也有明显变化。我国学者对面瘫的治疗也得出类似结论。冠心病患者经针灸治疗后,其穴位温度明显上升,其温度值向健康人水平恢复,而在非穴位则未见此种变化。

五、经络的生化特性研究

除了对经络的生物物理特性进行研究外,随着经络研究的逐渐深入,近年来,国内外的学者开始了对经络生化特性的研究,并取得了显著的成果。

1. **经络具有离子特异性** 天津中医药大学从离子角度对经穴开展了系统的研究,他们的研究结果提示,在家兔的经穴部位存在着高 Ca^{2+} 的现象,当脏腑发生病变时,其相应的经脉线上的 Ca^{2+} 浓度出现特异性变化,其浓度的改变与脏腑的病变程度呈明显的正相关关系,而针刺时,又会出现 Ca^{2+} 沿相关经穴重新分布的趋势。当用络合剂络合掉针刺部位或相应经脉线上的 Ca^{2+} 后,针刺效应也随即消失。这提示 Ca^{2+} 可能参与了经络活动,可能是经络活动的一个重要环节。此外,经穴处的 K^+、Na^+、H^+ 浓度与非穴位处相比,也有一定的差异。经穴处的 K^+ 浓度较非经穴处高,而

Na^+ 则低于非经穴处。H^+ 浓度的升高则在一定程度上反映了相应脏腑发生病变。

上海第二医科大学的研究也表明,针刺穴位会出现 K^+ 活度升高、Na^+ 活度下降或 K^+ 活度降低、Na^+ 活度升高的现象。

国外有学者采用放射性同位素 $NaOH$、$CaCl_2$、TID 作示踪剂,皮下注入足三里穴,结果发现 Na^+ 可沿足阳明胃经上下运行,而 Ca^+ 和 TID 则不能。

经穴上除具有离子的特异性外,经穴处的化学元素也呈特异性变化。昆明医科大学检测了胸膜炎家兔的耳穴染色区和非染色区的一些化学元素,结果发现胸膜炎家兔左右染色区 Zn^{2+}、Fe^{2+}、Ca^{2+} 等元素的含量不仅明显高于非染色区,而且也比正常家兔的相应区域高。经穴组织处的微量元素,在针刺时 Zn 的含量增高。

2. **经络的代谢特性**　目前的研究初步揭示,在经穴和经络循行线上,存在代谢旺盛的现象。20 世纪 80 年代中期,匈牙利学者观察到人体经穴处的 CO_2 呼出量明显高于非穴位。近年来,我国学者进一步的研究发现,除经穴外,经络线上的 CO_2 呼出量也明显高于经线外。湖北中医药大学的王华等人观察到足三里、曲池、合谷、上巨虚等经穴组织深层的 PO_2 较非穴位处高,而且穴位组织的 PO_2 有较好的对称性和稳定性。

3. **经络的其他生化特性**　有人在实验的基础上提出,穴位是与特定部位化学组成相似程度较大的细胞群,经络是化学组成相似程度比较大的细胞群的连续。张颖清通过分析脏器和与之相对应的穴位组织的氨基酸结构,并以非对应穴和其他脏器组织做对照,结果发现脏腑及其相对应经穴的氨基酸组成的相似程度,远比非对应穴位和其他脏器组织高,称之为经络的氨基酸特性。

有人发现沿经导入不同的化学物质,对循经感传的激发程度产生明显的差异。汪桐等人的实验揭示,沿经导入乙酰胆碱、肾上腺素、三磷酸腺苷后，循经感传的激发，以乙酰胆碱最好，肾上腺素次之，而三磷酸腺苷几乎没有作用。

六、微经络与全息的研究

生物个体是一个大系统，它由许多相对独立的小系统组成，在大系统和这些小系统之间存在着全息对应关系，这种现象称为生物全息现象。整个机体可以像制图似地被缩小到该机体的某一部位上，不同器官和功能可在其机体一定部位范围内的表明反映出来。

人体是由受精卵发育而来，机体每一局部都包含着机体全部的信息，并可通过局部反映出来，即整体成比例地缩小，这就是全息。有人通过全息理论发现第二掌骨侧分布着一组穴位群，如果以整体上相关部位或器官的名称来命名，则穴位的排列结果正好是整体在这一部分的成比例的缩小。经过反复大量的测试，进一步发现，人体任何一个肢节，任何一个相对独立的部分都有着与第二掌骨侧相同的穴位分布规律，都是整体在这一肢节的缩影。也就是说，人体任一肢节或其他较大的相对独立的部分穴位，如果以其对应的肢体上的部位的名称命名，则穴位排布的结果使任一肢节或其他较大的相对独立的部分恰像是整个人体的缩小。而且，每两个生长轴线连续的肢节或每两个较大的相对独立的部分，总是对立的两极联在一起。

1976 年，美国学者 Dale 提出了"微针系统"的概念。他把针刺系统分为两类：一种是巨针系统，即经典的，分布于全身的经络和穴位；另一种就是微针系统，即身体某一特定部位反映机体的每个主要器官和脏器。目前的微针系统主要包括：头针、耳针、面针、鼻针、眼针、口针、唇针、舌针、颈针、手针、足针、腕踝针、第二掌骨侧针等。

Dale 认为,微针系统上有经络的存在,称之为"微经络",微针系统和巨针系统之间的联系,也就是微经络与传统经络之间的联系。经络的不平衡也可反映在微经络上。刺激微针系统中相应的反应点,通过微经络可以纠正经络的失衡,达到预防和治疗的目的。

第二章　腧穴的性能与主治

腧穴是人体脏腑经络之气输注于体表的特殊部位。"腧"与"输"义通，有转输、输注的含义；"穴"即孔隙的意思。腧穴在内经中又称作"节""会""气穴""气府""骨空"等，统称穴位。

腧穴是"脉气所发""神气游行出入"之处。经穴是经脉线上的反应点，与经脉一样伏于分肉之间，经络与腧穴是密不可分地联系在一起，经络以穴位为据点，穴位以经络为通路，经络的功能主要是由腧穴的反映来体现的。腧穴包括经穴、经外奇穴、阿是穴等。

1. **十四经穴**　简称"经穴"，是指属于十二经和任脉、督脉循行线上的腧穴，有固定的名称、固定的位置和归经，且有主治本经病证的共同作用，是腧穴主要部分。

2. **奇穴**　又称"经外奇穴"，是指既有一定的名称，又有明确的位置，但尚未列入或不便列入十四经系统的腧穴（包括近代发现认可的新穴）。这类腧穴的主治范围比较单纯，多数对某些病证有特殊疗效，如四缝治小儿疳积、定喘治哮喘等。

3. **阿是穴**　又称"天应穴""不定穴""压痛点"等，这类腧穴既无固定名称，亦无固定位置，而是以压痛点或其他反应点作为针灸施术部位。"阿是"之称，始见于唐代孙思邈的《千金方》中。

第一节 十四经穴

一、手太阴肺经

1. 中府

定位：胸前壁外上方，前正中线旁开6寸，平第一肋间隙处。

性能：募穴。有养肺阴的作用。与脾经交会，可调和脾肺；为水之上源，有生水之效。宣肺化痰，止咳平喘；肃降肺气，和胃利水。

主治：肺阴虚引起的潮热、气喘、尿少等。

2. 云门

定位：胸前壁外上方，距前正中线旁6寸，当锁骨外端下凹陷中取穴。

性能：云门者，云应气也，上焦如雾，云遇冷下降，遇热升腾而散走；门者，司守之门户，此穴又为肺气出入之门户。清肃肺气。

主治：由痰浊引起的肺气不爽的咳嗽。

3. 天府

定位：在臂内侧面，腋前皱襞上端水平线下3寸，肱二头肌外缘。

性能：天，人体之上部；府，聚也。"天以候肺"，肺为五脏之华盖，穴属肺经，位于上臂，为肺气聚结之所，对整体性肺病有宣散之效。宣散肺邪，凉血安神。

主治：肺心病，喘咳，鼻衄，瘿气。

4. 侠白

定位：在臂内侧面，肱二头肌桡侧缘，天府穴下1寸，肘横纹上5寸。

性能：侠有侠义之意，这里指魄力；肺色白，主魄。补肺益魄，理气宽胸。

主治：白癜风,治节失职所致的咳嗽,魄离其言善误。

5. 尺泽

定位：肘横纹中,肱二头肌腱桡侧凹陷处。

性能：合穴,属水。为肺气归聚之处,有泻热生津之效。

主治：由肺热引起的咳喘、咯血、潮热口干、咽喉肿痛,中暑。

6. 孔最

定位：在前臂掌面桡侧,尺泽穴与太渊连线上,腕横纹上 7 寸。

性能：郄穴。调理气血,肃降肺气。

主治：血证,鼻衄,咯血,头痛,痔疮。

7. 列缺

定位：在前臂桡侧缘,桡骨茎突上方,腕横纹上 1.5 寸。

性能：络穴,八脉交会穴,通于任脉。宣邪化痰,通调任脉,利水通淋。

主治：偏头痛,项强,颈椎病,咳痰,小便热。

8. 经渠

定位：桡骨茎突内侧,腕横纹上 1 寸,桡动脉桡侧凹陷中。

性能：经穴,有驱散外邪、止咳宁嗽之效;五行属金,肝气太旺,可取金治疗,有镇静、顺气平肝的作用。

主治：外感咳嗽、气喘、喉痹,胸满,木旺金囚。

9. 太渊

定位：掌后腕横纹桡侧端,桡动脉搏动处。

性能：输穴,五行属土,原穴,脉会,肺朝百脉,有扶正祛邪、补气益肺之效。有类似吸氧的作用。

主治：肺气虚所致咳嗽、气喘,缺氧性疾病。

10. 鱼际

定位：第一掌骨中点,赤白肉际处。

性能：荥穴，属火。清肺心热,利咽固表。

主治：肺内蕴热所致咳嗽、咯血、失音、咽喉肿痛、咽干、多汗、哮喘。

11. 少商

定位：拇指末节桡侧,指甲角旁约 0.1 寸。

性能：井穴,五行属木。开通肺气,泻热镇痉,开窍醒神。

主治：喉痹,气喘,心下满,中风昏迷,中暑,癫狂,小儿惊风,一氧化碳中毒,中恶。

二、手阳明大肠经

1. 商阳

定位：示指末节桡侧,指甲角旁约 0.1 寸。

性能：井穴,属金。商,五音之一。大肠经与肺相合,行于阳分,肺音商,金音商,故名商阳。泻热消肿。开窍醒神。

主治：扁桃体炎兼发热,腮腺炎,下齿痛,昏厥,热病。

2. 二间

定位：握拳,当示指桡侧掌指关节前凹陷中。

性能：荥穴,属水。清火消肿,通利咽喉。

主治：咽喉肿痛兼大便秘结,齿痛。

3. 三间

定位：握拳,当示指本书后第二掌指关节桡侧后凹陷中。

性能：输穴,属木。通经消肿,除满止泄。

主治：循大肠经的关节痛,腹满,肠鸣洞泄,目痛,青光眼,咽喉肿痛,嗜睡。

4. 合谷

定位：手背,第一、二掌骨之间,约平第二掌骨桡侧中点处。

性能：原穴。四关穴之一,司上半身开关。开泄解表,调经引产。

主治：表证,头痛,眩晕,鼻炎,齿痛,牙关紧闭,面肿,口眼歪斜,汗证,上半身疾患,堕胎。

5.阳溪

定位：腕背横纹桡侧端,手拇指向上翘起时,拇短伸肌腱与拇长伸肌腱之间的凹陷中。

性能：经穴,属火。解表散风,舒筋利咽。

主治：外感引起的扁桃腺炎症,耳聋,耳鸣,咽喉肿痛。

6.偏历

定位：在阳溪穴与曲池穴连线上,阳溪穴上3寸处。

性能：络穴。有祛邪、调水道的作用。清热利尿,通经活络,消肿止痛。

主治：痔疮,水肿,耳聋,耳鸣,牙痛。

7.温溜

定位：在阳溪穴与曲池穴连线上,阳溪穴上5寸处。

性能：郄穴。清热止血,通腑。

主治：大肠出血,肠鸣腹痛,痔疮,疔疮。

8.下廉

定位：在阳溪穴与曲池穴连线上,曲池穴下4寸处。

性能：理气通腑。

主治：头风,眩晕,目痛,乳痈,食物不化,肘臂痛。

9.上廉

定位：在阳溪穴与曲池穴连线上,曲池穴下3寸处。

性能：理气通腑,增津生发。

主治：头痛,偏瘫,泄泻,喘息,手臂肩膊酸痛麻木,脱发。

10.手三里

定位：在阳溪穴与曲池穴连线上,曲池穴下2寸处。

性能：理气通腑，清热导滞。"肚腹三里留"，也包括手三里。

主治：伤食引起的泄泻、腹胀、吐泻，齿痛，手臂麻痛，急性腰扭伤。

11. 曲池

定位：屈肘，成直角，当肘横纹外端与肱骨外上髁连线的中点。

性能：合穴，属土。池者，阳经有阴气所聚，阴阳通化，治气分亦能养阴，走而不守。清热解毒，调和营血，祛风止痒。

主治：热病，荨麻疹，痢疾，上肢不遂，手肘无力，扁桃腺炎，牙痛。

12. 肘髎

定位：屈肘，曲池穴外上方 1 寸，肱骨边缘。

性能：疏通经络，软坚散结。

主治：肘臂痛、拘挛、麻木，瘰疬。

13. 手五里

定位：在曲池穴与肩髃穴的连线上，曲池穴上 3 寸处。

性能：软坚散结，宁嗽止血。

主治：瘰疬，肘臂挛急、疼痛，淋巴系统疾病。

14. 臂臑

定位：在曲池穴与肩髃穴连线上，曲池穴上 7 寸处，当三角肌下端。

性能：清热明目，理气化痰。

主治：目疾，瘰疬，颈项拘急。

15. 肩髃

定位：肩峰端缘，当肩峰与肱骨大结节之间，三角肌上部中央。臂外展或向前平伸时，当肩峰前下方凹陷处。

性能：手阳明、阳跷脉之交会穴。散风清热，消痰止痒。

主治：风热瘾疹，瘰疬，肩臂疼痛，手臂挛急，半身不遂。

16. 巨骨

定位：锁骨肩峰端与肩胛冈之间凹陷中。

性能：手阳明、阳跷脉之交会穴。理气消痰，镇惊宁神。

主治：瘰疬，瘿气，肩背手臂疼痛。

17. 天鼎

定位：在颈外侧部，胸锁乳突肌后缘，当喉结旁，扶突与缺盆连线中点。

性能：清咽散结，理气化痰。

主治：手臂麻木，咽喉肿痛，瘿气，瘰疬，呃逆，梅核气。

18. 扶突

定位：喉结旁开 3 寸，当胸锁乳突肌的胸骨头与锁骨头之间。

性能：平喘宁嗽，理气降逆。

主治：咳嗽，气喘，咽喉肿痛，瘿气，瘰疬。

19. 口禾髎

定位：水沟穴旁 0.5 寸，当鼻孔外缘直下，与水沟穴相平处取穴。

性能：清肺利鼻，祛风开窍。

主治：口㖞，牙痛，鼻病。

20. 迎香

定位：鼻翼外缘中点，旁开 0.5 寸，当鼻唇沟中。

性能：通利鼻窍，散风清热。

主治：鼻塞、不闻香臭，面痒，面肿，口㖞。

三、足阳明胃经

1. 承泣

定位：目正视瞳孔直下，当眶下缘与眼球间。

性能：阳跷、任脉、足阳明之交会穴。疏风清热，明目止泪。

主治：眼目赤痛,迎风流泪,夜盲,眼睑瞤动,口眼㖞斜。

2.四白

定位：目正视,瞳孔直下,当眶下孔凹陷中。

性能：白,明也。针之使视力复明四方,故名。散风明目,舒筋活络。

主治：头痛,目眩,目赤痛,目翳,目痒,流泪,口㖞。

3.巨髎

定位：目正视,瞳孔直下,平鼻翼下缘处。

性能：阳跷、足阳明之交会穴。息风舒筋,明目退翳。

主治：目翳,鼻衄,齿痛,口㖞。

4.地仓

定位：口角旁 0.4 寸,巨髎穴直下取之。

性能：阳跷、手阳明、足阳明之交会穴。散风止痛,舒筋活络。

主治：口㖞,齿痛,流涎。

5.大迎

定位：下颌角前 1.3 寸凹陷中,咬肌附着部前缘,当面动脉搏动处,闭口鼓气时即出现一沟形凹陷,即于凹陷下端取之。

性能：祛风通络,消肿止痛。

主治：牙关紧闭,口㖞,颊肿,齿痛。

6.颊车

定位：下颌角前上方一横指凹陷中,咀嚼时咬肌隆起最高点处。

性能：散风清热,开关通络。

主治：颊肿,痄腮,口㖞,齿痛,颈项强痛,牙关紧闭。

7.下关

定位：颧弓下缘,下颌骨髁状突之前方,切迹之间凹陷中。合口有孔,张口即闭。

性能：足阳明、足少阳之交会穴。下,指颧弓下方。关,指机关之意,有司下颌骨开关之意。消肿止痛,利关通络。

主治:牙关开合不利,齿痛,面痛,口㖞。

8. 头维

定位:在头侧部额角发际直上 0.5 寸,头正中线旁 4.5 寸。

性能:足少阳、阳明、阳维之交会穴。根结穴。清头明目,止痛镇痉。

主治:头痛,眼睑瞤动,视物不明,面瘫。

9. 人迎

定位:喉结旁 1.5 寸,当胸锁乳突肌前缘,颈总动脉搏动处。

性能:足阳明、足少阳之交会穴。宽胸定喘,利咽散结。

主治:头痛,胸满喘息,咽喉肿痛,瘰疬,瘿气,高血压。

10. 水突

定位:胸锁突乳肌前缘,人迎穴至气舍穴连线的中点。

性能:降气化饮。

主治:泛吐清水,喘息不得卧,呃逆。

11. 气舍

定位:人迎穴直下,锁骨上缘,在胸锁乳突肌的胸骨头与锁骨头之间。

性能:清咽利肺,理气散结。

主治:咽喉肿痛,喘息,呃逆,颈项强痛。

12. 缺盆

定位:锁骨上窝中央,前正中线旁开 4 寸。

性能:升阳举陷,宣散外邪,止咳定喘。

主治:咳嗽气喘,缺盆中痛,水肿,中气下陷。

13. 气户

定位:锁骨中点下缘,前正中线旁开 4 寸。

性能:气出入之门户,益气宽胸。

主治：气喘,胸胁胀满,胸背痛,肺胃气虚。

14. 库房

定位：第一肋间隙,前正中线旁开4寸。

性能：止咳定喘,宽胸排浊。

主治：咳嗽多唾沫,气逆,胸胁胀满。

15. 屋翳

定位：第二肋间隙,前正中线旁开4寸。

性能：化痰止咳,通调水道,消痈止痒。

主治：咳嗽气喘,胸胁胀满,乳痈,身肿。

16. 膺窗

定位：第三肋间隙,前正中线旁开4寸。

性能：宽胸理气,消肿清热。

主治：气喘,胸胀痛,乳痈。

17. 乳中

定位：第四肋间隙,距前正中线4寸,乳头中央。

性能：舒肝调情。

主治：乳腺病,性冷淡。

18. 乳根

定位：第五肋间隙,乳头直下,距前正中线4寸。

性能：止咳平喘,宽胸增乳。

主治：乳汁少,咳嗽,胸闷胸痛,乳痈。

19. 不容

定位：在上腹部,脐上6寸,前正中线旁开2寸。

性能：容,指容纳,喻水谷至此已满不能再容纳,穴内应胃之上口。止呕降逆,和胃顺气。

主治：腹满不能受纳水谷,呕吐,喘咳,噎膈。

20. 承满

定位：脐上 5 寸,前正中线旁开 2 寸。

性能：喻承受水谷之量至此已充满。理气和胃,降逆止吐。

主治：食少易饱,腹胀,胁下坚满,喘逆。

21. 梁门

定位：脐上 4 寸,前正中线旁开 2 寸。

性能：胃气出入之门户。消积化滞,和胃降逆。

主治：饮食不思,完谷不化,胃痛,腹中积气结痛,胃溃疡。

22. 关门

定位：脐上 3 寸,前正中线旁开 2 寸。

性能：本穴内应胃脘下部与小肠交界处。健脾和胃,利水消肿。

主治：饮冷伤胃,腹痛,腹胀,肠鸣泄泻,水肿,遗尿。

23. 太乙

定位：脐上 2 寸,前正中线旁开 2 寸。

性能：本穴内应小肠。清心宁神,化痰和胃。

主治：心烦不宁,癫狂,消化不良,胃、十二指肠溃疡。

24. 滑肉门

定位：脐上 1 寸,前正中线旁开 2 寸。

性能：为通利脾胃之门户。化痰安神,和胃止吐。

主治：吐涎弄舌,小儿多动秽语,癫狂,呕吐,胃痛。

25. 天枢

定位：脐旁 2 寸。

性能：大肠之募穴。枢,指枢纽,有斡旋上下、职司升降之功,具双向调节之能。通调肠胃,理气止痛。

主治：泄泻,便秘,偏头痛兼便秘,三叉神经痛,绕脐腹痛,痢疾。

26. 外陵

定位：脐下 1 寸,前正中线旁开 2 寸。

性能：理气止痛,和胃化湿。

主治：阑尾炎,疝气,痛经。

27. 大巨

定位：脐下 2 寸,前正中线旁开 2 寸。

性能：理气消胀,通调水道,调经种子。

主治：偏枯,疝气,阑尾炎,小便不利,小腹胀满,子宫肌瘤。
腹部手术针麻常用穴之一。

28. 水道

定位：脐下 3 寸,前正中线旁开 2 寸。

性能：有通调水道,使水液渗注于膀胱之功。利水消肿,调经
止痛。

主治：小便不利,小腹胀痛,疝气,痛经。

29. 归来

定位：脐下 4 寸,前正中线旁开 2 寸。

性能：归,还也;来,返也。含恢复和复原之意。调经止带,行
气疏肝。

主治：带下病,子宫脱出,少腹疼痛,经闭,漏下。

30. 气冲

定位：在腹股沟稍上方,脐下 5 寸,前正中线旁开 2 寸。

性能：足阳明、冲脉之交会穴。气,指气街;冲,指冲脉。本穴
既是胃之气街,又是冲脉起始部。升阳举陷,舒肝益肾,调经种子。

主治：中气下陷,腰痛,疝气,子宫滑脱,不孕,胎产诸疾,面肌
痉挛。

31. 髀关

定位：髂前上棘与髌骨外缘连线上,平臀沟处,居缝匠肌外侧

凹陷处。

性能：疏通经络，健脾止泄。

主治：腰腿疼痛，筋急不屈伸，小儿泄泻。

32. 伏兔

定位：在髂前上棘与髌骨外缘连线上，髌骨外上缘上 6 寸。

性能：散寒化湿，疏通经络。

主治：腰腿疼痛，腿膝寒冷，麻痹，脚气，腹胀，腰扭伤。

33. 阴市

定位：在髂前上棘与髌骨外缘连线上，髌骨外上缘上 3 寸。

性能：穴为阳明脉气所发，有温经散寒之效。

主治：类风湿，胃气不振，腰腿冷如水，膝腿无力，寒疝。

34. 梁丘

定位：在髂前上棘与髌骨外连线上，髌骨外上缘上 2 寸。

性能：郄穴。通经止痛，化瘀止血。

主治：胃溃疡，胃出血，胃痛，膝肿，乳痈。

35. 犊鼻

定位：髌骨下缘，髌韧带外侧凹中。

性能：消肿止痛，通经活络。

主治：膝关节肿痛，脚气。

36. 足三里

定位：犊鼻穴下 3 寸，胫骨前嵴外一横指处。

性能：合穴，属土；胃之下合穴，合主逆气而泄。调理胃肠功能，健中补虚。为四大补穴之一。

主治：植物神经功能紊乱，胃痛，呕吐，纳少，泄泻，虚劳，偏瘫。

37. 上巨虚

定位：足三里穴下 3 寸，距胫骨前缘一横指（中指）。

性能：大肠下合穴。通降肠腑，调和肠胃，化积导滞。

主治：阑尾炎，肠中切痛，痢疾，肠鸣，腹胀，泄泻，便秘。

38. 条口

定位：上巨虚穴下 2 寸，距胫骨前缘一横指（中指）。

性能：舒肩活络，祛湿温经。

主治：肩臂痛，肩周炎，上肢不举，小腿冷痛，脘腹疼痛，转筋，湿痹。

39. 下巨虚

定位：上巨虚穴下 3 寸，距胫骨前缘一横指（中指）。

性能：小肠下合穴。通降腑气，清热化滞。

主治：小腹痛，腰脊痛引睾丸，泄泻，疝气。

40. 丰隆

定位：外踝高点上 8 寸，条口穴外 1 寸。

性能：络穴。化湿定喘，祛邪安神。

主治：痰结食滞，癫狂，善笑，痫证，咳嗽，头晕，肥胖。

41. 解溪

定位：足背踝关节横纹的中央，踇长伸肌腱与趾长伸肌腱之间。

性能：经穴，属火。散寒降逆，镇惊宁神。

主治：胃部受寒，脘胀，便秘，胃热谵语，头面浮肿，眉棱骨痛。

42. 冲阳

定位：在足背最高处，踇长伸肌腱与趾长肌腱之间，当二、三跖骨与楔状骨间，足背动脉搏动处。

性能：原穴。升阳举陷，培扶胃气。

主治：痿证，网球肘，口㖞，胃脘胀满，面肿。

43. 陷谷

定位：足背第二、三跖关节后凹陷中。

性能：输穴，属木。调和肠胃，健脾消肿。

主治：肠鸣腹痛，身肿，重症肌无力。

44. 内庭

定位：足背第二、三趾间缝纹端，趾蹼缘后方赤白肉际处。

性能：荥穴，属水。和胃健脾，消谷除满。

主治：四肢厥逆，脘腹胀满，完谷不化，呃逆，贲门部位的疾病。

45. 厉兑

定位：第二趾末节外侧，甲角旁约0.1寸。

性能：井穴，属金。调胃化湿，清热醒神。

主治：胸脘满闷，与胃有关引起的昏迷、梦魇、齿痛、口噤。

四、足太阴脾经

1. 隐白

定位：蹬趾末节内侧，趾甲角旁约0.1寸。

性能：井穴，属木。脾脉之根。健脾统血，宁神调经。

主治：崩漏，尿血，便血，吐血，腹胀，暴泄，善呕，梦魇。

2. 大都

定位：蹬趾内趾，第一跖趾关节前缘，赤白肉际。

性能：荥穴，属火。散寒化湿，健脾宁神。

主治：口水多，背部发冷，脾脏痛，腹胀，呕逆，泄泻，便秘，热病无汗。

3. 太白

定位：第一跖骨小头后缘，赤白肉际。

性能：原穴。输穴，属土。健脾化湿，理气和胃，清热化痰。

主治：胃痛，腹胀，肠鸣，体重节痛，痿证，重症肌无力。

4. 公孙

定位：第一跖骨基底部的前下缘，赤白肉际。

性能：络穴，八脉交会穴之一，通于冲脉。健脾化痰，和胃理中，调冲任。

主治：脾胃病，胃痛，呕吐，痰饮，逆气里急。

5. 商丘

定位：内踝前下方凹陷中，当舟骨结节与内踝尖连线的中点处。

性能：经穴，属金。解表化湿，健脾益肺。

主治：劳累后外感，怠惰嗜卧，痔疾，久咳，风湿病。

6. 三阴交

定位：内踝高点上3寸，胫骨内侧面后缘。

性能：足三阴经之交会穴。滋阴养血，健脾利湿，益肝肾。

主治：妇科病，失眠，湿疹，脾胃阴虚之肠鸣腹胀、消化不良。

7. 漏谷

定位：在小腿内侧，当内踝尖与阴陵泉的连线上，距内踝尖6寸，胫骨内侧缘后方。

性能：健脾消食，渗湿利尿。

主治：水谷不化之泄泻，妇人漏下赤白，小便不利，腹胀肠鸣。

8. 地机

定位：在小腿内侧，当内踝尖与阴陵泉的连线上，阴陵泉穴下3寸。

性能：郄穴。健脾渗湿，理血调经。

主治：痛经，女子癥瘕，水肿，泄泻。

9. 阴陵泉

定位：在小腿内侧，胫骨内侧髁下缘凹陷中。

性能：合穴，属水。健脾，清热利湿。

主治：下痢，暴泄，腹胀，喘逆，黄疸。

10. 血海

定位：髌骨内上缘上2寸，当股四头肌内侧头的隆起处。

性能：足太阴脉气所发,血液积聚之海。健脾化湿,调经统血。为妇人调经要穴。

主治：妇人漏下,月经不调,痛经,经闭,血液系统疾病,风疹,瘾疹。

11. 箕门

定位：血海穴与冲门穴的连线上,血海穴直上 6 寸。

性能：健脾渗湿,清热利尿。

主治：小便不通,腹股沟肿痛,五淋,遗尿。

12. 冲门

定位：耻骨联合上缘中点旁开 3.5 寸,当髂外动脉搏动处的外侧。

性能：足太阴、厥阴之交会穴。足太阴之气由此而上冲入腹。可举陷化湿,理气消痔。

主治：中气下陷,脾虚腹痛,疝气,痔疮,胎气上冲。

13. 府舍

定位：冲门穴外上方 0.7 寸,前正中线旁开 4 寸。

性能：足太阴、厥阴、阴维之交会穴。健脾消满,理中和胃。

主治：腹痛,疝气,腹满积聚,霍乱吐泻,胰腺炎。

14. 腹结

定位：府舍穴上 3 寸,大横穴下 1.3 寸,距前正中线 4 寸。

性能：结,结聚,为腹气之所结聚。效。温脾止泄,镇痛止咳,化积散结,健脾温中,宣通降逆。

主治：肠结核,腹膜结核,久泻不已。

15. 大横

定位：脐中旁开 4 寸。

性能：足太阴、阴维之交会穴。理气止痛,软坚散结。

主治：脾大,小腹痛,善悲,虚寒泻痢。

16．腹哀

定位：大横穴上 3 寸,前正中线旁开 4 寸。

性能：哀,指哀鸣之声,意指腹中痛剧而发出难忍之哀鸣,本穴盖能除之。足太阴、阴维之交会穴。健脾化积,理气止痛。

主治：顽固性慢性迁延性之疾病,消化不良,痢疾。

17．食窦

定位：第五肋间隙中,前正中线旁开 6 寸。

性能：本穴为饮食入胃之通路。运化水谷,和胃下气。

主治：食已即吐,反胃,胸胁胀痛,腹胀肠鸣,噫气。

18．天溪

定位：第四肋间隙中,前正中线旁开 6 寸。

性能：宽胸通乳,止咳消肿。

主治：胸部疼痛,咳嗽,乳痛,痰多。

19．胸乡

定位：第三肋间隙中,前正中线旁开 6 寸。

性能：宽胸理气,疏肝止痛。

主治：胸胁胀满,胸引背痛不得卧。

20．周荣

定位：第二肋间隙,前正中线旁开 6 寸。

性能：荣,指荣养滋润。能营养周身肌肉。

主治：重症肌无力,胸胁胀满,胁肋痛,气喘,食不下。

21．大包

定位：腋中线上,第六肋间隙中。

性能：脾之大络,统络阴阳诸经。统血养经,宽胸止痛。

主治：四肢无力,全身疼痛,胸胁痛,气喘。

五、手少阴心经

1. 极泉

定位：腋窝正中，腋动脉搏动处。

性能：喻最深的泉水。宽胸宁神，清热止渴，活络止痛。

主治：内热，口干，烦渴，心痛，半身不遂，腋臭。

2. 青灵

定位：少海穴与极泉穴的连线上，肘横线上 3 寸，肱二头肌的内侧沟中。

性能：理血止痛，可改善心功能。

主治：口唇发青，心绞痛。

3. 少海

定位：屈肘，当肘横纹内侧端与肱骨内上髁连线之中点。

性能：合穴，属水。清热解暑，宁心安神。

主治：中暑，手颤，狂证，臂麻，疔疮。

4. 灵道

定位：腕横纹上 1.5 寸，尺侧腕屈肌腱的桡侧缘。

性能：经穴，属金。散寒解表，宽胸理气。

主治：心经受寒所致抽搐、心肌炎，治节失职。

5. 通里

定位：腕横纹上 1 寸，尺侧腕屈肌腱的桡侧缘。

性能：络穴。有通于心里之义。祛痰通络，清心安神。

主治：语言不利，心悸，怔忡，虚烦不眠，小儿弱智，多动秽语。

6. 阴郄

定位：腕横纹上 0.5 寸，尺侧腕屈肌腱桡侧缘。

性能：郄穴。清虚热，益阴凉血。

主治：兼有盗汗的血证，心痛，惊悸。

7. 神门

定位：腕横纹尺侧端，尺侧腕屈肌腱的桡侧凹陷中。

性能：输穴，原穴，属土，与神有关，神之门户。养心安神，培元益智。

主治：痴呆、失眠、健忘、心烦、怔忡等与神志有关的疾病。

8. 少府

定位：第四、五掌骨之间，握拳，当小指尖处。

性能：荥穴，属火，穴为火经之火穴，喜中之喜。益火除悲，养心怡神。

主治：悲伤过度，心烦，心痛，痈疡。

9. 少冲

定位：手小指末节桡侧，指甲角旁约 0.1 寸。

性能：井穴，属木。清热通经，醒神开窍。

主治：神昏，癫狂，神乱，胸满气急。

六、手太阳小肠经

1. 少泽

定位：手小指末节尺侧，指甲角旁约 0.1 寸。

性能：井穴，属金。泽，有润泽之意。小肠主液，故有增液通乳、清热利窍之效。

主治：乳少，乳痈，中风昏迷，热病汗不出。

2. 前谷

定位：在手尺侧，握拳，第五掌指关节前的掌指横纹头赤白肉际。

性能：荥穴，属木。疏肝清心，清利头目，消肿止痛。

主治：手太阳经肿痛之病，精神病。

3. 后溪

定位：握拳，第五掌指关节尺侧近端赤白肉际凹陷处。

性能：输穴，属木。八脉交会穴之一，通于督脉，和后面的溪流相通，主管督脉，故有通调督脉之功，并可清热截疟。

主治：颈椎病，腰痛，癫狂，痫证，热病，疟疾。

4. 腕骨

定位：后溪穴直上，于第五掌骨基底与钩骨之间的凹陷处，赤白肉际取之。

性能：原穴。增液止渴，利疸退黄。

主治：疟疾，黄疸。

5. 阳谷

定位：在手腕尺侧，尺骨茎突与三角骨之间的凹陷中。

性能：经穴，属火。温经散寒，清心宁神。

主治：小肠经受寒，齿痛，头眩，目痛，疥疮，痔漏。

6. 养老

定位：以掌向胸，当尺骨小头近端桡侧缘凹陷中。

性能：郄穴。增液养筋，明目清热，舒筋活络。

主治：视力不佳，背痛，急性腰痛，脊椎病。

7. 支正

定位：阳谷穴与小海穴的连线上，腕背横纹上5寸。

性能：络穴。有支持扶正之意。祛邪通络，安神定惊。

主治：颈项歪斜，颈椎病，落枕，生疣，癫狂。

8. 小海

定位：在肘内侧，当尺骨鹰嘴与肱骨内上髁之间凹陷中。

性能：合穴，属土。清热消肿，宁神定志。

主治：癫狂，痫证，手麻，疡肿，瘰疬。

9. 肩贞

定位：在肩关节后下方，腋后纹头上1寸。

性能：化痰消肿，清热聪耳。

主治：肩胛痛,手臂痛麻,瘰疬。

10.臑俞

定位：腋后纹头直上,肩胛冈下缘凹陷中。

性能：化痰消肿,舒筋活络。

主治：颈项瘰疬,肩臂痛无力。

11.天宗

定位：在肩胛部,冈下窝的中央,与第四胸椎相平。

性能：肃降肺气,舒筋活络。

主治：气喘,乳痈,肩胛疼痛。

12.秉风

定位：肩胛骨冈上窝中,天宗穴直上,举臂有凹陷处。

性能：手阳明、太阳、手足少阳之交会穴。舒筋散风。

主治：肩胛疼痛,上肢酸麻,易受风寒。

13.曲垣

定位：在肩胛部,冈上窝内侧端,约当臑俞与第二胸椎棘突连线的中点取之。

性能：舒筋活络。

主治：肩胛周围疼痛。

14.肩外俞

定位：第一胸椎棘突下旁开3寸。

性能：舒筋活络,散风止痛。

主治：肩背疼痛,颈项强急。

15.肩中俞

定位：第七颈椎棘突下旁开2寸。

性能：解表宣肺。

主治：咳嗽,发热恶寒,目视不明。

16. 天窗

定位：在颈外侧部，胸锁乳突肌之后缘扶突后，与喉结相平。

性能：窗，通孔也。治疗与孔窍有关之病，有聪耳利窍之效。

主治：耳聋，耳鸣，咽喉肿痛，暴喑，瘿气。

17. 天容

定位：下颌角后，胸锁乳突肌前缘凹陷中。

性能：聪耳利咽，清热降逆。

主治：耳聋，耳鸣，咽喉肿痛，颊肿。

18. 颧髎

定位：目外眦直下，颧骨下缘凹陷中。

性能：手少阳、太阳之交会穴。牵正镇痉，通经活络。

主治：口㖞，眼睑瞤动，齿痛。

19. 听宫

定位：耳屏前，下颌骨髁状突的后缘，张口呈凹陷处。

性能：手足少阳、手太阳之交会穴。聪耳消肿，通行十二经。

主治：耳鸣，耳聋（听力减退之传入声音小），头部外伤，半身不遂，半身异常等症状。

七、足太阳膀胱经

1. 睛明

定位：目内眦角稍上方凹陷处。

性能：手足太阳、足阳明、阴跷、阳跷之交会穴。有使眼睛明亮之意。升清降浊，散风明目。

主治：色盲，夜盲，近视，复视，小便混浊，斜视。

2. 攒竹

定位：眉头凹陷中，眶上切迹处。

性能：散寒通络，清热明目，降逆顺气。

主治：眼病,呃逆,头痛皱眉头,鼻窦炎。

3. 眉冲

定位：攒竹穴直上,入发际 0.5 寸,神庭与曲差连线之间。

性能：散风清热,通络举陷。

主治：抬眉不利,头痛,眩晕,鼻塞。

4. 曲差

定位：当前发际正中直上 0.5 寸,旁开 1.5 寸,当神庭穴与头维穴连线的内 1/3 与 2/3 连接点取之。

性能：定喘降气,明目安神。

主治：头痛,目眩,目痛,目视不明,鼻塞,喘息,心烦满。

5. 五处

定位：当前发际正中直上 1 寸,距头部正中线 1.5 寸。

性能：散风清热,明目镇痉。

主治：头痛,目眩,目视不明,痫证,小儿惊风。

6. 承光

定位：当前发际正中直上 2.5 寸,旁开 1.5 寸。

性能：承,指承受;光,指光明。有使眼睛承受光明之意。有清热明目之效。清热散风,明目通窍。

主治：目视不明,羞明畏光,目眩,头痛。

7. 通天

定位：当前发际正中直上 4 寸,旁开 1.5 寸。

性能：与天相通,喻与空气相通,指脉气经本穴通达天顶。可散风清热,宣肺开鼻窍。

主治：鼻塞,过敏性鼻炎,喷嚏,头痛,头重,中恶。

8. 络却

定位：当前发际正中直上 5 寸,旁开 1.5 寸。

性能：祛风清热,明目通窍。

主治：眩晕,耳鸣,鼻塞,癫狂,痫证。

9. 玉枕

定位：后发际正中直上 2.5 寸,旁开 1.3 寸,平枕外隆凸上缘的凹陷处。

性能：解表清热,明目降逆,通经活络。

主治：恶风寒,头痛,呕吐,不能远视,目痛。

10. 天柱

定位：后发际正中直上 0.5 寸,旁开 1.3 寸,当斜方肌外缘凹陷中。

性能：喻为承接天灵之柱。祛风舒项,强筋骨,安神志。

主治：颈项不舒,头痛,腿脚之病,失眠,头沉难举。

11. 大杼

定位：第一胸椎棘突下,旁开 1.5 寸。

性能：骨会,手足太阳之交会穴。壮骨强筋,祛风解表。

主治：一切骨病,发热,咳嗽,颈项强痛,肩胛疼痛。

12. 风门

定位：第二胸椎棘突下,旁开 1.5 寸。

性能：督脉、足太阳之交会穴。为风邪出入之门户。宣肺解表,祛风泻热,护卫固表。

主治：风病,支气管痉挛之气喘、咳嗽,感冒所致脊背疼痛。

13. 肺俞

定位：第三胸椎棘突下,旁开 1.5 寸。

性能：肺之背俞穴,治肺疾之要穴。补肺益气,宣肺平喘。

主治：咳嗽,汗证,鼻塞不通,气喘,咯血。

14. 厥阴俞

定位：第四胸椎棘突下,旁开 1.5 寸。

性能：心包之背俞穴,治疗心包疾患之要穴。宣通心阳,宽胸降逆。

主治：心包积液，心痛，心悸，胸闷，咳嗽。

15. 心俞

定位：第五胸椎刺突下，旁开 1.5 寸。

性能：心之背俞穴，治心疾之要穴，与神志病有关。养心安神，宽胸理气。

主治：心悸，健忘，心烦，失眠，惊悸，癫狂，心痛，盗汗，自汗。

16. 督俞

定位：第六胸椎棘突下，旁开 1.5 寸。

性能：与督脉有关系，通调督脉，提高人体免疫功能之效。

主治：心痛，腹胀，肠鸣，免疫力低下，自体免疫病。

17. 膈俞

定位：第七胸椎棘突下，旁开 1.5 寸。

性能：血会。养血调血，宽胸开膈，降逆通脉。

主治：与血有关疾病，高血压，呃逆，呕吐，气喘，胃脘胀满。

18. 肝俞

定位：第九胸椎棘突下，旁开 1.5 寸。

性能：肝之背俞穴，治肝脏疾病之要穴。调肝消瘀，安魂明目。

主治：目疾，目眶痛，癫狂痫，胁痛，少腹痛，疝气，转筋，唾血，郁证。

19. 胆俞

定位：第十胸椎棘突下，旁开 1.5 寸。

性能：胆之背俞穴，治胆疾之要穴。利胆止痛，泻热化湿。

主治：黄疸，胆绞痛，胆道蛔虫症，胁痛，口苦。

20. 脾俞

定位：第十一胸椎棘突下，旁开 1.5 寸。

性能：脾之背俞穴,治脾疾之要穴。健脾利湿,升清止泄。

主治：脾阳虚之病症。

21. 胃俞

定位：第十二胸椎棘突下,旁开1.5寸。

性能：胃之背俞穴,治胃疾之要穴。可和胃降逆。

主治：胃脘痛,反胃,完谷不化,呕吐,霍乱。

22. 三焦俞

定位：第一腰椎棘突下,旁开1.5寸。

性能：三焦之背俞穴。三焦为"决渎之官,水道出焉"。调理三焦,通调水道,益元强腰。

主治：水分有病,腹胀,肠鸣,完谷不化,呕吐,腹泻,痢疾,腰背痛。

23. 肾俞

定位：第二腰椎棘突下,旁开1.5寸。

性能：肾之背俞穴。补肾纳气,助阳气化,固精强腰,明目聪耳。

主治：肾病,遗精,阳痿,遗尿,腰膝疼痛,水肿,泄泻,喘咳少气,耳聋,耳鸣,月经不调,尿频,虚劳,男科病。

24. 气海俞

定位：第三腰椎棘突下,旁开1.5寸。

性能：补气益肾,调经止痛。

主治：痛经,痔漏,腰痛,脐下冷痛。

25. 大肠俞

定位：第四腰椎棘突下,旁开1.5寸。

性能：大肠之背俞穴。通腑理气。

主治：肠鸣,泄泻,便秘,痢疾,腰痛。

26. 关元俞

定位：第五腰椎棘突下,旁开1.5寸。

性能：培补元气，通调二便。

主治：与关元穴相对应部位的疾病，腹胀，泄泻，大小便不利。

27.小肠俞

定位：第一骶椎棘突下，旁开 1.5 寸。

性能：小肠之背俞穴。小肠有泌别清浊的作用，故本穴可分清泌浊、升举津液。

主治：小便不利，遗尿，尿血，泄泻，痢疾，疝气，白带。

28.膀胱俞

定位：第二骶椎棘突下，旁开 1.5 寸。

性能：膀胱之背俞穴。通调膀胱，气化利水。

主治：小便赤涩，遗尿，淋浊，女子瘕聚，泄泻。

29.中膂俞

定位：第三骶椎棘突下，旁开 1.5 寸。

性能：益肾强腰，通降肠气。

主治：腰脊强痛，痢疾，疝气。

30.白环俞

定位：第四骶椎棘突下，旁开 1.5 寸。

性能：本穴内应精室，为人体精气输注之处。益肾固精，调理经带。

主治：白带，遗精，白浊，前列腺炎，腰腿痛，尿道口疾病。

31.上髎

定位：第一骶后孔中，约当髂后上棘与督脉的中点。

性能：调经种子，益气固脱。

主治：月经不调，阴挺，带下，大小便不利，遗精，阳痿。

32.次髎

定位：第二骶后孔中，约当髂后上棘内下方与督脉的中点。

性能：理气调经，理血止痛，清利湿热，妇女此穴大都有压痛。

主治：妇科病,腰痛,小便赤淋,腰以下至足不仁。

33．中髎

定位：第三骶后孔中,约当中膂俞与督脉的中点。

性能：通降二便,调经止带。

主治：月经不调,赤白带下,小便不利,便秘。

34．下髎

定位：第四骶后孔中,约当白环俞与督脉的中点。

性能：足太阳、厥阴、少阳之脉左右交结于中。清热化湿,通调二便。

主治：小腹痛,肠鸣,泄泻,便秘,小便不利,腰骶疼痛。

35．会阳

定位：尾骨尖旁开0.5寸。

性能：益肾固带,理气升阳,通调二便。

主治：带下,阳痿,痢疾,泄泻,便血,痔疮。

36．承扶

定位：臀横纹中央。

性能：承,指承受;扶,指扶持。本穴是承受上身而扶持下肢之用。舒筋活络,消痔通便。

主治：坐骨神经痛,痔疾,腰骶臀股部疼痛,大便难。

37．殷门

定位：承扶穴与委中穴连线上,承扶下6寸。

性能：殷,盛大,为膀胱经脉气重要之出入处。舒筋活络,强健腰腿。

主治：腰脊强痛,不可俯仰,大腿疼痛。

38．浮郄

定位：委阳穴上1寸,在股二头肌腱内侧。

性能：舒筋活络,清热镇痉。

主治：腰痛，转筋，小便热，大便坚。

39. 委阳

定位：腘横纹外端，股二头肌腱内侧。

性能：三焦之下合穴。通利三焦，舒筋通络。

主治：小便不利，癃闭，遗尿，腰痛引腹不得俯仰，水肿胀满。

40. 委中

定位：腘横纹中央，当股二头肌肌腱与半腱肌肌腱的中间。

性能：合穴，属土，膀胱经之下合穴。清热醒脑，理血宣痹。

主治：中暑，腹痛，吐泻，遗尿，腰扭伤，中风昏迷，下肢痿痹，发背。

41. 附分

定位：第二胸椎棘突下，旁开3寸。

性能：手太阳、足太阳之交会穴。散寒止咳，舒筋活络。

主治：咳嗽时长，不自主的咳嗽与神志有关，肩背拘急，颈项强痛，肘臂麻木不仁，风寒客于腠理。

42. 魄户

定位：第三胸椎棘突下，旁开3寸。

性能：补肺益魄，舒筋活络。

主治：肺痨，咳嗽，气喘，肩胛背痛，气虚胆怯。

43. 膏肓俞

定位：第四胸椎棘突下，旁开3寸。

性能：益阴清心，扶正祛邪。

主治：虚劳影响到神志，肺痨，咳嗽，气喘，吐血，盗汗，遗精。

44. 神堂

定位：第五胸椎棘突下，旁开3寸。

性能：穴在心俞两旁应心，心藏神，故名神堂。宽胸理气，宁神定喘。

主治：心疾，咳嗽，气喘，胸腹痛，脊背强痛，健忘，梦魇。

45．譩譆

定位：第六胸椎棘突下，旁开 3 寸。

性能：理气止痛，清热宽胸。

主治：气喘，呃逆，季胁引少腹痛，目眩，鼻衄，热病汗不出，肩背痛。

46．膈关

定位：第七胸椎棘突下，旁开 3 寸。

性能：穴在膈俞旁，内应横膈，为治横膈疾病之要穴。宽胸降逆，顺气和胃。

主治：胸中噎闷，嗳气，呕吐，饮食不下，脊背强痛，呃逆。

47．魂门

定位：第九胸椎棘突下，旁开 3 寸。

性能：穴在肝俞旁，应肝，肝藏魂。有疏肝理血，归魂。

主治：肝病，梦游，饮食不下，呕吐，胸胁胀痛，筋挛骨痛，类风湿。

48．阳纲

定位：第十胸椎棘突下，旁开 3 寸。

性能：阳，指阳气；纲，指统领。穴在胆俞两旁，内应胆。疏肝利胆，调中化湿。

主治：肠鸣，胁痛，泄泻，黄疸，消渴。

49．意舍

定位：第十一胸椎棘突下，旁开 3 寸。

性能：穴在脾俞两旁，应脾，脾藏意。健脾利湿，和胃利胆。

主治：脾疾，饮食不下，呕吐，思虑过度，注意力不集中。

50．胃仓

定位：第十二胸椎棘突下，旁开 3 寸。

性能：穴在胃俞两旁,应胃。健脾和胃,消积导滞。

主治：腹胀,胃脘痛,小儿食积,脊背痛,食少,纳呆。

51. 肓门
定位：第一腰椎棘突下,旁开 3 寸。

性能：肓指肓膜,穴在三焦俞两旁。理气解郁,化滞消痞。

主治：上腹痛,痞块,便秘,妇人乳疾。

52. 志室
定位：第二腰椎棘突下,旁开 3 寸。

性能：穴在肾俞两旁,应肾,为肾气留注之所。益肾固精,强志利水。

主治：肾病,遗精,阳痿,阴痛下肿,固摄失职,癫痫,意志不坚,腰脊强痛。

53. 胞肓
定位：在臀部,平第二骶后孔,骶正中嵴旁开 3 寸。

性能：穴在膀胱俞两旁,应膀胱。清热利湿,通利小便。

主治：膀胱疾患,腹胀,二便不利,阴肿,腰脊痛。

54. 秩边
定位：在臀部,平第四骶后孔,骶正中嵴旁开 3 寸。

性能：清利湿热,舒筋止痛。

主治：坐骨神经痛,腰骶痛,小便不利,痔疾。

55. 合阳
定位：在小腿后面,当委中穴与承山穴的连线上,委中穴直下 2 寸。

性能：散寒舒筋,调经止崩。

主治：疝气,崩漏,腰脊痛引腹,下肢酸痛。

56. 承筋
定位：合阳穴与承山穴的连线上,腓肠肌肌腹中央,委中下

5寸。

性能：为足太阳经筋所结之处。舒筋止痉,清泄腑热,调理中焦。

主治：筋病以筋膜拘紧为主,小腿痛,腰背拘急,痔疾。

57.承山

定位：当伸直小腿或足跟上提时,腓肠肌两肌腹之间凹陷的顶端。

性能：理气消痔,解痉止痛。

主治：痔疮,腰痛,便秘,疝气,腰脊痛,腿痛转筋以肌肉痛为主,脚气。

58.飞扬

定位：昆仑穴直7寸,承山穴外下方1寸处。

性能：络穴。祛风清热,祛邪消痔。

主治：过敏性鼻炎,痔疾,下肢痹痛,鼻衄,鼻塞,头痛,癫狂,腰背痛。

59.跗阳

定位：昆仑穴直上3寸。

性能：阳跷脉之郄穴。祛风化湿,活络止痛。

主治：与阳跷脉有关疾病。头重,头痛,腰腿痛,下肢瘫痪,外踝红肿。

60.昆仑

定位：在足外踝后方,外踝高点与跟腱之间凹陷中。

性能：经穴,属火。缓解痉挛,解表截疟。

主治：太阳表证,颈项不舒,鼻衄,头痛,腰痛,肩背拘急,难产,脚跟痛。

61.仆参

定位：在足外踝后下方,昆仑穴直下,足跟外侧赤白肉际处。

性能：足太阳、阳跷交会穴。调和中焦，镇痉舒筋。

主治：脚跟不能着地，下肢痿弱，转筋，膝肿。

62. 申脉

定位：外踝下缘凹陷中。

性能：八脉交会穴之一，通于阳跷脉。镇痉止痫，安神宁心，益肾健骨。

主治：阳跷病，痫证，癫狂，失眠，目赤痛，项强，头痛，眩晕，腰痛，足胫寒，不能久立。

63. 金门

定位：在足外侧，当外踝前缘直下，骰骨下缘处。

性能：郄穴。安神止痛，通经止血。

主治：与血有关的病。肾病见有血尿者，癫痫，小儿惊风，腰痛，外踝痛，下肢痹痛。

64. 京骨

定位：第五跖骨粗隆下，赤白肉际。

性能：原穴。镇痉止痛，明目舒筋。

主治：癫痫，头痛，善摇头，目翳，鼻衄，项强，膝痛脚挛，腰腿疼。

65. 束骨

定位：第五跖趾关节后缘，赤白肉际处。

性能：输穴，属木。通经安神，清热消肿。

主治：癫狂，目黄，耳聋，项强，头痛，腰背痛，目眩，痔疮。

66. 足通谷

定位：第五跖趾关节前缘，赤白肉际。

性能：荥穴，属水。清热截疟，宁心安神。

主治：热病，头痛，癫狂，项痛，鼻衄，疟疾。

67. 至阴

定位：足小趾末节外侧，趾甲角旁约 0.1 寸。

性能：井穴，属金。通鼻疗目，开窍转胎。

主治：枕部头痛，胎位不正，鼻塞，鼻衄，目痛，胞胎不下，转筋。

八、足少阴肾经

1. 涌泉
定位：在足底（去趾）前 1/3 处，足趾跖屈时呈凹陷。

性能：井穴，属木。滋阴潜阳，引血下行，开窍通经。

主治：高血压，昏厥，顽固性失眠，鼻衄，舌干，头顶痛，头晕，癫疾。

2. 然谷
定位：足舟骨粗隆下缘，赤白肉际处。

性能：荥穴，属火。然，有燃烧水谷之义。益肾助阳，导赤清火。

主治：小便混浊，消化不良属阳气不足所致者，咽喉肿痛属虚阳上越证，女子带下属虚寒型，消渴。

3. 太溪
定位：在足内侧内踝后方，内踝高点与跟腱之间凹陷中。

性能：原穴，有大的流水之义。输穴，属土。有滋阴壮阳之效，为四大补穴之一。

主治：男科，女科，牙痛，耳鸣，耳聋，咯血，消渴，虚劳。

4. 大钟
定位：在足内侧内踝后下方，当跟腱附着部的内侧前方凹陷处。

性能：络穴。祛邪平喘，通调二便，利水消肿。

主治：癃闭，足跟痛，气喘，痴呆，二便不利，月经不调，腰脊强痛。

5. 水泉

定位：太溪穴直下1寸,跟骨结节内侧凹陷处。

性能：郄穴。有清热利水,活血通经之效。

主治：尿血,月经不调,经闭,痛经,小便不利,头昏目花。

6. 照海

定位：内踝尖下缘凹陷中。

性能：八脉交会穴之一,通于阴跷脉。调阴宁神,息风利咽,通络散结。

主治：咽喉痛,语言不利,失眠,口干,小便频数,梅核气,大便秘结,甲状腺病。

7. 复溜

定位：太溪穴上2寸,跟腱内前方。

性能：经穴,属金。补金生水,通调水道,解表散寒。

主治：水肿,汗症,肾经受寒所致痿痹,咳则遗尿,外感汗不出,肠鸣泄泻,腰脊强痛,脊髓炎。

8. 交信

定位：在小腿内侧,当太溪穴直上2寸,复溜穴前约0.5寸,胫骨内侧缘的后方。

性能：阴跷之郄,信,指月信,传递信息之意。益肾调经,通调二阴。

主治：月经不调,崩漏,阴挺,阴痒,五淋,睾丸肿痛,泄泻,利下赤白,大便难。

9. 筑宾

定位：在小腿内侧,太溪穴与阴谷穴的连线上,太溪穴上5寸,腓肠肌肌腹的内下方。

性能：阴维之郄。益肾宁心,活血化瘀。

主治：子宫肌瘤伴出血多,肾囊肿,肿瘤,失眠,呕吐涎沫,癫狂,疝痛,小儿脐疝,心胸痛。

10. 阴谷

定位:腘窝内侧,屈膝,当半肌腱与半膜肌腱之间。

性能:合穴,属水。清热安肾,利水排石。

主治:肾结石,泌尿系结石引起的小便不利,疝气,阳痿,月经不调,崩漏。

11. 横骨

定位:脐下 5 寸,耻骨联合上际,前正中线旁开 0.5 寸。

性能:冲脉、足少阴之交会穴。涩精举阳,通利下焦。

主治:小便不利,小腹痛,阴部痛,遗精,阳痿,遗尿,疝气,五淋。

12. 大赫

定位:脐下 4 寸,前正中线旁开 0.5 寸。

性能:冲脉、足少阴经之交会穴,内应胞宫精室,阴气盛大。补肾固精,调经种子。

主治:男科病,阴部痛,带下。

13. 气穴

定位:脐下 3 寸,前正中线旁开 0.5 寸。

性能:冲脉与足少阴之交会穴,为纳气要穴。有益冲任,调二阴之效。

主治:冲脉为病,月经不调,白带,小便不通,泄泻,腰脊痛。

14. 四满

定位:脐下 2 寸,前正中线旁开 0.5 寸。

性能:冲脉与足少阴之交会穴,当膀胱水液储蓄溢满之处。理气导尿,调经种子。

主治:脐下积聚疝瘕,诸胀满之证,不孕,崩漏,带下。

15. 中注

定位:脐下 1 寸,前正中线旁开 0.5 寸。

性能：冲脉与足少阴之交会穴,足少阴脉气由此经冲脉注入胞中。调和月经,通调腑气。

主治：月经不调,腰腹疼痛,大便燥结,泄泻。

16. 肓俞

定位：脐中旁开0.5寸。

性能：冲脉与足少阴之交会穴。理气止痛,益肾健脾,润燥通便。

主治：腹痛绕脐,腹胀,月经不调,疝气,便秘。

17. 商曲

定位：脐上2寸,前正中线旁开0.5寸。

性能：冲脉与足少阴之交会穴。本穴内应大肠横曲处。健脾和胃,消积止痛。

主治：腹中积聚,腹切痛,不嗜食。

18. 石关

定位：脐上3寸,前正中线旁开0.5寸。

性能：冲脉与足少阴之交会穴。石有石硬、坚满之意;关指关要,穴近胃脘为饮食之关。为攻坚消满之要穴,兼有补肾种子之效。

主治：大便闭塞,气结肠满,妇人不孕,心下坚满,哕噫呕逆。

19. 阴都

定位：脐上4寸,前正中线旁开0.5寸。

性能：冲脉与足少阴经之交会穴。宽胸降逆,理气和胃。

主治：心烦满气逆,疟疾,肠鸣,腹绞痛,大便难。

20. 腹通谷

定位：脐上5寸,前正中线旁开0.5寸。

性能：冲脉与足少阴交会穴,为水谷通过之道。健脾和胃,宽胸宁心。

主治：腹胀，呕吐，心痛，心悸，暴喑，咳喘，口喝，糖尿病。

21. 幽门

定位：脐上 6 寸，前正中线旁开 0.5 寸。

性能：冲脉与足少阴之交会穴。健脾和胃，降逆止呕。

主治：呕吐，善哕，饮食不下，呕吐多唾，胸胁背相引痛。

22. 步廊

定位：第五肋间隙，前正中线旁开 2 寸。

性能：宽胸理气，止咳平喘，补肾纳气。

主治：胸痛，咳嗽，气喘，呕吐，不嗜食，乳痈。

23. 神封

定位：第四肋间隙，前正中线旁开 2 寸。

性能：本穴近心脏。宽胸宁心，降逆止咳。

主治：心疾，胸胁支满，咳嗽，气喘，呕吐。

24. 灵墟

定位：第三肋间隙，前正中线旁开 2 寸。

性能：疏肝宽胸，肃降肺气。

主治：干咳，气喘，胸胁胀满，呕吐，乳痈。

25. 神藏

定位：第二肋间隙，前正中线旁开 2 寸。

性能：宽胸顺气，降逆定喘。

主治：咳嗽，气喘，胸痹，呕吐，烦满。

26. 彧中

定位：第一肋间隙，前正中线旁开 2 寸。

性能：宽胸理气，化痰止咳。

主治：咳嗽，气喘，痰壅，胸胁胀满。

27. 俞府

定位：锁骨下缘，前正中线旁开 2 寸。

性能：止咳平喘,和胃降逆,纳气生水。

主治：咳嗽,气喘,胸痹,呕吐,小便不利。

九、手厥阴心包经

1.天池

定位：第四肋间隙,乳头外侧 1 寸,前正中线旁开 5 寸。

性能：手厥阴、足少阳之交会穴。有宽胸理气,止痛消肿之效。

主治：瘰疬,乳痈,肺门淋巴结核以阴虚为主,中暑,燥热。

2.天泉

定位：在臂内侧,腋前纹头下端水平线 2 寸,肱二头肌长、短头之间。

性能：宽胸理气,活血通脉,止咳宁嗽。

主治：内热引起的心包病,胸胁胀满,咳逆。

3.曲泽

定位：肘横纹中,肱二头肌腱尺侧缘。

性能：合穴,属水。清暑泻热,和胃降逆。

主治：热病,中暑,心痛,胃痛,心悸,呕吐,转筋,烦躁。

4.郄门

定位：在前臂掌侧,当曲泽穴与大陵穴的连线上,腕横纹上 5 寸。

性能：郄穴。清心止痛,凉血止血。

主治：冠心病、心梗所致胸痹疼痛,热病后期咯血,疔疮,心烦。

5.间使

定位：在前臂掌侧,当曲泽穴与大陵穴的连线上,腕横纹上 3 寸,掌长肌腱与桡侧腕屈肌腱之间。

性能：经穴，属金。宽胸解郁，截疟降逆。

主治：癫狂痫，精神失常，厥阴经感寒引起的心包积液，疟疾。

6. 内关

定位：腕横纹上2寸，掌长肌腱与桡侧腕屈肌腱之间。

性能：络穴，八脉交会穴之一，通于阴维，"阴维为病苦心痛"，阴维为病在脏，此穴为治疗内脏疾病之要穴。祛邪宁神，通络镇痛，疏肝和中，理气降逆。

主治：冠心病，心梗，心律失常，胃痛，呕吐，消化不良，胸闷，癫痫，偏瘫，失眠，偏头痛，对侧胸胁腹痛，乳腺病，急性胰腺炎，腹胀，肝气郁结善太息。

7. 大陵

定位：腕横纹中央，掌长肌腱与桡侧腕屈肌腱之间。

性能：输穴，属土，原穴。益心安神，宽胸和胃。

主治：虚劳，心悸，免疫功能低下，精神不振，各脏腑功能低下。

8. 劳宫

定位：第二、三掌骨之间，握拳，中指尖下是穴。

性能：荥穴，属火。清心安神，泻热除烦，消肿止痛。

主治：口疮，口臭，鹅掌风，虚劳性黄疸，舌烂，癫狂痫。

9. 中冲

定位：中指末节尖端的中央。

性能：井穴，属木。开窍醒脑，泻热清心。

主治：中暑，昏厥，热病，急惊风，心痛，耳鸣，吐泻。

十、手少阳三焦经

1. 关冲

定位：在手环指末节尺侧，指甲旁约0.1寸。

性能：井穴，属金。清热开窍，宣达三焦。

主治：少阳热证引起的昏厥，偏头痛，耳道痛，目赤，带状疱疹。

2. 液门

定位：在手背部，第四、五指之间，指蹼缘后方赤白肉际处。

性能：荥穴，属水。清利头目，和解表里。

主治：偏头痛，耳道痛，目赤，咽炎，带状疱疹伴口干。

3. 中渚

定位：在手背部，第四、五掌骨小头后缘之间凹陷中，液门穴后1寸。

性能：输穴，属木。舒筋活络，清热散邪。

主治：落枕，颈项不舒，少阳病引起的关节不利、头痛、目赤、耳聋、耳鸣。

4. 阳池

定位：腕背横纹中，指伸肌腱尺侧缘凹陷中。

性能：原穴。理气通经，和解少阳，益阴增液。

主治：疟疾，耳病，消渴，口干，腕痛，腱鞘囊肿，胸胁胀满。

5. 外关

定位：胸背横纹上2寸，桡骨与尺骨之间。

性能：络穴，八脉交会穴之一，通阳维脉，"阳维为病苦寒热"。解表清热，祛邪通经。

主治：寒热失调，外感引起偏头痛，上肢痹证，耳聋，耳鸣，目赤肿痛，手颤，手指疼痛，胁痛，肩背痛。

6. 支沟

定位：在前臂背侧，当阳池穴与肘尖穴的连线上，腕背横纹上3寸，桡骨与尺骨之间。

性能：经穴，属火。清热散寒，调气通腹。

主治：耳闭由受寒引起，便秘由三焦气滞引起，腹胀。

7. 会宗

定位：在前臂背侧，当腕背横纹上 3 寸，支沟穴尺侧约 1 寸，尺骨的桡侧缘取。

性能：郄穴。有聪耳镇痉，调和气血之效。

主治：耳病，癫痫。

8. 三阳络

定位：在前臂背侧，当腕背横纹上 4 寸，桡骨与尺骨之间。

性能：通三阳经，振通阳气。

主治：三阳病，耳聋，暴喑，龋齿痛，嗜卧。

9. 四渎

定位：在前臂背侧，当阳池穴与肘尖的连线上，肘尖下 5 寸，桡骨与尺骨之间。

性能：通调水道，聪耳利咽。支沟主气，四渎主水。

主治：水肿由三焦不利所致，尿毒症（相当于西医透析疗法）。

10. 天井

定位：屈肘，肘尖直上 1 寸许凹陷中。

性能：合穴，属土。理气消痰，清热宁神。

主治：瘰疬，淋巴结肿大，腮腺炎，耳聋，癫痫，瘿气，胁肋痛。

11. 清冷渊

定位：屈肘，肘尖直上 2 寸，即天井穴上 1 寸。

性能：清热解毒，疏通经络。

主治：热病津亏，三叉神经痛，头痛，肩臂痛不能举，带状疱疹。

12. 消泺

定位：在臂外侧，当清冷渊穴与臑会穴连线的中点处。

性能：清热散风，清心宁神。

主治：风痹，头痛，癫疾，项背急。

13. 臑会

定位：肘尖与肩髎穴连线上，肩髎穴下 3 寸，当三角肌的后缘。

性能：手阳明、少阳之交会穴。理气消痰，疏通经络。

主治：甲状腺肿大，瘰疬，肩臂痛。

14. 肩髎

定位：肩髃后方，上臂外展，当肩峰后下方的凹陷中。

性能：止痛利节。

主治：肩关节痛。

15. 天髎

定位：肩胛骨上角，肩井穴与曲垣穴的中间。

性能：手少阳、阳维之交会穴。有清热解表，宽胸理气之效。

主治：胸中烦闷，肩臂酸痛，身热汗不出，颈项急。

16. 天牖

定位：乳突后下方，胸锁乳突肌后缘，约平下颌角处。

性能：通利七窍，消痰截疟。

主治：暴聋，目不明，泪出，鼻衄，不知香臭，肩背痛，疟疾。

17. 翳风

定位：在耳垂后下方，乳突与下颌角之间的凹陷中。

性能：手少阳、足少阳之交会穴。善疗风邪，牵正口僻，聪耳消肿。

主治：面瘫，牙痛，耳聋，耳鸣，颊肿，局部受风，呃逆。

18. 瘈脉

定位：乳突中央，当翳风穴与角孙穴之间，沿耳轮连线的下 1/3 与上 2/3 交界处。

性能：息风止痉，活络通窍。

主治：少阳病引起的抽风，瘛疭，耳聋，耳鸣，头痛。

19. 颅息

定位：在头部，当翳风穴与角孙穴之间，沿耳轮的上 1/3 与下 2/3 交界处。

性能：散风清热，镇痉开窍。

主治：头痛，身热，耳鸣，耳肿，小儿惊痫，呕吐涎沫。

20. 角孙

定位：在头部，折耳郭向前，当耳尖直上入发际。

性能：手少阳、足少阳、手阳明之交会穴。明目退翳，散风止痛。

主治：偏头痛，头项强，齿痛，目翳。

21. 耳门

定位：耳屏上切迹前，下颌骨髁状突后缘，张口有凹陷处。

性能：开窍益聪，祛风通络。

主治：耳聋无声，齿痛。

22. 和髎

定位：鬓发后缘，平耳郭根前，当颞浅动脉后缘。

性能：手少阳、足少阳、手太阳之交会穴。和，指声音调和。有恢复协调听力的作用。消肿止痛，聪耳宁神。

主治：耳鸣，牙关拘急，口㖞，头重痛。

23. 丝竹空

定位：眉梢处的凹陷中。

性能：散风清热，宁神镇静。

主治：口角流涎与腮腺有关，头痛，眩晕，目赤痛，眼睑瞤动，齿痛。

十一、足少阳胆经

1. 瞳子髎

定位：目外眦旁，眶骨外缘凹陷中。

性能：手太阳、手足少阳交会穴。疏散风热，明目退翳。

主治：目疾，瞳仁有病，斜视，青光眼，白内障。

2. 听会

定位：耳屏间切迹前，下颌骨髁状突的后缘，张口有凹陷处。

性能：开窍聪耳，舒筋活络。

主治：耳聋耳鸣之听音不清，口眼㖞斜，齿痛，头面痛。

3. 上关

定位：在耳前，下关穴直上，当颧弓的上缘凹陷处。

性能：手足少阳、足阳明之交会穴。舒筋活络，聪耳镇痉。

主治：偏头痛，耳病，齿痛，惊痫，瘛疭。

4. 颔厌

定位：在头部鬓发上，头维穴至曲鬓穴弧形线的上 1/4 与下 3/4 交界处。

性能：手少阳、足少阳、足阳明之交会穴。平肝息风，镇痉止痛。

主治：肝阳上逆之频频头摇或点头，头痛，头晕，齿痛，耳鸣，惊痫。

5. 悬颅

定位：在头部鬓发上，头维穴至曲鬓穴弧形线中点。

性能：手足少阳、阳明之交会穴。平肝息风，消肿止痛，清利头目。

主治：偏头痛，头晕旋转，瘛疭，面肿，齿痛，鼻流浊涕。

6. 悬厘

定位：在头部鬓发上，头维穴至曲鬓穴连线的下 1/4 与上 3/4 交界处。

性能：手足少阳、阳明之交会穴。清热散风，消肿止痛。

主治：偏头痛，面肿，目外眦痛，耳鸣，上齿痛，热病汗不出。

7. 曲鬓

定位：耳前鬓发后缘的垂线与耳尖水平线交点处。

性能：足太阳、少阳之交会穴。散风止痛,开关利窍。

主治：头痛连齿,颊颔肿,中风,口噤。

8.率谷

定位：耳尖直上,入发际 1.5 寸。

性能：足太阳、少阳之交会穴。平肝息风,宁神止吐。

主治：偏头痛,眩晕,呕吐,小儿惊风。

9.天冲

定位：耳根后缘直上入发际 2 寸,率谷后 0.5 寸。

性能：足太阳、少阳之交会穴。祛风定惊,清热散结。

主治：头痛,齿龈肿痛,癫证,痫证,惊恐,瘿气。

10.浮白

定位：耳根上缘向后入发际横量 1 寸。

性能：足太阳、少阳之交会穴。浅表为浮白色,应肺。有祛风止痛,理气消痰之效。

主治：肺疾,头痛,耳鸣,耳聋,齿痛,瘰疬,瘿气,颈项强痛。

11.头窍阴

定位：耳后乳突的后上方,从天冲穴至完骨穴的弧形连线的上 2/3 与下 1/3 交点处。

性能：手足太阳、少阳之交会穴。平肝息风,开窍聪耳。

主治：头窍疾患,颈项强痛,胸胁痛,口苦,耳鸣,耳聋,耳痛。

12.完骨

定位：乳突后下方凹陷中。

性能：足太阳、少阳之交会穴。平肝息风,宁神镇痛。

主治：头痛,颈项强痛,颊肿,失眠,龋齿,口眼歪斜,癫痫,疟疾。

13.本神

定位：前发际上 0.5 寸,神庭穴(督脉)旁 3 寸,当神庭穴与头维穴连线的 2/3 与外 1/3 连接点处。

性能：足少阳、阳维之交会穴。镇静安神，清阳止痛。

主治：神志病躁动不安，头痛，目眩，半身不遂，颈项强痛，胸胁痛。

14. 阳白

定位：目正视，瞳孔直上，眉上 1 寸。

性能：手足少阳、阳明、阳维五脉之交会穴。清头明目，祛风泻热。

主治：面瘫，目疾。

15. 头临泣

定位：瞳孔直上，入发际 0.5 寸，神庭与头维连线的中点。

性能：足太阳、少阳、阳维之交会穴。有散风清热，明目聪耳，安神定志之效。

主治：目疾，流泪，耳闭。

16. 目窗

定位：前发际上 1.5 寸，头正中线旁开 2.25 寸。

性能：足少阳、阳维之交会穴。开窍明目，息风镇惊。

主治：头痛，目眩，目赤肿痛，近视，远视，小儿惊风。

17. 正营

定位：前发际上 2.5 寸，头正中线旁开 2.25 寸。

性能：足少阳、阳维之交会穴。平肝息风，开窍明目。

主治：视物不清，头痛，头晕，目眩，齿痛。

18. 承灵

定位：前发际上 4 寸，头正中线旁开 2.25 寸。

性能：足少阳、阳维之交会穴。宣肺利鼻，清热祛风。

主治：头痛，眩晕，目痛，鼻渊，鼻衄。

19. 脑空

定位：枕外隆凸的上缘外侧，头正中线旁开 2.25 寸，平脑户。

性能：足少阳、阳维之交会穴。宁神镇惊，醒脑通窍，散风活络。

主治：热病，头痛，颈项强痛，目眩，目赤肿痛，鼻痛，耳聋，脑鸣。

20. 风池

定位：胸锁乳突肌与斜方肌之间凹陷中，平风府穴处。

性能：手足少阳、阳维之交会穴。治风之要穴。疏风通络，开窍醒神，柔筋解痉。

主治：中风偏枯，眩晕，头痛，颈项强痛，肝阳上亢、胆火上炎之病，口眼歪斜，斜视，热病，感冒，痉挛。

21. 肩井

定位：大椎穴（督脉）与肩峰连线的中点。

性能：手足少阳、足阳明、阳维之交会穴。降逆理气，散结补虚，通经活络。

主治：上半身不遂，颈项背不舒，乳疾，红眼病，诸虚百损，髀痛。

22. 渊腋

定位：举臂，腋中线上，腋下3寸，第四肋骨间隙。

性能：宽胸止痛，消肿通经。

主治：胸满，胁痛，腋下肿，臂痛。

23. 辄筋

定位：渊腋穴前1寸，平乳头，第四肋间隙。

性能：足太阳、少阳之交会穴。降逆平喘，理气活血。

主治：胸胁痛，喘息，呕吐，吞酸，腋肿，肩臂痛。

24. 日月

定位：乳头下方，第七肋间隙，前正中线旁开4寸。

性能：胆之募穴，足少阳、足太阳、阳维之交会穴。疏肝利胆，健脾降逆。

　　主治：胁肋疼痛，胀满，呕吐，吞酸，呃逆，黄疸，胆绞痛。

　　25．京门

　　定位：章门后 1.8 寸，第十二肋游离端的下方。

　　性能：肾之募穴，为经气结聚之所，为益肾利水之要穴。利尿通淋，舒筋活络。

　　主治：肾结石，水道不利，泄泻，腹胀，腰胁痛，溢饮。

　　26．带脉

　　定位：章门下 1.8 寸，第十一肋游离端直下平脐处。

　　性能：足少阳、带脉之交会穴。清热利湿，调经止带。

　　主治：带脉病及妇人经带疾患。

　　27．五枢

　　定位：在侧腹部，髂前上棘之前方，约平脐下 3 寸处。

　　性能："五"通"午"，有纵横交错之意；枢，有枢纽、转枢之意。此处经脉纵横交错，穴居髋部转枢之处，故名。足少阳、带脉之交会穴。调经固带，理气止痛。

　　主治：不孕，输卵管不通，卵巢囊肿，月经不调，疝气，少腹痛，便秘，腰胯痛。

　　28．维道

　　定位：在侧腹部，当髂前上棘的前下方，五枢穴前下 0.5 寸。

　　性能：足少阳、带脉之会，为维系诸经之要道。调经固带，利水止痛。

　　主治：阴挺，少腹痛，疝气，带下，月经不调，水肿，腰胯痛。

　　29．居髎

　　定位：髂前上棘与股骨大转子高点连线的中点。

　　性能：阳跷、阳维、足少阳之交会穴。舒筋活络，强健腰腿。

　　主治：下肢痿痹，少腹痛，瘫痪。

30. **环跳**

定位：股骨大转子高点与骶管裂孔连线的外 1/3 与中 1/3 交界处。

性能：足少阳、太阳之交会穴。祛风化湿，疏通经络，补虚。

主治：下肢痿痹，腰胯疼痛，半身不遂，遍身风疹，挫闪腰痛，虚损劳伤。

31. **风市**

定位：大腿外侧正中，腘横纹水平线上 7 寸。

性能：祛风要穴。祛风化湿，疏通经络。

主治：风湿，类风湿，中风腿膝无力，浑身瘙痒，麻痹。

32. **中渎**

定位：风市穴下 2 寸，腘横纹上 5 寸，股外侧肌与肌二头肌之间。

性能：祛风化湿，疏通经络。

主治：风湿、类风湿兼有水肿，半身不遂，麻木。

33. **膝阳关**

定位：阳陵泉穴上 3 寸，股骨外上髁上方的凹陷中。

性能：为足少阳之关。化湿散寒，疏通经络。

主治：膝关节不利感寒所致，小腿麻木。

34. **阳陵泉**

定位：腓骨小头前下方凹陷中。

性能：合穴，属土。筋会。疏肝利胆，舒筋镇痉。

主治：胆囊有病，带状疱疹，口苦，黄疸，半身不遂，下肢痿痹，胁肋痛。

35. **阳交**

定位：外踝高点上 7 寸，腓骨后缘。

性能：阳维之郄穴，足少阳、阳维之会。疏肝理气，利胆安神。

主治：寒热往来有血证，惊狂，癫疾，胸胁满疼痛，下肢痿痹。

36.外丘

定位：外踝高点上7寸，腓骨前缘，平阳交。

性能：郄穴。利胆疏肝，安神镇痉。

主治：胆绞痛，癫疾，胸胁痛，痿痹，颈项痛。

37.光明

定位：外踝高点上5寸，腓骨前缘。

性能：络穴。开光复明之功，兼消胀止痛。

主治：夜盲，畏光羞明，目痛，乳胀痛，下肢痿。

38.阳辅

定位：外踝高点上4寸，腓骨前缘稍前处。

性能：经穴，属火。祛风清热，疏通经络。

主治：少阳感寒所致坐骨神经痛，偏头痛，胁、胸、下肢外侧痛。

39.悬钟

定位：外踝高点上3寸，腓骨后缘。

性能：髓会。益肾填髓，强筋壮骨，舒筋活络，益髓生血。

主治：骨髓病变，肾虚头痛，再生障碍性贫血，白血病，足内翻，颈项强痛，胸腹胀满，胁肋疼痛，中风。

40.丘墟

定位：外踝前下方，趾长伸肌腱外侧凹陷中。

性能：原穴。疏肝解郁，扶正祛邪，利胆退黄。

主治：胸胁胀痛，易怒，情绪不稳，胆结石，腋下肿，疟疾。

41.足临泣

定位：第四跖趾关节后方，小趾伸肌腱外侧凹陷中。

性能：输穴，属木。八脉交会穴之一，通于带脉。平肝息风，消肿止带,调经回乳。

主治:带下,中风偏瘫,目痛流泪,月经不调,肥胖,乳房胀痛,溢乳,头痛。

42. 地五会

定位:跖趾关节后方在第四、五跖骨之间,当小趾伸肌腱内侧缘处。

性能:此穴能治足病,五趾不能着地,可使之着地,站立平稳故名地五会。疏肝利胆,通经活络。

主治:有减肥之效,头痛,目赤痛,耳鸣,耳聋,腋肿,胁痛,乳痛。

43. 侠溪

定位:在足背外侧,第四、五趾之间,趾蹼缘后方赤白肉际。

性能:荥穴,属水。三焦下俞,与足太阳交会。平肝息风,养液宁心。

主治:少阳所致热病,头痛,眩晕,惊悸,耳鸣,耳聋,胸胁痛,膝腹痛,腑酸,足跗痛。

44. 足窍阴

定位:在足第四趾末节外侧,趾甲角旁约 0.1 寸。

性能:井穴,属金。开窍息风,聪耳明目。

主治:少阳热病之昏厥,偏头痛,目眩,腰肿痛,耳聋,耳鸣,胸胁痛,多梦。

十二、足厥阴肝经

1. 大敦

定位:踇趾末节外侧,趾甲旁约 0.1 寸。

性能:井穴,属木。调肝理气,镇痉安神,理血调经。

主治:疝气,癫痫,闭经,月经不调,血崩,尿血,癃闭,遗尿,淋疾。

2. 行间

定位：在足背侧，第一、二趾间，趾蹼缘的后方赤白肉际。

性能：荥穴，属火。平肝息风，泻热明目。

主治：肝阳上亢所致头晕、头痛、目赤，月经病，失眠，腹胀。

3. 太冲

定位：在足背侧，第第一骨间隙的后方凹陷中。

性能：输穴，属土。原穴。女子以肝为先天，冲，有冲动、上冲之意，肝体阴而用阳。疏肝息风，养血调经。为下肢开关。

主治：中风，口㖞，头痛，眩晕，月经病，胁痛，胁胀，癫狂，震颤麻痹。

4. 中封

定位：在足背侧，内踝前，商丘穴与解溪穴连线之间，胫骨前肌腱内侧凹陷处。

性能：经穴，属金。疏肝理气消疝，温经散寒排石。

主治：泌尿系结石，厥阴经受寒引起少腹拘急，疝气，遗精，小便不利，腰痛，五淋。

5. 蠡沟

定位：内踝高点上 5 寸，胫骨内侧面的中央。

性能：络穴。泻肝调经，清热消肿，缓解精神紧张。

主治：失眠，偏头痛，郁证，经带病，小便不利，疝气，腰背拘急。

6. 中都

定位：内踝高点上 7 寸，胫骨内侧面的中央。

性能：郄穴。益肝藏血，行气止痛。

主治：小腹痛，疝气，崩漏，恶露不尽。

7. 膝关

定位：胫骨内上髁的后下方，阴陵泉穴后 1 寸，腓肠肌内侧头的上部。

性能：温经化湿，祛风消肿、疏利关节。

主治：膝膑肿痛，寒湿走注，历节风痛，下肢痿痹。

8. 曲泉

定位：腘横线内侧端，半腱肌肌腱内缘凹陷处。

性能：合穴，属水。清利肝经湿热，效同龙胆泻肝汤。

主治：月经不调，痛经，赤白带下，阴痒，产后腹痛，遗精，阳痿，疝气，癫狂，头痛，目眩。

9. 阴包

定位：股骨内上踝上 4 寸，股内肌与缝匠肌之间。

性能：通调前阴，益肾健腰，调经止痛。

主治：月经不调，遗尿，小便不利，腰骶痛引少腹。

10. 足五里

定位：曲骨穴旁 2 寸，气冲穴直下 3 寸。

性能：清肝健脾，通调前阴。

主治：小腹胀痛，小便不通，嗜卧。

11. 阴廉

定位：曲骨穴旁 2 寸，气冲穴直下 2 寸。

性能：调经种子，舒筋活络。

主治：月经不调，妇人不妊。

12. 急脉

定位：耻骨联合下旁开 2.5 寸，当气冲穴外下方的腹股沟处。

性能：调肝止痛，理气导疝。

主治：少腹痛，疝气，睾丸痛。

13. 章门

定位：第十一肋端。

性能：脾之募穴。脏会。足厥阴脉行此与五脏之气盛会，为脏气出入之门户。足厥阴、足少阳之交会穴。健脾消胀,和胃利胆,补虚。

主治:脏病,虚劳,痞块,肝脾大,腹胀,免疫功能低下,五脏俱虚,全身性消化不良,肝硬化腹水,糖尿病,贫血,再生障碍性贫血。

14. 期门

定位:乳头直下,第六肋间隙,正中线旁开4寸。

性能:肝之募穴,足太阴、足厥阴、阴维之交会穴。疏肝健脾,调经活血,和胃降逆。

主治:胸胁胀痛,热入血室,妇科病,呃逆,呕吐,吞酸,腹胀,泄泻,咳喘。

十三、督脉

1. 长强

定位:尾骨尖下0.5寸,约当尾骨尖端与肛门的中点。

性能:络穴,督脉、足少阴、太阳之交会穴,少阴所结。宁神镇痉,清热利湿,通便消痔。

主治:癫痫,摇头风,脊强反折,泄泻痢疾,便秘,便血,痔疾。

2. 腰俞

定位:当骶管裂孔处,后正中线上。

性能:益肾强腰,调经利湿。

主治:腰脊强痛,癫痫,腰痛引少腹,经闭,小便赤。

3. 腰阳关

定位:第四腰椎棘突下,后正中线上。

性能:此穴为元阴元阳之会所。壮阳祛寒,舒筋活络,补益下元,强壮腰膝。

主治:下肢痿痹,腰骶痛,筋挛。

4. 命门

定位：第二腰椎棘突下凹陷中，后正中线上。

性能：命，指生命；门，指门户；两肾俞之间，当肾间动气之处，为元气之根本，生命之门户。有滋阴壮阳双调作用，偏于补阳，为补穴之一。

主治：色盲，头痛，身热，遗精，耳鸣，赤白带下，痫证，冷痹，小便频数，腰腹引痛，角弓反张，命门火衰，五更泄泻。

5. 悬枢

定位：第一腰椎棘突下凹陷中，后正中线上。

性能：三焦俞之间，与三焦气化有关。助阳健脾，舒筋活络，通调肠气。

主治：腹中积气，水谷不化，泄泻，痢疾，腰脊强痛。

6. 脊中

定位：第十一胸椎棘突下凹陷中，后正中线上。

性能：位于脾俞之间，与脾有关。健脾祛湿，宁神镇痉。

主治：泄泻腹满，不嗜食，痔疮便血，脱肛，腰背强痛，癫痫。

7. 中枢

定位：第十胸椎棘突下凹陷中，后正中线上。

性能：位于胆俞之间，与胆有关。健脾利湿，清热利胆，强腰补肾。

主治：腹满，背痛。

8. 筋缩

定位：第九胸椎棘突下凹陷中，后正中线上。

性能：肝俞之中间，与肝关系密切。平肝息风，宁神镇痉。

主治：瘛疭、脊急强等筋脉挛缩之疾。

9. 至阳

定位：第七胸椎棘突下，凹陷中，后正中线上。

性能：与膈关系密切。宽胸利膈,利胆退黄。

主治：黄疸,心绞痛,四肢重痛,胸胁支满,喘促不宁,脊强。

10. 灵台

定位：第六胸椎棘突下,凹陷中,后正中线上。

性能：清热化湿,止咳定喘。

主治：疔疮,咳嗽,脊痛项强,气喘。

11. 神道

定位：第五胸椎棘突下,凹陷中,后正中线上。

性能：穴为心神之通道。益心宁神,调理治节。

主治：神志病,健忘,身热头痛,恍惚悲愁,惊悸,背上冷痛,气喘。

12. 身柱

定位：第三胸椎棘突下,凹陷中,后正中线上。

性能：宣肺清心,截疟镇痉。

主治：疟疾,癫痫,鸡胸龟背,咳嗽痰喘,疔疮,脊背强痛。

13. 陶道

定位：第一胸椎棘突下,凹陷中,后正中线上。

性能：喻阳气通行之处,督脉与足太阳之交会穴。解表清热,截疟宁神。

主治：眩晕,热病,疟疾,头重,瘛疭,恍惚不乐,脊强。

14. 大椎

定位：第七颈椎棘突下,凹陷中,后正中线上。

性能：手足三阳与督脉之交会穴。清热解表,截疟止痫。

主治：热病(或单指发热),癫痫,荨麻疹,外感,虚汗,盗汗,颈项强。

15. 哑门

定位：后发际正中直上 0.5 寸。

性能：督脉与阳维之交会穴。为治哑要穴。息风通络,开窍醒神。

主治：语言不利,小儿弱智,舌缓,重舌,鼻衄,癫疾,中风。

16. 风府

定位：后发际正中直上 1 寸。

性能：督脉、阳维之交会穴。指风邪聚结之处,穴当人身上部之头项处,易受风邪。散风息风,通关开窍。

主治：眩晕,项强,四肢麻木,狂走多言,舌急难言,头项强急,中风偏瘫,腿脚不利,类风湿。

17. 脑户

定位：枕外隆凸的上缘凹陷中。

性能：督脉、足太阳之交会穴。醒脑开窍,平肝息风。

主治：癫狂,喑不能言,头晕,头重顶痛,脑积水。

18. 强间

定位：后发际正中直上 4 寸。

性能：醒神宁心,平肝息风。

主治：癫狂,瘛疭摇头,头痛目眩,脑旋烦心,呕吐。

19. 后顶

定位：后发际正中直上 5.5 寸。

性能：醒脑安神,息风止痉,通络止痛。

主治：头痛眩晕,癫狂。

20. 百会

定位：前发际正中直上 5 寸。

性能：督脉与足太阳、手足少阳、足厥阴之交会穴,为百神之总会。升阳固脱,平肝息风,开窍养神。

主治：中风,神志病,眩晕,精神不振,脱肛,失眠,健忘,小儿弱智。

21. 前顶

定位：前发际正中直上 3.5 寸。

性能：息风醒脑，宁神镇痉。为儿科常用穴。

主治：癫疾，痫证，头痛，鼻渊，面赤肿。

22. 囟会

定位：前发际正中直上 2 寸。

性能：安神醒脑，清热镇惊。

主治：癫疾，小儿惊痫，头皮肿，面赤肿，头痛，眩晕。

23. 上星

定位：前发际正中直上 1 寸。

性能：开光明目，如星之居上。清热明目，宁神通鼻。

主治：癫狂，鼻衄，鼻渊，热病，头痛，目痛。

24. 神庭

定位：前发际正中直上 0.5 寸。

性能：督脉、足太阳、足阳明之交会穴。神之庭院。安神醒脑，降逆平喘。

主治：失眠，眩晕，癫狂，风痫，喘渴。

25. 素髎

定位：鼻尖正中。

性能：清热消肿，通利鼻窍。

主治：鼻塞，鼻息肉，多涕生疮，头闷。

26. 水沟（人中）

定位：在人中沟的上 1/3 与中 1/3 交界处。

性能：督脉与手足阳明之交会穴。醒神开窍，清热息风，利水消肿。

主治：昏迷，晕厥，癫狂，痫证，口角歪斜，脑积水，急性腰扭伤。

27. 兑端

定位：上唇尖端，人中沟下端，唇与皮肤相接处。

性能：宁神醒脑,生津止渴。

主治：癫痫,消渴,口㖞唇动,齿龈肿痛,鼻塞。

28. 龈交

定位：上唇系带与齿龈连接处。

性能：任脉、督脉之交会穴。宁神镇痉,清热消肿。

主治：目痛不明,齿间出血,鼻中息肉,牙疳肿痛,颈强,急性腰扭伤,面赤心烦。

十四、任脉

1. 会阴

定位：男性在阴囊根部与肛门的中间,女性在大阴唇后联合与肛门的中间。

性能：井穴,为冲、任、督三脉之交会穴。开窍醒神,通调二阴。

主治：昏迷,脱阴证,癫狂,惊痫,二便不利,痔疾。

2. 曲骨

定位：前正中线上,耻骨联合上缘中点处。

性能：任脉与足厥阴之交会穴。调经启阳,通利下焦。

主治：小便淋漓,遗尿,疝气,阳痿,阴囊湿痒,月经不调,痛经,赤白带下。

3. 中极

定位：前正中线上,脐下 4 寸。

性能：膀胱之募穴,足三阴、任脉之交会穴。益肾兴阳,清热利尿,调经止带。

主治：膀胱病,遗尿,尿闭,月经不调,崩漏,阴挺,遗精,阳痿。

4. 关元

定位：前正中线上,脐下 3 寸。

性能：小肠之募穴,任脉原穴,全身原穴,冲脉起于关元,足三阴与任脉之交会穴。为元阴元阳关藏之处。培补元气,导赤通淋。为补虚要穴。

主治:虚证,男女科,脱阳证,小腹疼痛,便血溺血,消渴,五淋,眩晕。

5. 石门

定位:前正中线上,脐下2寸。

性能:三焦募穴,与水有关。调节水道,理气止痛,绝育。

主治:避孕,小便不利,经闭带下,崩漏,奔豚,疝气。

6. 气海

定位:前正中线上,脐下1.5寸。

性能:肓之原,生气之海,类似肾上腺皮质激素的作用。补肾益气,调经固精。为补虚要穴。

主治:形体羸瘦,四肢无力,水谷不化,绕脐腹痛,月经不调,痛经,经闭,崩漏,带下,泄泻,水肿,遗精,阳痿,气喘。

7. 阴交

定位:前正中线上,脐下1寸。

性能:穴为冲、任、足少阴三脉之交会穴,故名阴交。调经固带,泄相安神,利水消肿。

主治:顽固性失眠,女子相思不遂,月经不调,崩漏带下,疝气腹痛,腹满水肿。

8. 神阙

定位:脐的中间。

性能:温阳救逆,利水固脱。为无极穴位。

主治:脱证,水肿,泄泻,中寒引起的腹痛,肠鸣泄利。

9. 水分

定位:前正中线上,脐上1寸。

性能:穴应小肠,小肠能分清泌浊。通调水道,理气止痛。

主治：水分病,腹痛反胃,腹胀肠鸣。

10. 下脘

定位：前正中线上,脐上 2 寸。

性能：足太阴、任脉之交会穴。健脾和胃,降逆止呕。

主治：食谷不化,肠鸣泄泻,腹胀脘痛,呕吐呃逆。

11. 建里

定位：前正中线上,脐上 3 寸。

性能：和胃健脾,降逆利水。

主治：胃脘疼痛,腹胀呕吐,食欲不振,糖尿病。

12. 中脘

定位：前正中线上,脐上 4 寸。

性能：胃之募穴,任脉合穴,腑会,手太阳、少阳、足阳明交会穴。和胃健脾,通降腑气,生血安神。

主治：胃脘疼痛,腹胀纳呆,呕吐呃逆,反胃吞酸,肠鸣泄泻,疳积膨胀,吞酸,黄疸胁痛,哮喘,失眠,惊悸,怔忡,四肢厥冷,冻疮,四肢麻木,肺、胃、肾同病,贫血,六腑不利,癫狂。

13. 上脘

定位：前正中线上,脐上 5 寸。

性能：任脉、足阳明、手太阳之交会穴。和胃降逆,化痰宁神。

主治：呕吐,痰多,吐血,胃脘疼痛,腹胀纳呆。

14. 巨阙

定位：前正中线上,脐上 6 寸。

性能：为心之募穴,为心气结聚之处。安神宁心,宽胸止痛。

主治：胃心同病,癫痫,心下痞满,胸疼心痛,心烦惊悸,健忘,胸满气短。

15. 鸠尾

定位：前正中线上,胸剑联合下 1 寸。

性能:膏之原,络穴。安心宁神,宽胸定喘,祛邪定痫。

主治:癫狂痫,皮肤痛或痒瘙,哮喘,胸满。

16. 中庭

定位:胸剑联合的中点。

性能:宽胸消胀,降逆止呕。

主治:心痛,呕吐,胸腹胀满。

17. 膻中

定位:前正中线上,平第四肋间隙。

性能:心包募穴,气会。理气宽胸,平喘止咳。

主治:胸闷、气虚之病,哮喘,噎膈,呃逆。

18. 玉堂

定位:前正中线上,平第三肋间隙。

性能:宽胸止痛,止咳平喘。

主治:胸痛,咳嗽喘息,呕吐,两乳肿痛。

19. 紫宫

定位:前正中线上,平第二肋间隙。

性能:正当心经,紫为火极之色。宽胸理气,止咳平喘。

主治:心疾,胸胁支满,咳嗽气喘,喉痹,吐血。

20. 华盖

定位:前正中线上,平第一肋间隙。

性能:宽胸利膈,止咳平喘,清肺利咽。

主治:肺疾,咳嗽气喘,胸痛,喉痹。

21. 璇玑

定位:前正中线上,天突下1寸。

性能:宽胸利肺,止咳平喘。

主治:咳嗽气喘,胸痛,喉痹。

22. 天突

定位：前正中线上，胸骨上窝正中。

性能：阴维、任脉之交会穴。宣通肺气，消痰止咳。

主治：咳嗽，痰多，气喘，梅核气，瘿气。

23. 廉泉

定位：前正中线上，喉结上方，舌骨体上缘凹陷处。

性能：阴维、任脉之交会穴。养阴生津，利喉舒舌，消肿止痛。

主治：口渴，吞咽不利，语言不利，舌强，暴喑。

24. 承浆

定位：颏唇沟的中点凹陷处。

性能：足阳明、任脉之交会穴。生津敛液，舒筋活络。

主治：口㖞，流涎，齿痛龈肿，面肿，消渴。

第二节　奇　穴

1. 四神聪

定位：百会穴前后左右各 1 寸。

主治：头痛，眩晕，失眠，健忘，癫痫。

2. 印堂

定位：两眉头连线的中点。

主治：头痛，眩晕，鼻衄，小儿惊风，失眠。

3. 太阳

定位：眉梢与目外眦之间向后约 1 寸处凹陷中。

主治：头痛，目疾。

4. 四缝

定位：第二、三、四、五指掌面，近端指关节横纹中点，左右共 8 穴。

主治：小儿疳积,百日咳。

5. **十宣**

定位：手十指尖端,距指甲游离缘 0.1 寸,左右共 10 穴。

主治：昏迷,癫痫,高热,咽喉肿痛。

6. **八风**

定位：在足背侧,第一至第五趾间,趾蹼缘后方赤白肉际处,左右共 8 穴。

主治：脚气、趾痛,毒蛇咬伤足跗肿痛。

7. **八邪**

定位：在手背侧,微握拳,第一至第五指间,指蹼缘后方赤白肉际处,左右共 8 穴。

主治：烦热,目痛,毒蛇咬伤手背肿痛。

8. **肘尖**

定位：屈肘,当尺骨鹰嘴的尖端。

主治：瘰疬。

9. **龙眼**

定位：小指第二节外侧缝端。

主治：带状疱疹。

10. **痞根**

定位：第一腰椎棘突下,旁开 3.5 寸。

主治：腹内痞块,腰痛。

11. **腰奇**

定位：在骶部,当尾骨端直上 2 寸,骶角之间凹陷中。

主治：癫痫。

12. **牵正**

定位：耳垂前 0.5～1 寸。

主治：口㖞,口舌生疮。

13. **金津、玉液**

定位：在口腔内,舌系带两侧静脉上,左为金津,右为金液。

主治：口疮,舌肿,呕吐,消渴。

14. **耳尖**

定位：耳对折向前时尖端。

主治：热症。

15. **定喘**

定位：在背部,当第七颈椎棘突下,旁开0.5寸。

主治：气喘,咳嗽。

16. **夹脊**

定位：第一胸椎至第五腰椎,各椎棘突下旁开 0.5 寸,共34穴。

主治：脊椎病、脏腑病。

17. **新大郄**

定位：大腿后面臀横纹与腘横纹连线中点处外下 0.5 寸。

主治：肿瘤。

18. **阑尾**

定位：在小腿前侧上部,当犊鼻下 5 寸,胫骨前缘旁开一横指。

主治：急慢性阑尾炎、消化不良、下肢痿痹。

第三章　特定穴

十四经穴中,有一部分腧穴被称为"特定穴",它们除具有经穴的共同主治特点外,还有其特殊的性能和治疗作用。特定穴是针灸临床最常用的经穴,掌握特定穴的有关知识,对针灸临床选穴具有重要的指导意义。根据其不同的分布特点、含义和治疗作用,将特定穴分为"五输穴""原穴""络穴""郄穴""下合穴""背俞穴""募穴""八会穴""八脉交会穴""交会穴"十类。

一、五输穴

1. **命名、含义**　五输穴即"井、荥、输、经、合"穴,是十二经分布于肘膝关节以下的五个特定腧穴。历代医家把气血在经脉中运行的情况,用自然界的水流现象做比喻,对经气流注由小到大,由深入浅,分别用井、荥、输、经、合五个名称,来说明经气运行过程中每穴所具有的特殊作用。《灵枢·九针十二原》:"所出为井,所溜为荥、所注为输,所行为经,所入为合。二十七气所行,皆在五输也。"

2. **部位**　均分布在四肢肘膝以下的部位。

3. **五行属性**　《难经·六十四难》:"《十变》又言,阴井木、阳井金;阴荥火、阳荥水;阴俞土、阳俞木;阴经金、阳经火;阴合水、阳合土。阴阳皆不同,其意何也? 然:是刚柔之事也。阴井乙木,阳井庚金,阳井庚,庚者,乙之刚也;阴井乙,乙者,庚之柔也。乙为木,

故言阴井木也;庚为金,故言阳井金也。余皆仿此。"由于五输穴又
与五行相配,故又有"五行输"之称(表1)。

表1　五输穴与五行配属表

五输穴	经气	喻　义	部　位	五脏	阴经	阳经	性　能
井	出	泉水始出	指趾端涌泉	肝	木、乙	金、庚	生发、开泄
荥	溜	小水流	指趾掌关节	心	火、丁	水、壬	光明、希望
输	注	溪水	腕踝关节	脾	土、己	木、甲	持重、稳当
经	行	江河之水	手前臂、小腿	肺	金、辛	火、丙	制形、肃清
合	入	汇入海洋	肘膝关节	肾	水、癸	土、戊	储藏、造化

备注:表里经:阳克阴、阳合阴。本经:五行相生。

五输穴配合阴阳五行,首载于《灵枢·本输》篇。但该篇在列
举五输穴时,凡属阴经井穴下皆加一木字,阳经井穴下皆加一金
字,其余阴经或阳经的荥、输、经、合诸穴,均无明确的五行属性。
《难经·六十四难》记述了五输穴的全部五行属性:"《十变》又言,
阴井木,阳井金;阴荥火,阳荥水;阴俞土;阳俞木;阴经金,阳经火;
阴合水,阳合土"。由此可知,五输穴的五行配属是由阴井木,阳井
金开始,按相生规律依次排列的。既说明五输如水流的连续性,又
说明阳经对阴经的五行排列是相克的。这种制中有生,刚柔相济
的关系,是符合阴阳交泰观点和阴阳互根道理的。阴、阳五输的不
同五行配属演化的五门十变,进一步密切了阴、阳经五输穴之间多
种联系,对五输穴的主治及临床应用具有重要的指导意义。

4. **性能**　五输穴是十二经脉之气出入之所,具有治疗十二经
脉、五脏六腑病变的作用。井穴适用于与脏有关的病证,荥、输及
经穴适用于与脉有关的病证,合穴适用于与腑有关的病证。

5. **主治作用**　《难经·六十八难》:"井主心下满,荥主身热,输
主体重节痛,经主喘咳寒热,合主逆气而泄。"此五脏六腑井荥俞经

合所主病也。

《灵枢·顺气一日分为四时》：病在脏者，取之井；病变于色者，取之荥；病时间时甚者，取之输；病变于音者，取之经；经满而血者，病在胃及以饮食不节得病者，取之合。

《灵枢·邪气脏腑病形》：荥输治外经，合治内腑。

（1）井穴：主治心下满。心下胀满，指心脏肥厚或肝大。心主神，作用开窍醒神。临床用于急救，对神志不清、实证、热证、气滞血瘀等病证均可采用井穴点刺放血法。主要针对实证，虚证用得少。井穴有比较强的通经作用。如膀胱经井穴至阴可转胎，脏腑俞穴均在此经，故可兴奋脏腑，而调整不正之胎；又如涌泉，可引血下行；少冲用于昏迷急救最多；脏病取井，如隐白可治崩漏，发挥整体作用，以达脾的统血作用。井穴有激活的作用，小肠经井穴少泽治乳少，小肠主液，脂溶性物质均在小肠吸收，故治乳少。督脉井穴人中，任脉井穴会阴，均与神志有关。

（2）荥穴：荥主身热。包括两种热：一为实热，二为虚热，包括虚阳外越或内热外寒。阳经的荥穴偏重于治疗实火，如伤食引起的积滞化热；阴经的荥穴偏主于虚火，诸痛痒疮皆属于心，疡疮疖肿常用。咽喉疼痛取二间；食滞胃火取内庭；肝火郁滞取行间；荥主外经，交感神经取荥穴，副交感神经取合穴。

（3）输穴：输主体重节痛。如风湿性关节炎取输穴，脾失健运可用，肿胀、四肢有病也可用。病时间时甚者取之输，皆有湿邪，湿遏气机。阴经输穴为原穴，可培补元气，治五脏虚损。太渊治肺气虚；神门主治神志病。

（4）经穴：经主喘咳寒热。病变于音者取之经，和肺、皮毛有关，有解表作用。经穴主治一切外感，更适合外感兼有咳嗽。单条经脉虚、外感风寒，就取经穴；如咳嗽有外感，可根据脏腑咳，取相应的经穴。经穴与荥穴配伍，有辛温解表的作用；风热感冒配合穴,有辛凉解表的作用;输穴加经穴也有辛温解表的作用;井穴加经穴有清热解表作用。

(5)合穴:合主逆气而泄。合治内腑,病在胃饮食不节病者取合,病在阳之阳者刺阳之合,指植物神经功能紊乱。阳经合穴治疗实热、湿热证。热迫血行、经满而血者取之合,合有调理气血作用。

6. 临床应用

(1)生克补泻:本法始见于《难经·六十九难》:“虚则补其母,实则泻其子。”五脏以用为补,六腑以通为补。所谓“虚则补其母”,即生我者为母。根据五行学说“母能令子虚”的理论,对某一脏(经)的虚证,可采用补其母脏(经)或穴的方法治疗。所谓“实则泻其子”,即我生者为子。根据五行学说“子能令母实”的理论,对某一脏(经)的实证,可以采用泻其子脏(经)或子穴的方法治疗。基于上述原则,在针灸治疗的运用上,一般可分为以下几种方法。

一是同经:根据本经井、荥、输、经、合的五行关系进行补泻。如少商生鱼际;少阴肾经针感不顺,可加涌泉,木生火。

二是五脏与本经脉的补泻:补肺取太渊——土生金;肺实取尺泽——实则泻其子。

三是五脏与非本经脉的补泻:根据十二经所属脏腑的五行关系进行补泻。如肺虚取脾经太白;肾虚取肺经经渠;肝实取心经少府;心实取肾经阴谷。

四是表里经:同名五行穴相克。

五是异经:亦可根据生克制化补泻。

此外,井穴补泻法是五输穴子母补泻的又一种方法。“刺井以泻荥”,首载《难经·七十三难》:“诸井者,肌肉浅薄,气少,不足使也,刺之奈何? 然诸井者,木也;荥者,火也。火者,木之子,当刺井者,以荥泻之。故经言补者不可以为泻,泻者不可以为补。此之谓也。”推其原意,井穴均在四肢末端,“肌肉浅薄,气少,不足使”,不宜行补泻手法。因井为木,荥为火,荥为井之子,故在需要用井穴行泻法时,可用荥穴代之,也即"实则泻其子"之意。后世医家在这一基础上加以发挥。提出"补井当补合"的方法。如元代滑伯仁《难经本义》明确指出:"若当补井,则必补其合。"《难经集注》引宋代医家丁德用之说,对刺井以泻荥、补井当补合做了进一步说明:"井为木,是火之母,荥为火,是木之子。故肝木实,泻其荥;肝木气虚不足,补其合。泻之复不能补,古言不可以为补也。"故当临床需要泻井可泻其荥穴,需要补井时则补其合穴。

(2)纳支法:"纳支法"是以一天十二时辰配合脏腑按时开穴。临床上有两种运方法,一种是补母泻子取穴法,一种是一日六十六穴法,分别介绍于后。

1)补母泻子取穴法 以本经经脉的五行属性和五输穴的五行属性为基础,推算母子关系,按照"虚则补其母,实则泻其子"进行按时取穴。例如手太阴肺经生病,肺属金,它的母穴是属土的太渊穴,子穴是属水的尺泽穴。如果肺经邪气实,就在肺气方盛的寅时,取尺泽穴行泻法;如果正气虚,又应当在肺气方衰的卯时取太渊穴行补法。

若本经开穴时间已过,或不虚不实的病证,可取本经同一属性的经穴,又称本穴,或取本经原穴进行治疗。例如肺经本穴为经渠,原穴为太渊。十二经补母泻子取穴见下表(表2)。

表2　十二经补母泻子、本穴、原穴表

经脉	五行	流注时间	病候举例	补法		泻法		本穴	原穴
				母穴	时间	子穴	时间		
肺	辛金	寅	咳嗽、心烦、胸满	太渊	卯	尺泽	寅	经渠	太渊
大肠	庚金	卯	牙痛、咽喉痛	曲池	辰	二间	卯	商阳	合谷
胃	戊土	辰	腹胀、腹痛	解溪	巳	厉兑	辰	三里	冲阳

续 表

经脉	五行	流注时间	病候举例	补法		泻法		本穴	原穴
				母穴	时间	子穴	时间		
脾	己土	巳	腹胀满、腹泻	大都	午	商丘	巳	太白	太白
心	丁火	午	咽干、舌痛、掌热	少冲	未	神门	午	少府	神门
小肠	丙火	未	项强、颔肿	后溪	申	小海	未	阳谷	腕骨
膀胱	壬水	申	头痛、目眩、癫疾	至阴	酉	束骨	申	通谷	京骨
肾	癸水	酉	心悸、腰痛	复溜	戌	涌泉	酉	阴谷	太溪
包络	丁火	戌	痉挛、心烦、胁痛	中冲	亥	大陵	戌	劳宫	大陵
三焦	丙火	亥	耳聋、目痛	中渚	子	天井	亥	支沟	阳池
胆	甲木	子	头痛、胁痛	侠溪	丑	阳辅	子	临泣	丘墟
肝	乙木	丑	胁痛、疝气	曲泉	寅	行间	丑	大敦	太冲

2) 一日六十六穴法　纳支法的运用比较灵活，所以临床上都很重视。由于"虚则补其母，实则泻其子"取穴尚不完善，阴经一天只取 20 穴，阳经一天只取 24 穴，还有 22 穴没有取用。所以窦汉卿在《标幽赋》里提出了"一日取六十六穴之法，方见幽微"。就是说应按十二时辰所属脏腑，阴经开井、荥、输、经、合五穴，阳经开井、荥、输、原、经、合六穴。

临床运用中，根据病因、病性、病势，在相关经络经气旺盛时，灵活取用本经五输穴进行治疗。

（3）四时针刺法

1) 春刺井，夏刺荥，季夏刺输，秋刺经，冬刺合。《难经·七十四难》："春刺井者，邪在肝；夏刺荥者，邪在心；季夏刺输者，邪在脾；秋刺经者，邪在肺，冬刺合者，邪在肾……四时有数，而井系于春夏秋冬者也。针之要妙，在于秋毫者也。"认为井、荥、输、经、合五输穴是与季节相联系的，针刺时要加以注意。其具体内容与《灵枢·顺气一日分为四时》中"冬刺井""春刺荥""夏刺输""长夏刺经""秋刺合"

以及《灵枢·四时气》中"春取经、血脉、分肉之间""夏取盛经孙络""秋取经输,邪在府,取之合""冬取井荥"的说法有所不同。

2）春夏刺浅,秋冬刺深。针刺探度视针刺部位、病证需要、针感程度而定,也要参考季节因素。《难经·七十难》认为:"春夏者,阳气在上,人气亦在上,故当浅取之;秋冬者,阳气在下,人气亦在下,故当深刺之。"春夏季,自然界的阳气向上,人体的阳气也趋向浅层,所以针刺宜浅;秋冬季,自然界的阳气向下,人体的阳气也趋于深层,所以针刺宜深。"春夏温,必致一阴者,初下针,沉之至肾肝之部。得气,引持之,阴也。秋冬寒,必致一阳者,初内针,浅而浮之至心肺之部。得气,推内之,阳也。是谓春夏必致一阴,秋冬必致一阳。"意指春夏宜从深层（肝肾之部）引出阴气（一阴）,秋冬则宜从浅层（心肺之部）纳入阳气（一阳）。

二、原穴

1. 原穴的理论意义 脏腑原气输注、经过和留止的部位,称为原穴,又称"十二原"。"原"即本原、原气之意,是人体生命活动的原动力,为十二经之根本。阴经之原穴又为五输穴中的输穴,所谓"阴经之输并于原"（《类经图翼》）,就是"阴经以输为原"。阳经脉气盛长,于输穴之后另有原穴。十二经原穴多分布于腕踝部附近。

原气,又称元气,真气、真元之气。"原气"最早见于《难经·三十六难》:"命门者,诸精神之所舍,原气之所系也。"多数学者认为原气禀受于先天,由先天之精所化生,发源于肾间命门,藏于脐下丹田,但又必须依赖后天之精气的不断滋养,才能有效地发挥其作用。所以,《灵枢·刺节真邪》说:"真气者,所受于天,与谷气并而充身也。"它经三焦通达全身,所有脏腑经络必得原气,始能发挥各自的功能,维持人体的正常生命活动。脏腑经络之气的产生也要根于原气的滋养温煦。因此,原气愈是充沛,脏腑经络功能就愈旺盛,身体也就健康少病。反之,如先天禀赋不足,或久病损伤原气,则脏腑经络气衰,体弱多病。正如《难经·六十六难》所言:"脐下肾间动气者,人之生命也,十二经之根本也,故名曰原。"

2. 原穴的临床应用　原穴的临床应用较为广泛,主要用于诊断和治疗两方面。

(1)用于诊断:《灵枢·九针十二原》篇记载:"十二原者,五脏之所以察三百六十五节气味也,五脏有疾也,应出十二原,十二原各有所出,明知其原,靓其应,而知五脏之害矣。"说明通过诊察十二原,了解脉气盛衰情况,能够推断脏腑的疾病。临床常在原穴上找反应点,以此作为诊断内脏疾病的依据。例如有人观察心肌炎患者,多在大陵穴出现压痛;肾小球肾炎和肾盂肾炎患者,压痛反应主要在太溪等穴。

(2)用于治疗疾病:由于五脏六腑之气表里相通,一旦某一脏腑发生病变导致功能失调时,即取其相应的原穴进行针刺,以疏通经络调和血气,从而使脏腑之功能得以复常。所以《灵枢·九针十二原》篇强调指出:"五脏有六腑,六腑有十二原,十二原出于四关,四关主治五脏,五脏有疾,当取十二原。"

从上述情况来看,古代医家对原穴之应用极为重视,是有其深厚的理论基础和丰富的实践经验的。现就当前临床治疗运用原穴,主要有以下几种方法。

循经取穴法:即某一脏腑有病,就取用某一脏腑的原穴治之。例如肺病:咳嗽气喘,呼吸困难等症,可取太渊针灸之。心病:心悸,怔忡、失眠、癫狂等症,可取神门针之。肝病:胁痛、黄疸、病气等症、可取太冲针之等。

原络配穴法:又叫"主客配穴法"。它是以脏腑经络先病,后病为依据。运用时是以先病脏腑为主,取其经的原穴,后病脏腑为客,取其经的络穴治之。例如肺经先病,即取其经的原穴太渊为主;大肠经后病,即取其经络穴偏历为客治之。反之若大肠先病,即取其经的原穴合谷为主;肺经后病,即取其经的络穴列缺为客治之等。

脏腑原穴配穴法:为五脏原穴与六腑原穴阴阳上下的配穴法。适用于内脏有病而症状主要反映在体表器官的病变。从部位上讲,内为阴,外为阳。阴经经穴主治偏重内脏疾患,阳经经穴主治偏重于体表器官疾患。在内脏有病主要反映在体表器官的情况下,取阴经原穴的同时,需再配以阳经原穴以增强疗效。其配穴原则是:少阴配少阳,太阴配太阳,厥阴配阳明。取上下肢相应,阴阳经同气相求之意。例如阴虚肝旺所致的头晕目眩或郁怒伤肝出现的手足拘挛,其病位主要责之于肝,症状大都反映在头目及四肢,故取足厥阴肝经原穴太冲,配手阳明大肠经原穴合谷,二穴相合,阴阳上下,同气相求,称"四关",是临床上常用的一种有效的配穴方法。

原俞配穴法:即分别将本脏腑的原穴与相应的背俞穴相配。这是取原穴与俞穴在主治上存在的共性,以相互协同增强疗效的一种配穴法,对阴性病证(包括里证、虚证、寒证)较为适宜。如取肺的背俞穴肺俞与肺经的原穴太渊治疗气虚喘咳;取肾的背俞穴肾俞穴与肾经的原穴太溪治疗遗精滑泄等。

原募配穴法:即腕踝部的十二原穴与胸腹部的十二募穴相配用,均治五脏六腑疾病。例如太渊配中府,主治咳嗽咽肿,气喘胸痛诸疾。合谷配天枢,主治头痛发热,腹痛泄泻诸疾。太白配章门主治消化不良,腹胀胁痛诸疾。神门配巨阙,主治心悸不寐,心痛昏厥诸疾等。

原合配穴法:因"合治内腑",《灵枢·九针十二原》说:"五脏有疾,当取之十二原。"两相配合均治五脏六腑疾病,可起相辅相成相得益彰之效。原合相配可分为表里经原合相配,同经或异经原合相配等多种形式。表里经原合相配，通常是取阴经（里）原穴配以阳经（表）的合穴或下合穴。同经原合相配如手阳明大肠经原穴合谷配合穴曲池，为双调气血，清理上焦之妙法，善治头目疼痛，牙眼肿痛，咽干鼻衄等风热疾患。异经原合相配，如手阳明大肠经原穴合谷，配足阳明胃经合穴足三里，可以调理胃肠，理气消胀，化滞通便，功效颇著。总之，原穴的配伍是很灵活的，其主治范围也是十分广泛的。

三、络穴

1. 络穴的理论意义　"络"有联络和散布的意思。十二经的络脉表里相通，各有 1 个络穴，位于四肢肘膝关节以下，加上任脉络穴鸠尾位于腹、督脉络穴长强位于尾骶、脾之大络大包穴位于胸胁，合称"十五络穴"。络穴为脏腑经络阴阳表里之间的互交联系点。

络脉的主要功能是加强十二经脉中表里之间的联系。络脉虽然也进入胸腹里面联系内脏，但没有固定的络属联系，它着重沟通分布于肢体的表经和里经。阴阳经的络脉相互双重交通连接，故有"一络通二经"之说。

络脉的另一功能是有统属全身络脉的作用。十五络也可称为"大络"，其他尚有一般的络脉、孙络、浮络等等，大络对这些络脉起着统率作用。

2. 络穴的临床应用　络穴的临床应用，以主治各自所属络脉的虚实病候为主。对络脉病候，《黄帝内经》列举的内容比较简单。从相关描述中可以看出，络脉脉气异常时所反映的症状，基本上类似于本经脏腑病候。了解络脉的病候与作用对络穴的临床应用具有重要的指导意义。当十五络脉脉气异常，出现各自的病候时，皆可取用相应的络穴加以治疗。如手少阴心经别络，实则胸膈胀满,虚则不能言语。可取其络穴通里,根据"补虚泻实"的原则来治疗。余经类推。因络穴又能沟通表里二经,故络穴不仅能够治本经病证,也能治其表里之经的病证。如手太阴经的络穴列缺,既能治肺经的咳嗽、喘息,又能治手阳明大肠经的齿痛、头项疾患等。此外,"初病在经,久病在络",血、气、痰、湿等邪气积聚,每每由经入络,故凡由内伤引起的诸种慢性疾病均可选取有关络穴治疗。此外,络穴还对其他一些相关经脉的病证有治疗作用。例如足阳明的络穴丰隆,既能主治喉痹、狂癫、登高而歌、弃衣而走、腹胀痛等本络脉和足阳明经病候,又能主治面浮肿、四肢肿、烦心、心痛、身重、呕吐等足太阴经病候。同时,因"脾能统血",并能主治崩漏、月经不调诸症;由于"治痿独取阳明",又适用于腿足弛软、胫枯等病候;又因肺胃脉气相通,还能治疗"梅核气"及痰嗽病等。

络穴在临床上可单独使用,也可与其相表里经的原穴配合使用,此称"原络配穴法(表3)。本经用左右原络配穴:原在病侧,络取对侧。表里经原络配穴:如食滞消化不良,取太白、丰隆。同名经原络配穴:如太白列缺,治脾虚痰盛。随意原络配穴:如合谷与支正;合谷与飞扬。

表3　十二经原穴、络穴表

	肺	大肠	胃	脾	心	小肠	膀胱	肾	心包	三焦	胆	肝
原穴	太渊	合谷	冲阳	太白	神门	腕骨	京骨	太溪	大陵	阳池	丘墟	太冲
络穴	列缺	偏历	丰隆	公孙	通里	支正	飞扬	大钟	内关	外关	光明	蠡沟

四、俞穴

1. 俞穴的理论意义　五脏六腑之气输注于背腰部的腧穴,称背俞穴。

背俞穴位于背腰部足太阳膀胱经的第一侧线上,大体依脏腑位置的高低而上下排列,分别冠以脏腑之名,共十二穴。《素问·长刺节论》说:"迫藏刺背,背俞也。"说明背俞穴接近内脏,对有关脏腑具有相对的特异性。

2. **俞穴的临床应用**　俞穴为脏腑经脉之气所输注的部位。因此背俞穴与脏腑有着特殊的联系,在临床上最能反映五脏六腑的虚实盛衰。当背俞穴局部出现各种异常反应,如结节、陷下、条索状物、压痛、过敏、丘疹、出血点、温度或电阻变化时,往往反映相关脏腑的功能异常。《素问·阴阳应象大论》说:"阴病治阳",明代张世贤《图注八十一难经辨真》说的更为具体:"阴病行阳,当从阳引阴,其治在俞。"意指背俞穴在临床上主要是以诊察和治疗与其相应的五脏疾患为主。如肝主筋,开窍于目,所以筋挛瘈疭,目视昏糊,取用肝俞、胆俞;脾主肉,开窍于口,则四肢懈惰,肌肉萎软,唇反等,可选脾俞、胃俞等。在临床上背俞穴主治偏于阴性病证,但膈以上的背俞穴又主治外感寒热、喘急烦热、胸背引痛等阳性病证,在具体的运用中往往与相应募穴相配,称为俞募配穴法,用以治疗有关脏腑病证。

五、募穴

1. **募穴的理论意义**　募穴是脏腑之气汇聚于胸腹部的腧穴,又称"腹募穴"。五脏六腑各有1个募穴,其位置也与其相关脏腑所处部位相接近。募穴在身前,背俞在身后,前后均与脏腑相应。

2. **募穴的临床应用**　募穴在临床上多用于治腑病,《素问·阴阳应象大论》说:"阳病治阴。"说明募穴对六腑病证有着特殊的疗效。如胃病取中脘,胆病取日月,大肠病取天枢,膀胱病取中极等。募穴除单独使用外,还可以二者相互配合或配以其他腧穴治疗脏腑病证。常用方法有:

126 经 络 临 床

（1）俞募配穴法：又称腹背配穴。募穴在胸腹，与背俞相对，二者一前一后，一阴一阳，相互协调，对治疗脏腑病证疗效显著，在临床中应用十分广泛（表4）。如《灵枢·五邪》说："邪在肺，则病皮肤痛，寒热，上气喘，汗出，咳动肩背。取之膺中外俞，背三节五脏之傍。"即为肺病取肺的募穴中府，配肺的俞穴肺俞。胃病取胃的募穴中脘，配胃的俞穴胃俞；肝病取肝的募穴期门，配肝的俞穴肝俞等。

（2）募合配穴法：即将本脏腑的募穴与合穴相配，属于远近配穴法。由于募穴主治偏重于阳性病证（包括腑病、实证、热证），合穴主治内腑，偏重于通降，因募穴与合穴在主治上存在共性。故募穴与合穴相配，对于治疗腑证、实证、热证，具有相得益彰的效果。如下痢腹痛，取大肠募穴天枢，配大肠下合穴上巨虚；治急性胃脘痛，取胃的募穴中脘，配胃的合穴足三里等。

此外，临床取用募穴时，还可视不同病情，根据经络理论结合各种配穴方法，灵活加以运用。当病情比较单纯时，可单取募穴或俞穴；若病情复杂，在运用募穴的同时，须依证辅以其他腧穴才能提高疗效。如肺脏疾患，在取肺募中府的同时，可加肺俞，若兼胸闷喘促，配膻中；若兼风寒表邪，配风池、风门；若兼咯血，配孔最等。又如肾脏疾患，除加肾俞外，还可配命门、膀胱俞以及关元、气海等局部穴位，或配照海、三阴交等有关的远道穴位。

表4　十二经俞穴、募穴表

	肺	大肠	胃	脾	心	小肠	膀胱	肾	心包	三焦	胆	肝
俞穴	肺俞	大肠俞	胃俞	脾俞	心俞	小肠俞	膀胱俞	肾俞	厥阴俞	三焦俞	胆俞	肝俞
募穴	中府	天枢	中脘	章门	巨阙	关元	中极	京门	膻中	石门	日月	期门

六、郄穴

1. **郄穴的理论意义** "郄"有空隙的意思,是各经络气血深集的部位。十二经脉和奇经八脉中的阴跷脉、阳跷脉、阴维脉、阳维脉各有 1 个郄穴,共 16 个郄穴,多分布于四肢肘膝部以下。

2. **郄穴的临床应用** 郄穴一般多用来治疗本经循行所过部位及所属脏腑比较严重或顽固性疾患,近人则常用于急症。郄穴的应用阴、阳有别。阴经(包括阴跷、阴维)的郄穴常用来治疗血症,如孔最治咯血,阴郄治吐血、衄血,中都治崩漏,地机、交信治月经不调等。阳经(包括阳跷、阳维)的郄穴多用来治疗气形两伤的病证,气伤痛,形伤肿。如温溜治头痛、面肿;梁丘治胃痛、膝肿;外丘治颈项、胸胁疼痛等。另外,切、循、按、压郄穴,若发现"应动"和阳性反应物,还可以协助诊断相应经脉及脏腑疾患。

总之,郄穴活血祛瘀,主治血证、痛证。

3. **郄会配穴法** 郄有空隙义,本是气血聚,病症反应点,临床能救急。

附:十六郄穴歌

肺经孔最脾地机,心包郄门肝中都,心经阴郄肾水泉,大肠温溜胃梁丘。

小肠养老膀金门,三焦会宗胆外丘,阳维阳交阴筑宾,阳跷跗阳阴交信。

七、八会穴

1. **八会穴的理论意义** 八会穴,是指脏、腑、气、血、筋、脉、骨、髓等精气所会聚的腧穴。八会穴首载于《难经·四十五难》:"经言八会者,何也? 然,腑会太仓,脏会季胁,筋会阳陵泉,髓会绝骨,血会鬲俞,骨会大杼,脉会太渊,气会三焦外一筋直两乳内也。"据后世医家注释,其中"太仓"指中脘穴,"季胁"指章门穴,"绝骨"指悬钟穴,"直两乳内"指膻中穴。这八个腧穴,除悬钟外,均属特定穴,除了各自原有的功能以外,对脏、腑、气、血、筋、脉、骨、髓的生理功能还有着特殊的关系。

2. 八会穴的临床应用　八会穴分别具有主治腑、脏、筋、骨、髓、血、脉、气八类疾病的作用。《难经·四十五难》曰:"热病在内者,取其会之气穴也。"说明八会穴还可以治疗某些热病。

腑会中脘,又为胃募。主治胃痛、腹胀、肠鸣、呕吐、痢疾、完谷不化、黄疸等各种腑病,尤为治疗胃与大小肠病证的主穴。据文献记载,主要应用于腑病中急证、热证、实证。如急证记载于《素问·通评虚实论》:"腹暴满,按之不下。"《针灸甲乙经·卷九》:"心疝气冲冒,死不知人。"再如热证《针灸甲乙经·卷九》:"小便有热,溺赤黄。"

脏会章门,又为脾募。主治腹胀、肠鸣、胁痛、痞块、腰脊冷痛、溺多白浊等各种脏病。尤以主治肝、脾疾患为重点。据文献记载,主要应用于脏病中虚实夹杂诸证。如《备急千金要方》:身黄酸痛羸瘦,四肢懈惰喜怒,积聚坚满;《针灸大成·卷七》:"伤饱身黄瘦,奔豚积聚,腹肿如鼓。脊强,四肢懈惰,善怒,少气厥逆等。"

筋会阳陵泉,又为足少阳合穴。主治下肢痿痹、麻木,膝伸不得屈,胁肋痛、口苦等病证。具有疏筋络,利关节,清肝胆之功。如《针灸甲乙经·卷九》:"胆胀,胁下支满,呕吐逆;髀痹引膝,股外廉痛,不仁,筋急。"

髓会绝骨,主治中风,手足不遂,膝膑痛,胸胁胀痛等病证。因脑为髓之海,故髓会绝骨为治疗脑病的主穴,有补肾健脑之功,多用于中风、半身不遂,还可防止复中。如《针灸大成》治疗半身不遂、中风,即主要取用绝骨、合谷、昆仑等穴。《乾坤生意》于中风前兆,宜灸绝骨等穴。

骨会大杼,主治肩胛骨痛,颈项腰脊强痛不得卧等病证。近人常用于颈椎骨质增生引起的项强不可俯仰诸症,认为有强健筋骨之功。另据《针灸甲乙经》《针灸大成》《类经图翼》《医宗金鉴》等记载,本穴可用于"热汗不出""热甚不已,头风振寒""伤寒汗不出,身热目眩""遍身发热、疟疾,咳嗽多痰"等外感发热、头痛、咳嗽诸症,具清热散风之功。

血会膈俞,为治疗血证的总穴。《医宗金鉴》载:"更治一切失血症。"《类经图翼》又载:膈俞"此血会也,诸血病皆宜灸之,如吐血衄血不已……血热妄行,心肺二经呕血,藏毒便血不止"。具有和血理血之功,兼治心、肺、肝、脾、胃等的有关病证。近人用本穴配以脾俞、郄门、血海等穴治疗贫血、紫斑,有一定疗效。

气会膻中,又为心包募穴。主治胸闷气喘、噎膈气逆、咳嗽气瘿等诸种气病,又治胸痹心痛等心包病证。如《备急千金要方》载:"胸痹心痛,上气咳逆,胸痹背痛。"《行针指要歌》:"或针气,脑中一穴分明记。"具有调畅气机,宽胸降逆之功。临床时,常配中脘治呕吐;配内关治心绞痛;配肺俞、天突治喘咳;配天宗治乳胀;配液门治乳汁少等。

脉会太渊,又为肺经原穴。主治胸痹、心痛、脉涩、喘息咳逆等与心、肺二脏的有关病证。因心主血脉,肺朝百脉,故本穴多用于脉管疾患,具有理气、活血、通脉之功。《针灸大成·卷六》记载,本穴除可治"咳嗽、肺胀满,喘不得息"外,还可用于"胸痹逆气""心痛脉涩"等证。据临床报道,太渊穴对无脉症有一定的治疗作用。

八、八脉交会穴

1. 八脉交会穴的理论意义 指十二经脉通于奇经八脉的 8 个

穴位,这些穴位都位于腕踝部的上下。由于正经与奇经八脉的脉气在八穴相通,因此这八个腧穴对调节经脉气血盈亏虚实就特别重要。李梴《医学入门》说:"周身三百六十穴统于手足六十六穴,六十六穴又统于八穴。"强调了八脉交会穴的重要性。

八脉交会穴与奇经八脉的关系:

(1)公孙与内关:公孙属足太阴络穴,其络别走足阳明胃脉,通过胃脉"入气街中"与冲脉相通。内关属手厥阴络穴,经脉从胸走手,在胸中与阴维相通。

冲脉和阴维脉系通过足太阴脾经、足阳明胃经及足少阴肾经的联属关系,而相合于胃、心、胸部。

(2)足临泣与外关:足临泣属足少阳经之输穴,通过足少阳胆经"过季胁",与带脉相通。外关属手少阳络穴,经脉"循臑外上肩"与阳维脉相通。

带脉和阳维脉系通过手、足少阳经的联属关系,而相合于目锐眦、耳后、肩、颈、缺盆、胸膈部。

(3)申脉与后溪:申脉属足太阳经,为阳跷脉所起之处,故与阳跷脉相通。后溪属手太阳之输穴,通过经脉"出肩解,绕肩胛,交肩上",于大椎穴处与督脉相通。

阳跷脉与督脉系通过手、足太阳经的联属关系,而相合于目内眦、项、耳、肩膊。

(4)照海与列缺:照海属足少阴经,为阴跷脉所起之处,故与阴跷脉相通。列缺属手太阴经,通过经脉"从肺系"(喉咙、气管)与任脉相通。

阴跷脉与任脉系通过手太阴、足少阴经的联属关系,而相合于肺系、咽喉、胸膈。

2.八脉交会穴的临床运用 由于奇经与正经的经气以八穴相通,所以此八穴既能治奇经病,又能治正经病。如公孙通冲脉,故公孙既能治足太阴脾经病，又能治冲脉病；内关通阴维脉，故内关既能治手厥阴心包经病，又能治阴维病，余同。

　　八脉交会穴在临床应用甚为广泛，《医学入门》中记载："八法者，奇经八穴为要，乃十二经之大会也"。临床上常将八穴分为四对，上下配合以治疗本经及有关奇经八脉的病证。具体配法是：根据八穴所属的阴阳契合八卦的属性，取足太阴通冲脉的公孙（契乾卦属阳）配属手厥阴通阴维的内关（艮卦属阴），主治胸、心、肝、脾、胃疾患；取通任脉的手太阴列缺（契离卦属阳）配通阴跷的足少阴照海（坤卦属阴），主治胸、咽喉、肺、膈、肝、肾疾患；取通督脉的手太阳后溪（契兑卦属阳）配通阳跷的足太阳申脉（坎卦属阴），主治目内眦、耳、项颈、肩胛、腰背疾患；取通阳维的手少阳外关穴（震卦属阴）配带脉的足少阳足临泣（巽卦属阳），主治目外眦、耳后、颊颈、肩、胁肋疾患。总之，阴经四穴偏治五脏在里之疾，阳经四穴偏治六腑及肢体头面之疾。因脏病多虚，腑病多实，故阴经两对相配为五行相生，而阳经两对相配则为同气相应。

　　附：八脉交会八穴歌

　　公孙冲脉胃心胸，内关阴维下总同，临泣胆经连带脉，阳维目眦外关逢。

　　后溪督脉内眦颈，申脉阳跷络亦通，列缺任脉行肺系，阴跷照海膈喉咙。

九、下合穴

　　1. 下合穴的理论意义　下合穴是指手三阳下合于足阳经的腧穴。六腑之气下合于足三阳经的 6 个腧穴，称为下合穴，又称六腑下合穴。胃、胆、膀胱的下合穴在其本经，而大肠、小肠的下合穴同在胃经，三焦的下合穴在膀胱经。

　　六腑的下合穴,除了足三阳经的胃、胆、膀胱三腑与本经五输穴中的合穴相同外,大小肠的下合穴上巨虚、下巨虚分别排列在胃经合穴足三里之下;三焦经的下合穴委阳则位于膀胱经合穴委中之上。手三阳经下合穴这种分布和排列是有一定理论依据的。

　　《灵枢·本输》:"大肠小肠,皆属于胃,是足阳明也"。由于大肠、小肠皆承受从胃腑传化而来的水谷之气,在生理上有着直接的联属关系,故大、小肠的下合穴均分布在胃经上。三焦属手少阳经,为中渎之府,水道所出,主通行之气。而膀胱为州都之官,主藏津液,二者均参与水液的调节,故三焦与膀胱关系尤为密切,便将三焦的下合穴列在膀胱经之上。正如《灵枢·本输》所说:"三焦者……属膀胱,是孤之府也。"

　　2. 下合穴的临床应用　　下合穴(表5)主要用来治疗六腑病证,《灵枢·邪气脏腑病形》详细记述了各自的适应病证:"大肠病者,肠中切痛而鸣濯濯,冬日重感于寒即泄,当脐而痛,不能久立,与胃同候,取巨虚上廉;胃病者,腹䐜胀,胃脘当心而痛,上支两胁,膈咽不通,食饮不下,取之三里也;小肠病者,小腹痛,腰脊控睾而痛,时窘之后,当耳前热,若寒甚,若独肩上热甚,及手小指次指之间热,若脉陷者,此其候也,手太阳病也,取之巨虚下廉;三焦病者,腹气满,小腹尤坚,不得小便,窘急,溢则水留即为胀……取委阳;膀胱病者,小腹偏肿而痛,以手按之,即欲小便而不得,肩上热,若脉陷,及足小指外廉及胫踝后皆热,若脉陷,取委中央;胆病者,善太息,口苦,呕宿汁,心下澹澹,恐人将捕之,嗌中吩吩然,数唾……其寒热者,取阳陵泉。"现在常以足三里治胃痛,上巨虚治痢疾、肠痈,下巨虚治泄泻,阳陵泉治蛔厥,委阳、委中治疗由于三焦气化失常而引起的癃闭。

表5　六腑下合穴表

六腑	下合穴
小肠	下巨虚
三焦	委阳
大肠	上巨虚
膀胱	委中
胆	阳陵泉
胃	足三里

十、交会穴

凡有两条或两条以上经脉交会通过的腧穴,称交会穴。

交会穴的分布以头身部为主,一般阳经与阳经相交,阴经与阴经相交。

交会穴的主治特点是不但能治本经的疾病,还能兼治所交会经脉的疾病。如大椎是督脉的经穴,又与手足三阳经相交会,它既可治督脉的疾患,又可治诸阳经的全身性疾患;迎香是手阳明大肠经穴,为足阳明胃经所交会,它既可治大肠经病变,又可治胃经病变;三阴交属足太阴脾经穴,又与足少阴肾经和足厥阴肝经的经脉相交会,故其既能治脾经病,也能治肝经与肾经的疾病,可治足三阴合病等等。

第一章　针灸治疗作用

针灸治病是在中医基本理论指导下,依据脏腑、经络、阴阳、五行、病因病机、诊断治则等进行辨证论治的。所以针灸与中药的运用基本相同,只是采用的具体方法不同而已。在正常的生理状态下,机体是经络疏通、气血畅达、脏腑调和、阴阳平衡的。而在病理情况下,则经络不通、气血不畅、脏腑失和、阴阳失调。针灸治病就是运用针或灸两种方法刺激人体上的经络、腧穴来疏通经络气血,调节脏腑阴阳,起到防病治病的作用。针灸在临床的应用范围极其广泛,包括内、外、妇、儿、五官等各科疾病,对其中的百余种疾病有较好的效果。

一、调和阴阳

《灵枢·根结》曰:"用针之要,在于知调阴阳,调阴与阳,精气乃光,合形与气,使神内藏。"这就是说调节阴阳是针灸治病的关键,机体阴阳调和则精气充沛,形神相合,神气内存。

针灸治疗的基本原则是泻其有余,补其不足,使阴阳之偏盛偏衰得以纠正,使之在新的基础上达到阴阳平衡。在阴阳一方偏盛而另一方尚未虚损的情况下,应泻其有余。若阳邪致病,可导致阳盛而阴伤,表现为热证,治疗应热则寒之,清泻其阳热。如胃火炽盛引起的牙疼,属阳热偏盛,治宜清泻胃火,取足阳明胃经穴内庭,针刺泻法,以清泻胃热。若阴邪致病,可导致阴盛而阳伤,表现为寒证,治疗应寒者热之,温散其阴寒。如寒邪伤胃引起的胃痛,属阴邪偏盛,治宜温中散寒,取足阳明胃经穴足三里和胃之募穴中脘,针用泻法,并灸,以散寒邪。

而当一方偏盛,另一方也见虚损的情况下,在泻一方有余的同时,当兼顾一方之不足,配合扶阳或益阴。在阴阳偏衰的情况下,应补其不足。如阴虚不能制阳,常出现阴虚阳亢之虚热证,治以滋阴制阳,即所谓"壮水之主,以制阳光";阳虚不能制阴,常呈现阳虚阴盛之阴寒证,治以补阳消阴,即所谓"益火之源,以消阴翳"。《素问·阴阳应象大论》之"阳病治阴,阴病治阳"即为此意。此外,还有阴阳两虚,由于阴阳是相互制约相互依存的,阴阳一方虚损到一定程度,常导致对方的不足,此即"阳损及阴""阴损及阳",最后导致阴阳两虚,本证多见于慢性病,阴阳俱虚则应滋阴补阳同施。

由于阴阳互根,无阳则阴无以生,无阴则阳无以化,故善补阳者,必于阴中求阳,则阳得阴助而生化无穷;善补阴者,必于阳中求阴,则阴得阳升而泉源不竭。阴中求阳即滋阴时兼以补阳,阳中求阴即补阳时兼以滋阴。

《素问·阴阳应象大论》曰:"善用针者,从阴引阳,从阳引阴。"指出针灸调和阴阳的具体方法既可以阴证治阴,阳证治阳,而从阴阳互根的角度考虑,也可以采取阴证治阳,阳证治阴之法。例如肺阴虚之结核病取足三里补土生金;心血不足的失眠、盗汗取心俞、脾俞、足三里补气生血;肝阳上亢的头昏、目痛取太溪、照海滋补肾阴;大汗亡阳灸气海、关元阴中求阳。

针灸的治疗作用,实质上就是针灸对机体的一种良性调节作用。调节经络气血,调节脏腑阴阳。其治疗作用的发挥,同多种主观、客观因素密切相关。除了腧穴的特性,针灸刺激的方式、补泻手法以外,还与机体状态(包括禀赋、年龄、性别、心理素质、病变表现等方面的个体差异）、治疗时间、辅助治疗措施等密切相关。其中，尤以机体状态显得最为重要。机体在不同的病理状态下，针灸可以产生不同的调治作用。如当机体处于虚寒、脱证状态时，针灸可以起到补虚散寒、回阳固脱的作用；当机体处于实热、闭证状态时，针刺可以起到清热泻实、开窍启闭的作用。

二、疏通经络

《灵枢·海论》曰："夫十二经脉者，内属于腑脏，外络于肢节。"经络具有沟通表里，贯穿上下，联系脏腑与通行气血的作用。十二经脉的分布，阳经在四肢之表，属于六腑；阴经在四肢之里，属于五脏。他们纵横交错，入里出表，通达上下，相互络属于脏腑之间，并通过十五络脉的联系，沟通表里，组成了气血循环的通道，它们"内溉脏腑，外濡肌腠"，维持着人体的正常生理功能。在病理上经络与脏腑、器官也是息息相关的，经络气血的偏盛、偏衰，经络气血的逆乱，经络气血的阻滞，都可引起有关脏腑、器官以及经络循行部位的病理变化。所以一旦经络气血功能失调，破坏了人体正常生理功能，就会引起种种病变。疏通经络是针灸治病最主要、最直接的作用。

针灸治病，主要是刺激腧穴，通过经络的传递作用，将针灸刺激信息传入相应的肢体或脏腑（病所）。刺激的信息能否被输入，能否被传递，经络的通与不通就是先决条件。中医所谓"不通则痛"即指经络闭阻不通而引发的多种病证。导致经络闭阻的原因，或由于风、寒、暑、湿、火以及痰浊、瘀血阻滞，或由于肝郁气滞、气滞血瘀，或由于气血虚弱、筋脉失养而致。经络闭阻不通则气血流行不畅，甚至气滞血瘀，从而引发肢体或脏腑的肿胀疼痛。气血不能正常运行到相应肢体、脏腑，气血不至则麻木不仁，又会引起肢体的麻木、痿软、痉挛或脏腑功能活动低下。凡此，均应"以微针通其经脉,调其气血"(《灵枢·九针十二原》)。以针灸之法疏通经络,《黄帝内经》称为"解结"。解结就是疏通经脉,脉道已通,血气乃行。

针灸所以能治病,主要是因其有"调气"的作用。《灵枢·刺节真邪》:"用针之类,在于调气。"对于有些针感较差、得气较慢、经气不至或经气虽至但未到达病所者,欲达疏通经络之目的,除了增加刺激量之外,还可以施行循经按压、循经透穴、循经施灸以及青龙摆尾、白虎摇头、苍龟探穴、赤凤迎源等手法,以通经气。《针灸大成》:"有病远道者,必先使气直到病所。"《灵枢·官能》:"上气不足,推而扬之;下气不足,积而从之。"即是针对不同病情,施用不同针刺手法导行其气。《金针赋》云:"气不至者,以手循摄,以爪切掐,以针摇动,进捻搓弹,直待气至""动而进之,催针之法,循而摄之,行气之法……倒针朝病,进退往来,飞经走气,尽在其中""按之在前,使气在后,按之在后,使气在前,运气走至疼痛之所""苦关节阻涩,气不过者,以龙、虎、龟、凤通经接气……驱运气血,顷刻周流,上下通接,可使寒者暖而热者凉,痛者止而胀者消。"赋中所谓"催针""行气""飞经走气""通经接气",目的都在于控制针感方向,调节针感的强度和针感传导的速度,促使气至病所,更好地发挥针刺疏通经络的作用。

三、扶正祛邪

扶正祛邪是针灸治病的根本法则和手段。"正气存内,邪不可干","邪之所凑,其气必虚"。疾病的发生,关系到人体正气和致病因素(邪气)两个方面。所谓正气,即是指人体的功能活动和抗病能力。所谓邪气,是与正气相对而言,即泛指对人体有害的各种致病因素,如外感六淫、痰饮、瘀血和食积等。中医学认为,任何疾病的发生,都是在一定条件下正邪相争的具体反应,即疾病的发生、发展及其转归过程,就是正气和邪气相互斗争的过程。当人体的正气处于相对劣势,不足以抵御外邪,或邪气处于相对优势,其侵袭人体的力量超过了人体的正气时,即可发生疾病。发病之后,机体仍会不断产生相应抗病能力,继续与病邪抗争,而正邪双方在斗争中有消长的变化。若正气增长足以战胜邪气,则邪气消退,而病向愈;若邪气增长而正不敌邪,则正气衰退,而病转恶化。随着邪正双方的变化,疾病表现出两种不同的病机和证候,即《素问·通评虚实论》所说:"邪气盛则实,精气夺则虚。"

　　针灸治病,不外乎扶正祛邪两个方面,这是临床治疗的重要法则,扶正就是扶助正气,提高免疫机制,增强抗病能力,正气得复又有利于抗邪,祛邪就是祛除病邪,减轻疾病症状,消除致病因素,病邪得除又减轻对正气的损伤。疾病的过程,就是邪正相争的过程,所以治疗疾病就是要扶助正气,祛除邪气,改变正邪双方的力量对比,使之有利于向痊愈方面转化。补虚泻实,是扶正祛邪这一法则的具体应用。在邪正双方斗争中,二者盛衰的程度不同,其病证也不同。所以治疗时实证应予以泻法,虚证应予以补法。在临床应用时,要根据正邪在病程中所占的地位,决定扶正与祛邪的主次与先后。

　　凡邪盛正气未衰者(新病),治以祛邪为主,邪去正自安。正虚邪不盛者(久病),治以扶正为主,正复邪自除。一味祛邪,又更伤正气,故治以攻补兼施。若以正虚为主者,扶正为上,兼以祛邪,或先补后攻。若以邪实为主者,祛邪为上,兼以扶正,或先攻后补。

　　在临床上补虚泻实是扶正祛邪法则的具体应用,而针灸的补虚与泻实,主要是通过针灸手法和腧穴的配伍两个方面实现的。在刺灸法方面,大凡针刺补法和艾灸,其兴奋作用大于抑制作用,偏于扶正,适用于慢性久病或虚寒证。如虚脱症,症见面色苍白,大汗淋漓,四肢厥冷,脉微,治宜回阳固脱,急取关元、神阙,大艾炷灸之,并取足三里,针刺补法。针刺泻法和刺血,其抑制作用大于兴奋作用,偏于祛邪,适用于新病、急证和实热证。如外感温热邪气,高热神昏,烦躁口渴,脉洪大而数,治宜泻热开窍,取十二井穴用三棱针点刺出血,再取大椎、曲池针刺泻法,二者相配可达泻热、启闭、开窍之功。

实验表明,针刺有抗炎、退热、促进病灶愈合和调整机体免疫功能的作用。近年在应用针灸治疗急性黄疸型病毒性肝炎和其他疾病中,再次证明,针灸可以调整患者的免疫网络失衡,增强和健全 T 细胞的功能。

针灸扶正祛邪作用的实现,还与部分腧穴偏补偏泻的性能有关。偏补的腧穴有关元、气海、命门、肾俞、膏肓俞,多在扶正时用之。偏泻的腧穴如曲泽、委中、人中、十宣、十二井,多在祛邪时用之。部分腧穴则具有双向调节作用,如中脘、内关、三阴交、合谷、太冲、足三里,临床即可扶正,又可用于祛邪。在特定穴中,背俞穴偏于扶正,适用于慢性虚弱性久病。郄穴、募穴偏于祛邪,适用于急性发作性疼痛。原穴则具有扶正祛邪双重性能,急慢虚实证均可选用。

附:现代针刺作用机制研究

一、针刺效应——对各器官组织的针刺作用

1. **针灸对呼吸系统的作用**　研究表明,针刺正常青年学生的足三里、厉兑、冲阳、中脘等穴都引起呼吸功能的增强,针刺后肺活量、最大通气量、静息通气量、耗氧量等均有所增加。

针刺对呼吸系统的调节作用,与机体神经系统关系密切。实验中,用普鲁卡因封闭针刺点,或在 L_4 横断脊髓后,再针刺"会阴",针刺作用即消失。有人也发现在 9 只家兔针刺"水沟"的 27 次实验中,有 26 次呼吸加深,其中 21 次作用明显。而用普鲁卡因封闭"水沟"穴,或在颈部切断脊髓后,针刺作用消失;如仅切断颈部组织而保留脊髓,针刺仍有作用。

2. 针灸对心血管系统的调节作用

(1)对心率脉搏的影响:在正常人体中,针刺使心率脉搏加快和减慢的报道都有,甚至一批实验中针刺后心率有的加快,有的减慢,有的不变,脉搏有的增大,有的缩小。如果对家兔静脉注射肾丘腺素使心率减慢,同时针刺,则针刺具有削弱肾上腺素减慢心率的作用,有单位证明此作用与所选经脉、腧穴有关,以与心脏密切相关的心包经、心经,以及与心包经互为表里的三焦经作用明显。在经络分布上与心有一定联系的肾经、肝经、脾经、胃经,以及与心经互为表里的小肠经有一定作用。而联系较少的膀胱经、大肠经、肺经及胆经则无明显作用。同一经脉的穴位其作用差别不大。研究还表明,针刺对心率、脉搏的调节作用与腧穴配伍有关。"内关"配"足三里"作用明显,但"内关"配"交信",其作用反而减弱,"内关"配"中封",其作用虽未明显加强,但也无相反的作用。另一研究证明仅"内关"穴有明显作用,而"内庭""足三里""合谷"等没有显著作用。

对窦性心律失常患者的治疗,也证实针刺内关对窦性心动过速有减缓心率效应,对心动过缓有增快心率效应。

(2)对心电图的影响:针刺正常人,观察其心律、心电位、波形、波幅、P-R间期、Q-T间期、S-T段等,针刺后都极少发生变化,或者即使稍有变化,也均未超出正常范围。

(3)对心功能的影响:有人在胃大部切除术患者针麻诱导后发现心阻抗图 dz/dt、波幅、心搏出量、心指数等均有增加,而对照组硬膜外麻醉,这些指标均见下降,认为针刺对血流动力学有一定兴奋作用,有人认为对心功能的影响,上肢多穴针刺比上肢单穴及下肢多穴为大,有人还认为此作用与针刺时间有关。采用子午流注开穴针刺,针刺后心输出量及心排血量较同穴不同时,或随意取穴针刺,升高更为明显。

(4)对血压的影响:针刺对于正常血压的影响报道很不一致。有的报告针刺后血压基本没有变化,有的报道针刺后收缩压、舒张压下降、升高、不变的都有,但均在 1.3 kPa 以内。有报道针刺兔"人迎"穴可引起明显的降压效应,实验证明,其机制是颈动脉窦减压反射;针刺正常人足三里,血压有随刺激强度增加而呈现降压加大的趋势,但也有报道分别电针猫与兔的"人中""足三里""曲池",只要刺激强度与频率足够,均可引起加压反应。加压反应伴有普遍的血管收缩,外周阻力增高,容量血管收缩,组织间液回收;同时还伴有虹膜收缩、瞳孔散大、膀胱收缩与小肠收缩反应等弥漫性自主神经中枢兴奋现象。可以认为这种反应与刺激隐神经引起的加压反射相似,属于非特异性心血管反射反应。

(5)对血管的影响:针刺对血管舒缩反应的影响各个报道也颇不一致。有单位用肢体容积曲线为指标,报道针刺足三里对血管的舒缩功能的影响,发现其效应与血管的功能状态、刺激强度等密切相关。较强的刺激引起血管收缩,而较弱的刺激引起舒张反应。但是在血管收缩状态下,应用较强的刺激不出现收缩反应,反而出现舒张反应。反之本来引起舒张反应的强度,在血管舒张状态下,却引起血管收缩反应。艾灸大多使血管舒张,或初期出现缩血管表现,或在灸后引起灼痛时出现血管收缩,在多次艾灸后对刺激的反应减弱。另一工作又表明:针灸对血管的影响反应腧穴特异性。针或灸曲泽穴,都显著影响血管运动功能;针足三里能明显影响血管舒缩。而灸则否;针太阳穴并无明显影响,灸却显著影响血管运动功能。这说明对于血管舒缩,针和灸作用不同,不同强度的刺激作用不同,不同的穴位作用不同,机体原来的功能状态不同反应也不同。

（6）对微循环的影响：针灸对正常机体微循环的作用报道较少，有人曾在健康老年人观察激光照射足三里前后甲皱微循环的改变，结果显示微循环有改善，表现为血流速度明显加快，襻顶瘀血减轻或消失，流态有不同程度好转，红细胞聚集减轻，微血管扩张。有人观察到针灸对家兔结膜和肠系膜微循环有影响，艾灸最大，电针次之，针刺再次之，穴位割治变化不大；电针"人中"最大，"内关"次之，非穴位电针基本无变化。

3. 针灸对消化系统调整作用的研究

（1）对唾液腺分泌的影响：据报道，在 110 名正常人中，发现针刺足三里后唾液淀粉酶含量显著增高，而且行针时方向不同，其结果也有差异。在 105 例针麻手术患者针刺诱导期间，也发现唾液淀粉酶有所增加。有单位发现采用针刺手法仪在准备进行针麻手术的患者两侧足三里和上巨虚持续针刺半至一小时，可使唾液中钾、氯、蛋白质的含量，以及钾/钠比值有明显增高，同时使唾液量和钠的含量明显降低。他们还发现阴虚者唾液量较多，唾液中钾、氯、蛋白质、钾/钠比值均较低，而钠的含量较高。阳虚者与阴虚者正好相反。针刺后阳虚者唾液钠含量明显下降，钾/钠比值明显增高。而阴虚者钠与钾/钠比值针刺后无明显改变。阳虚者针刺后唾液钾、氯、蛋白质的增加不及阴虚者，但变化却较阴虚者稳定而持久。他们认为，针刺可使交感神经兴奋，肾上腺皮质功能增强，而阳虚者是交感兴奋性不足和肾上腺皮质功能低下，阴虚是交感兴奋性亢进和肾上腺皮质功能增强，因此针刺对阳虚者的作用较为明显。有人发现食欲不振者唾液 pH 较正常偏低，选择脾胃经穴位针刺治疗，随着食欲好转唾液 pH 也有提高。但也有单位报道针刺对唾液腺分泌功能影响不大，测定 3 例健康成人针刺合谷前后的唾液导电度、淀粉酶、总蛋白质、氯离子和可滴定酐，结果显示变化不大。在空腹或进食机体各种不同功能状态下所做的实验,也显示针刺前后没有变化。

（2）对食管功能的影响：有人在 X 线下观察了针刺对食管功能的影响,在一组 13 例正常人,针刺膻中、天突、合谷及巨阙后,食管蠕动有明显增强,食管内腔直径增宽,钡剂加速通过。在另一组 12 例食管癌患者,针刺膻中、天突、合谷,5 例食管包括肿瘤狭窄部均有增宽,肿瘤以上蠕动明显加强,4 例肿瘤部无明显增宽,但其上下段有明显的食管增宽和蠕动增加现象,钡剂通过肿瘤狭窄处也加快,3 例针前钡剂不能通过患者,针后也未见明显改善,但在梗阻部上段食管蠕动增多,并有逆蠕动。可见针刺可使正常食管壁蠕动增加、增强,管腔放宽。如管壁为肿瘤组织所代替或放疗后发生纤维化,针刺后则无明显改变。

（3）对胃运动功能的影响：研究针刺对胃运动功能的影响,以用 X 线观察的为最多。针刺对胃运动的影响取决于胃的功能和病变状态,多数认为针刺作用和穴位有关。但有单位根据 175 例观察的结果,认为针刺足三里、委中、郗门、内庭四穴差异不大。另一单位用浅刺健康人足三里、非胃经穴及非穴位,发现对胃蠕动及排空无明显作用。

从胃黏膜或胃部体表引出的电位（胃电图）反映了胃的蠕动和紧张性收缩。大多数应用胃电图为指标的工作表明,针刺对胃有双相调节作用。在动物上与描述胃黏膜电位同时记录胃运动,证明针刺对胃电和胃运动的影响是一致的。针刺胃电活动的变化与针刺穴位有一定的关系。用气囊法直接描记胃运动变化同样也说明针刺的作用和胃的功能状态有密切关系。有单位在 15 人次,另一单位在 5 人次健康人的实验中描记针刺足三里等穴前后的胃蠕动波变化,均未发现明显变化。但有人用具有大胃瘘和巴普洛夫小胃或海登海因小胃的狗做实验,发现针刺"足三里"所获得的效应取决于当时胃所处的功能状态,当大胃瘘在强烈的肌收缩时,针刺可使收缩波幅降低,并可转变为节律性消化波,在进食后胃运动不规则或收缩波不显著时,针刺可使收缩加强,并转向节律性消化波。一般进针后即有变化,但最明显变化出现在出针后。巴普洛夫小胃的变化和大胃相同,而海登海因小胃的变化则比大胃大,反应出现较早也较强。针刺也可减弱脂肪或阿托品对胃运动的抑制。

实验证实,穴位封闭后针刺对胃运动功能的作用减弱或消失,说明针刺的作用有神经系统参与。

(4)对胃分泌功能的影响:针刺对胃分泌功能的影响各个报道颇不一致。

有人报道针刺"足三里"可使巴氏小胃、胃瘘及海氏小胃狗注射组织胺引起的胃液分泌里和胃蛋白酶增多,胃酸(游离酸和总酸)无明显变化。当用戊巴比妥钠麻醉动物后,上述针刺效应消失。有单位则报道在巴氏小胃和全胃瘘的狗身上针刺"足三里",可使组织胺引起的胃液分泌量、胃酸、胃酶排出量、胃酶浓度增加,而每毫升中胃酸浓度无明显变化。但在海氏小胃狗身上针刺"足三里"没有什么影响。对巴氏小胃狗注射阿托品,针刺的影响失。对海氏小胃狗注射麦角胺,针刺对组织胺胃分泌仍无影响。还有人报道在巴氏小胃、反向巴氏小胃狗及海氏小胃狗,电针第11~12肋与脊椎相接处以及股外侧肌与股二头肌间,对于由食物所引起的胃液分泌均有先抑制后兴奋的作用。对于巴氏小胃狗,电针主要是提高食后50分钟以内的胃液分泌量及总酶量,认为这与迷走神经的完整性有关。对于反向巴氏小胃与海氏小胃,电针则主要是提高食后40分钟以后的胃液量与酶含量。酶浓度增加尤以反向巴氏小胃狗为著,认为这与切断迷走神经,以及小胃具有丰富的交感神经供应有关。

也有单位报道在巴氏小胃及海氏小胃狗,先予食物及组织胺,再用重刺激手法针刺"脾俞""胃俞""百会"等穴,40次实验中20次见分泌量抑制,10次见酸度降低。但针刺"足三里"影响不大。对海氏小胃狗先切除其迷走神经丛,针刺即失去其对胃分泌的抑制作用。因此认为针刺对胃分泌的抑制,主要是通过交感神经。有单位报道在胃瘘狗,针刺"合谷"可使胃液中总酸度、游离酸度、非游离酸度和氯离子减少,蛋白质增加,因而导电度也增加。另有人报道针刺狗"足三里""脾俞"可使胃的碳酸氢盐和钠的分泌明显增加,而胃酸分泌明显减少。进一步实验证明针刺之使胃酸下降,有胆碱能神经参与。

但有一些报道认为针刺作用与胃的功能状态有关。例如有报道在胃瘘狗和海氏小胃狗,针刺"足三里"后胃液量和酸度的变化呈现向原来胃分泌的状态相反方向的调节作用。在消化不良患者,其胃酸游离酸、总酸、胃蛋白酶、脂肪酶活性已经低下,针刺足三里、三阴交、合谷等可促使这些低下的成分恢复。

(5)对小肠运动的影响:有人于40例健康人利用肠鸣音听诊观察了针刺中脘对小肠运动功能的影响。结果40例中肠鸣音阳反应者34例,对其中10例反应明显的人又做X线钡剂造影的观察,有9例针刺后空肠黏膜皱襞增深、增密,空肠尤其是其上段动力增强,钡剂先头移动速度、小肠变化部位与听诊肠鸣音增强部位符合。另有人通过108例针刺足三里对肠鸣音影响的观察,发现针刺前后有明显差异,而针刺阳陵泉及对照点未引起变化。

(6)对大肠运动的影响:有人用气囊描记直肠蠕动的方法,观察到针刺健康人及便秘患者2个不同经的穴位及非穴位时,肠管蠕动包括波的高度及频率均有增加。针刺的强弱对直肠蠕动的变化有一定影响,但在一定强度范围内较强或较弱的刺激对直肠蠕动的增加无明显差异。直肠当时的功能状态与针刺效应关系很大。在对照期间有蠕动波出现者,针刺对其蠕动均有影响;反之,针刺期间也无蠕动出现。

（7）对胆道功能的影响：绝大多数的报道，包括用 X 线或超声波观察胆囊影像，都认为无论针刺、电针、耳针、激光穴位照射都能促进胆囊收缩，并与穴位有一定关系，针刺的时间可能对其效果也有一定影响，留针与不留针均有作用。据报道利用慢性胆囊插管的方法在 5 只狗身上进行的实验表明，针刺不能直接引起胆囊收缩，但能够影响缩胆囊素的缩胆囊作用。已知胆囊收缩功能独立于植物神经系统之外，系由缩胆囊素等体液因素直接作用于胆囊肌肉所控制。因而认为针刺通过调节胆囊肌肉对缩胆囊素的反应能力来实现其对胆囊收缩功能的影响，动物实验还显示：在胆囊适度充盈时，针刺使其收缩增强；当胆囊过度充胀时，针刺反使之减弱。

针刺对胆总管括约肌（奥狄氏括约肌）的影响报道结果很不一致。有人在放置 T 形管的胆道术后患者测定胆道压力进行针刺研究，先注射吗啡使奥狄氏括约肌痉挛，引起胆道压力增高，然后针刺足三里、阳陵泉、太冲等穴，结果能使胆道压力停止上升，并迅速下降；针刺其他穴位或非穴位，胆道压力的下降都不明显。有人则对 4 例胆道术后使用 T 形管引流患者通过 X 线显影，观察到针刺日月、期门后，奥狄氏括约肌关闭时间稍短，开放较频，开放时间较长，但对胆总管内压力无多大影响。有人用奥狄氏括约肌肌电为指标，观察针刺家兔"日月""期门"的结果，在正常状态下括约肌肌电活动针刺后表现为抑制、增强及不变者都有。但注射新斯的明或阿托品使括约肌肌电发放处于高亢或低下状态时，针刺后可分别出现抑制或增强效应。另有人也用括约肌肌电为指标，观察到在"日月"或"期门"处电针，或在"胆俞""阳纲"和前右肋缘下放置电极板，其作用不如新斯的明、吗啡、654－2 等药物显著和明确。

4. 针灸对泌尿系统调整作用的研究

(1) 对肾脏泌尿功能的影响：某单位曾报道正常人饮水后 3 小时的尿量平均值变异在 ±10% 以内，把针刺后水利尿 3 小时尿量超出平均值 ±10% 的作为针刺有影响，发现针刺照海、阴谷等对水利尿有促进作用，针刺肾俞、京门、复溜等对水利尿有抑制作用，而针刺胃经穴位足三里、解溪，以及胃俞等无作用。另单位报道针刺兔"委中"穴，计数从腹壁膀胱瘘滴出的尿液以观察其对肾脏泌尿活动的影响。结果：29 次观察中，针刺使尿量增加 18 次，减少 4 次，无影响 7 次。起针后观察 27 次，尿里减少 13 次，增加 6 次，无变化 8 次。中村克彦在 7 名正常男性发现针刺肾俞有明显利尿作用。

Strauss 在狗的实验中以速尿引起利尿，然后针刺"涌泉"穴，可使速尿的利尿作用受到抑制，再针刺"肾俞"，又可对抗针刺"涌泉"的效应。另有人向清醒家兔侧脑室注入 50 微升高渗盐水，引起血压升高、心率减慢和抗利尿等反应，电针"足三里"和"上巨虚"穴对血压、心率无影响，但能抑制抗利尿反应，有单位也分别以高渗葡萄糖及垂体后叶素造成家兔多尿及少尿状态，然后耳针"肾区"及"膀胱区"，发现当尿量增多时，耳针有抑制作用。而在尿少情况下，耳针刺激却起相反作用。因此针刺的作用又可能受机体所处功能状态的影响。

(2) 输尿管运动的影响：早期在中西医结合治疗急腹症的动物实验中，已经证实针刺可促进输尿管蠕动及排尿，强刺激效应比弱刺激好，刺激过强反而引起抑制作用。后来，有人在静脉肾盂造影中以造影剂在尿路（肾盂、输尿管）中停留的时间来判断肾盂收缩及输尿管蠕动的情况。针刺双侧三阴交和昆仑穴，观察停留时间的变化，停留时间缩短表示功能兴奋，停留时间延长表示功能受到抑制。结果弱刺激手法可以减弱肾盂的收缩，减慢输尿管的蠕动,强刺激手法使肾盂收缩增强,输尿管蠕动加快,而且针刺的后效应可维持一段时间。

(3)对膀胱运动的影响:某单位施术因神经系统疾患而有膀胱功能障碍的患者,向其膀胱灌注液体,待膀胱压力稳定后,针刺中极、横骨两穴,4 例紧张性膀胱,用泻法能使膀胱压力降低,1 例松弛性膀胱,用泻法能使膀胱张力增高,针刺中脘、阴都或尾骨端两旁也有同样效果。另一单位将导管经雄兔尿道插入膀胱,通过水气传导描记膀胱收缩,膀胱内压可通过水气传导装置调节。当膀胱内压为 20 cm 水柱时,波幅较高,膀胱处于高度紧张状态,此时进针波幅显著降低,起针后恢复,共观察 12 次,10 次作用明显。在 15 cm 水柱时,波幅中等,膀胱紧张度较低。此时进针波幅升高,起针后恢复,共观察 8 次,5 次作用明显。在 10 cm 水柱时,波幅低,膀胱紧张度最低,此时进针波幅明显上升,起针后恢复。针刺 9 次,作用均明显。有人也用膀胱测压装置描记膀胱压力变化,在膀胱充盈最大时进行针刺曲骨、关元、中极、膀胱俞、期门、足三里等穴及右侧肋缘中点的非穴位。在神经系统检查完整者及因脊椎骨折的自主性神经源性膀胱者,捻针时膀胱压力均见上升,停止捻针后逐渐下降。各穴位作用相似,针刺非穴位膀胱压力未见变化,但在脊髓休克期为无张力性神经源性膀胱,针刺任何穴位均无变化。以上说明针刺对膀胱的作用,因不同功能状态的膀胱而不同,其作用是通过神经系统调节的。

5. 针灸对生殖系统调整作用的研究

(1)对卵巢功能的影响:在 20 世纪 60 年代就有关于针刺治疗无排卵性月经不调的研究。据报道应用针刺关元、中极、三阴交等治疗,经基础体温测定证实的无排卵性月经病 53 例,成功者 35 例。其阴道涂片中伊红细胞>30%,卵泡素水平较高者疗效较高,卵泡素水平低或波动较大者多无效,或有排卵但显示黄体不健。

在家兔实验中观察到针刺后卵巢普遍出现间质细胞,也有黄体形成;其他如卵泡膜细胞黄素化,卵泡膜增厚;毛细血管增生,泡内出血等也均有发现。认为针灸促进排卵可能与促黄体激素的分泌和释放有关。

及至 20 世纪 80 年代,又有人对基础体温(BBT)均为单相的无排卵型月经失调患者以电针关元、中极、子宫、三阴交等治疗,31 例中 16 例(占 51.6%)电针后 BBT 变成双相,出现排卵现象。测示指掌心皮肤温度变化,凡电针后皮肤温度上升者,BBT 双相机会显著增多阴道脱落细胞检查,伊红指数(EI)低于 30% 者,电针后 EI 升者中的 BBT 双相显著多于 EI 下降者。他们还在部分病例测血中内啡肽类似物质、促卵泡激素(FSH)和促黄体激素(LH),认为针刺可以促排卵,其效果基于一定的雌激素水平,而针后皮温升高,即交感神经中枢受抑制效果较好。电针后基础体温和皮肤温度的反应可能是同一刺激的不同途径反应。

日本蛎崎要等发现埋针法能改善迟发排卵、黄体功能不全等的卵巢功能,使之正常化。

针刺能有效地解除产痛。据 43 例宫缩描记曲线分析,不协调的宫缩是产痛发生的原因之一,针刺后宫缩改善为正常曲线者达 80.9%,疼痛减轻占 88.1%。另据对早期临产产妇子宫收缩的描记,则表明针刺与对照组比较能加强孕妇子宫收缩。在未孕及已孕兔急性在体子宫及慢性子宫瘘实验也发现,无论急慢性,实验电针"合谷""三阴交""关元""曲骨",对未孕兔宫缩影响不明显,对已孕兔均能明显增强宫缩。在已孕兔胸部随机取两点电针则未见子宫收缩。说明针刺能加强妊娠子宫,特别是临产子宫的收缩,并使之趋于协调,但针刺对子宫的影响与子宫的功能状态有关。

针刺对子宫的影响与穴位的关系报道不很一致。有认为针刺三阴交胜过悬钟、颊车、阳陵泉,针刺合谷、三阴交、支沟、太冲又胜过针刺单穴；有人认为远隔穴（合谷、三阴交）效果不如局部穴（曲骨、中极、上髎、次髎）；也有在针刺催产、引产中描记宫缩，认为穴位远近结合（秩边、合谷、三阴交）优于远道取穴（合谷、三阴交、足三里）和局部取穴（秩边、曲骨、横骨）。

6. 针灸对运动系统调整作用的研究　某单位用测力器记录示指荷重收缩及疲劳曲线。当收缩曲线显著缩小或完全不能出现时，针刺同侧或对侧足三里，"得气"时，20 例被试者除一例外，均表现示指收缩曲线明显增大。第二次出现疲劳时，再行针刺得气有同样效果。另一单位用同样方法发现在已产生疲劳后针刺，肌动图可较被动休息提高 $1/5 \sim 3/5$，时间增长 $15 \sim 56$ 秒；如在将要产生疲劳时针刺，肌动图可较针前提高 $3 \sim 10$ 倍，持续收缩可达 $25 \sim 160$ 秒。类似的工作证明针刺足三里不论行针 15 分钟或 30 分钟均可恢复肌肉疲劳，提高肌肉的工作能力，而针刺非穴点肌肉疲劳只是略有恢复，效果并不明显。但也有报道针刺合谷，或足三里，或阳陵泉，或非穴点（足三里和阳陵泉之间的一点），只要有明显的针感，其促使示指屈肌消除疲劳的作用相似。据报道于穴位深处注入普鲁卡因，针刺时不得气，即丧失使肌肉疲劳恢复的作用；在腰麻后针刺足三里针刺也无作用。

7. 针灸对物质代谢调整作用的研究

（1）对血糖代谢的影响：据报道针刺、电针、艾灸或激光穴位照射可使大多数健康人或家兔的血糖有不同程度的升高，但也有报道没有什么影响的。但当血糖处于不正常状态时，针灸作用比较恒定。在动物实验中用药物造成低血糖（如用胰岛素）或高血糖（如用肾上腺素），再给予针刺、电针或艾灸，有使血糖水平恢复正常的调整作用。即使在同一动物造成的高低不同的血糖状态，刺激同一穴位均能使血糖恢复到常态水平。实验证明当外源性胰岛素增加引起血糖降低，针刺"足三里"可使内源性胰岛素分泌减少，同时还增强垂体-肾上腺皮质和交感-肾上腺素系统的功能,从而使血糖升高。

（2）对血脂代谢的影响：针灸对正常血脂的影响很少报道,但对高水平的血脂有使之降低的作用。

（3）对核酸代谢的影响：在以大剂量肾上腺皮质造成的大鼠阳虚模型上发现其去氧核糖核酸（DNA）更新率比正常组下降51.3%,核糖核酸（RNA）更新率下降68.4%。针刺后DNA比阳虚组提高142%,RNA提高174%。说明针刺可使因阳虚造成低下的核酸更新率调整到正常生理状态。

8. 针灸对免疫系统的作用及其机制

（1）对非特异性体液免疫的影响：非特异性体液免疫包括在血液、淋巴液中的杀菌素、补体、溶菌酶等。有人观察到在家兔实验性腹膜炎,针灸、电针治疗能使注入腹腔的细菌提前消失,血液中杀菌能力明显提高。另有单位也观察到电针家兔"上巨虚""天枢"穴后,血浆杀菌活力明显提高。某协作组针灸治疗菌痢的临床病例和动物实验都证明,针灸确能增强血浆对痢疾杆菌的杀灭能力,证明正常血浆中存在的某些杀菌物质经针刺后其杀菌作用有所增强,而这种杀菌物质不耐热,经50℃30分钟保温就被灭活,估计这种增强的杀菌物质与补体、调理素、补体结合抗体有关。

多数报道认为针灸可提高血清补体含量。健康人针灸足三里、天枢、大椎、曲池等穴后,血清补体含量增加者占84.2%。正常人针刺足三里后,血清 C_3 有增加趋势,C_4 有明显增加。电针家兔"大椎""陶道""曲池""合谷"等后,补体效价也普遍升高。急性菌痢患者的血清总补体含量针刺第3天较针前明显提高,至针刺第12天仍有继续增高趋势。但也有报道针灸前后血清补体含量变化并不明显,猴感染细菌性痢疾后,针灸治疗组和对照组血清补体总量都波动在正常范围内。

（2）对特异性体液免疫的影响：免疫球蛋白是特异性体液免疫的物质基础。某协作组报道急性菌痢患者和正常人的 IgG、IgA、IgM 针刺后都有不同程度的增长，针刺后 3 天与针刺前比较，除 IgM 在正常人无变化外，其余均有明显增长。IgA 针后 12 天较针前增长 43％。IgM 在 5～7 天就开始下降，说明它出现早，消失快，参与早期杀菌作用。粪便中 SIgA 含量针后也明显增加。有人认为至少有三点好处：与抗原相结合，激活补体，以及对吞噬细胞的吞噬作用起调节作用。在针灸治疗与免疫有关的疾病取得疗效的同时，免疫球蛋白的含量也有变化。Lau 等对过敏性鼻炎患者针刺合谷、迎香等治疗，6 次治疗终了及 2 个月后随访分别有 64％及 76％的患者血清 IgE 水平明显降低。

许多报道指出在抗原注射后进行针灸，可使血中抗体含量增加，提早产生或维持时间延长。

（3）对非特异性细胞免疫的影响：参与非特性免疫反应的一类细胞包括巨噬细胞、嗜中性、嗜酸性和嗜碱性粒细胞，以及血小板等。早期的报道多数是针灸对网状内皮系统功能的作用。网状内皮系统的主要内容也就是单核巨噬细胞系统。多数报道都认为针灸能提高巨噬细胞的吞噬功能。有人用测定静脉注射锥蓝及 ^{32}P 标记的鸽红细胞自血中消失的速度作为网状内皮系统吞噬功能的指标，证明电针兔"大椎""十七椎""足三里"和灸"十七椎"均能增强网状内皮系统的吞噬功能，但电针"足三里"的效果不如"大椎"和"十七椎"明显，每日电针 2 次的效果大于每日 1 次。艾灸的效果在灸后 24 小时最明显，经 72 小时逐渐减弱。

针灸后，单核巨噬细胞活性的增加各脏器有所不同。

（4）对特异性细胞免疫的影响：特异性细胞免疫指 T 细胞介导的免疫。

用轻手法针刺兔"三阴交"30 分钟，腘窝淋巴结输出的淋巴液较针前平均升高 3.24 倍,淋巴细胞升高 16.06 倍,去针后 30 分钟,淋巴液仍为针前的 1.74 倍,淋巴细胞为 4.15 倍,淋巴细胞的增加,针刺侧比非针刺侧明显,针刺穴位比非穴位明显。应用酸性非特异性酶标法及电子显微镜对输出的细胞观察,发现针刺时增加的主要是 T 细胞,在人体的观察也证明针刺可使外周 T 细胞增加。针刺 72 例健康成人左合谷、右足三里,留针 20 分钟,针后 T 细胞值升高者 23 人,降低者 12 人,无变化者 1 人,平均增加 7.1%,针刺前后差异明显,但针刺后加微波刺激,T 细胞未见上升。用针刺及冷冻刺激肾虚患者的肾俞和京骨各 30 例,显示治疗后 T 细胞均有增加,而冷冻组优于普通针刺组。16 例温针后,外周血中 T 细胞计数也有增加。据报道电针足三里也可增加外周血 T 淋巴细胞,对年轻人更为明显。

9. 针灸对神经系统的作用

(1) 对大脑皮质的影响:应用皮质自发放电为指标,一般认为针刺的效果是抑制性的。例如,在健康成人观察了针刺足三里穴前后脑电波的变化,11 名受试者的 53 次实验中,43 次脑电波立即发生明显改变,同时受试者有不同程度的得气感觉。8 名受试者捻针 α 波出现明显抑制现象,另 3 名受试者则出现规律明显的 α 波。捻针停止后恢复到行针前水平。针刺足三里附近两点,脑电变化不明显。如果足三里部位深部组织受封闭,针刺时受试者无得气感,α 波只受短暂抑制。进一步在兔子实验上证明,如果切断同侧坐骨神经或脊髓 L_{3-4},再针刺"足三里",脑电不再发生变化。在健康青年人身上也发现针刺合谷和足三里可引起脑电图周期性的 α 波抑制和 β 波增加,得气时变化更为明显。用脑电频谱分析的结果也认为针刺后脑电表现为抑制过程。采用大脑皮质直接电反应(DCR)即刺激皮质表面在近旁引导的电反应,观察到针刺对突和细胞体的兴奋活动。猫的实验结果显示,电针"合谷""内关"

10 分钟后。皮质第二体感区的 DCR 波幅下降,30 分钟后抑制效应更为显著。静脉注射巴比妥药物能拮抗针刺对 DCR 的抑制性影响,因此认为此种影响是通过脑干网状结构而实现的,但据日本报道灸百会和身柱时脑电图的变化为周期性的 α 波增强,灸合谷时无此现象。

（2）对脊髓的影响:有人观察了针刺对兔脊髓电活动的影响,脊髓电活动一种是大的慢波(每秒 1 次),可能是呼吸运动神经元活动的结果,在呼吸前后没有明显变化;另一种是在慢波基础上的快波(每秒 7~8 次),是脊髓其他运动神经元活动的产物,针刺后主要表现为振幅变小,频率增加,应为脊髓神经元活动增强的结果。用硝酸士的宁溶液使蟾蜍脊髓兴奋,如给以机械刺激便能发生一过性惊厥。有人观察到针刺有解除惊厥的效果,并能维持到起针后。针刺眼下部和脚趾间的解痉效果比针刺腹部明显;针刺与机械刺激在同一侧,效果较在另一侧为早。针刺眼下部可解除刺激两脚引起的惊厥,如 T_{2-3} 间切断后此作用即消失,但针刺后肢仍有解痉作用。有人在豚鼠身上也观察了电针对士的宁中毒的防治作用,于电针"百会""大椎""足三里"2 天后皮下注射中毒硝酸士的宁,电针组 40 只动物中 14 只惊厥后死亡,占 35%,对照组 33 只中惊厥后死亡,占 73%,差异显著。电针组中毒症状轻,出现惊厥时间延迟。

二、针刺镇痛——内啡肽

我国的神经生理学家韩济生在这一领域做了开拓性的工作,通过穴位电刺激测定动物大脑不同部位神经递质的释放,韩氏发现阿片肽参与针刺镇痛,其作用可被纳洛酮翻转。这一结论得到了许多研究者的支持。后来发现其他的神经递质,如 5 -羟色胺、去甲肾上腺素也参与针刺镇痛,但仍有一些人认为针刺的镇痛效应是由于动物受到惊吓出现应激反应引起的。目前较为一致的看法是,针刺对急性疼痛的镇痛效应主要通过内源性阿片肽及其他相关神经递质得以实现。

1966 年在正常人体上观察针刺镇痛作用,发现在两侧合谷穴进针,持续运针 50 分钟,皮肤痛阈普遍升高,约在 20～30 分钟后达到最高点,并在针刺期间保持高水平。停止针刺后,痛阈按指数曲线逐步下降。莫启忠等以受体放射性配基结合分析法测定了针刺足三里穴对大鼠脑不同分区组织及脾脏中 5 - HT 和 M 受体 Rt 的影响。结果表明,在一定范围内脑内 5 - HT 含量的增高与针刺镇痛的效果提高相平,针刺产生明显镇痛效果时,也可使脑和脾脏组织中 5 - HT 和 M 受体 Rt 值不同程度降低。王秀云等观察了升高胃经足三里、气冲穴处的 K^+、Na^+、Ca^{2+} 浓度对实验性胃痛大鼠的痛阈影响。结果显示,单纯在相应穴位注射一定浓度的 Na^+ 和 Ca^{2+} 可产生针刺样效果,而于非穴位处臀部注射则没有镇痛作用,说明这种镇痛效应的产生具有经穴特异性。王春安等观察了电针"足三里"穴区对大鼠痛阈的影响,发现电针"足三里"氨基酸类递质在 CNS 的不同水平含量均有显著变化,提示电针"足三里"时氨基酸类递质有可能参与;侧脑室给予 NMDA 受体激动剂和拮抗剂以及给予 $L - AP_4$ 受体激动剂均可使痛阈明显变化,提示兴奋性氨基酸受体 NMDA 和 $L - AP_4$ 有可能参与电针"足三里"的镇痛作用。叶德宝临床观察发现单纯采用 10% 当归注射液穴注内关穴对偏头痛发作的先兆期和头痛早期有很好疗效,加刺阿是穴可提高即刻止痛效果。其机制可能是穴注内关穴通过调节植物神经系统而影响异常的颅脑血管功能而实现的。金有慧等通过一系列动态观察分娩过程,提示子宫肌肉的高张力状态是导致产痛的因素之一,针药结合(耳针、TENS 和埃托啡针药复合镇痛法)的作用则在于缓解子宫的高张状态,并通过针刺的调整作用提高对宫缩疼痛的耐受性。顾月华从临床实践中总结出人迎穴对皮肤

痛觉和深部痛觉(包括肌肉、肌腱、关节、骨膜、内脏痛)均有明显的
镇痛作用,尤其对深部痛觉的镇痛作用更为迅速。人迎穴的镇痛
作用主要出现在同侧,对另一侧作用则不明显。邝贤室等对针药
复合麻醉用于肺切除手术进行了临床研究。结果证明,药物全麻
加电针刺激合谷和三阳络穴的患者比全麻患者每例平均少用芬太
尼 $38\sim85$ μg/h。各组术中血压、心率变化无显著差异,血氧饱和
度均在正常范围。

第二章　针灸治疗原则

一、标本缓急　治病求本

《素问·至真要大论》说:"病有盛衰,治有缓急。"对于任何一种病证,是先治标,还是先治本,还是标本同治,要根据病证的轻重缓急而定。标本在临床的应用就是要抓住疾病的本质,给以适当的治疗。在针灸治疗上也只有正确地掌握标本缓急,才能做到"用之不殆"。一般情况下,本是主要矛盾,治病当先治本,即"治病必求于本";当标急于本时,当先治标,即"急则治标";当标缓于本时,当先治本,即"缓则治本";当标本俱急或俱缓时,则当标本兼顾,即"标本同治"。

在临床上,标本的关系是十分复杂的,标本的关系也不是固定、一成不变的,而是在一定条件下相互转化的。所以在临证时要注意掌握标本转化的规律,以便始终抓住疾病的主要矛盾。《素问·标本病传论》说:"病有标本,刺有逆从。知标本者,万举万当;不知标本,是谓妄行。"说明如能灵活运用标本根结的理论指导针灸临床,就不会贻误病情。

1. *治病求本*　治病求本是中医学治病的主导思想,是指在治疗疾病时,必须辨析出疾病的病因病机,抓住疾病的本质,并针对疾病的本质进行治疗。

　　治病求本的核心是抓住病证本质进行针对性的治疗,它反映了具有最普遍指导意义的治疗规律,是贯穿于整个治疗过程的基本方针,是任何疾病实施治疗时都必须首先遵循的原则。所以,治病求本是中医治则理论体系中最高层次的治疗原则,对其他各种治则具有统领指导作用,而其他治则都是从属于这一根本原则的,是它的具体体现。故《素问·阴阳应象大论》说:"治病必求于本。"

　　《素问·标本病传论》:"黄帝问曰:病有标本,刺有逆从奈何?岐伯对曰:凡刺之方,必别阴阳,前后相应,逆从得施,标本相移,故曰有其在标而求之于标,有其在本而求之于本,有其在本而求之于标,有其在标而求之于本。故治有取标而得者,有取本而得者,有逆取而得者,有从取而得者。故知逆与从,正行无问,知标本者,万举万当,不知标本,是谓妄行。

　　夫阴阳逆从标本之为道也,小而大,言一而知百病之害,少而多,浅而博,可以言一而知百也。以浅而知深,察近而知远,言标与本,易而勿及。治反为逆,治得为从。

　　先病而后逆者治其本,先逆而后病者治其本。先寒而后生病者治其本,先病而后生寒者治其本。先热而后生病者治其本,先热而后生中满者治其标。先病而后泄者治其本,先泄而后生他病者治其本,必且调之,乃治其他病。先病而后生中满者治其标,先中满而后烦心者治其本。小大不利治其标,小大利治其本。病发而有余,本而标之,先治其本,后治其标。病发而不足,标而本之,先治其标,后治其本。谨察间甚,以意调之,间者并行,甚者独行。先小大不利而后生病者治其本。"

　　2. 急则治标　一般情况下,治病求本是一个根本法则,但在紧急情况下,标病急于本病,如不及时处理,可能危及生命或影响本病的治疗,这时应按照"急则治标"的原则,先治标病,后治本病,治标是在紧急情况下的一种权宜之计，而治本才是治病的根本目的。急则治标，缓解了病情，就给治本创造了更有利的条件，其目的仍是为了更好地治本。例如心脏病引起的水肿、尿闭，心脏病为本，水肿、尿闭为标。张介宾说："二便不通，乃危急之候，虽为标病，必先治之，所谓急则治其标也。"先取中极、水分、水道、合谷、三阴交、阴陵泉等穴利尿消肿，后取大陵、内关、神门、心俞、厥阴俞等穴治其心脏病。肝硬化腹水，也应先取水分、水道、三阴交、阴陵泉等穴利水消肿，后取太冲、期门、章门、阳陵泉、足三里疏肝理气。肺结核咯血，先取鱼际、孔最、中府、膈俞等穴清热止血，后取太渊、肺俞、身柱、膏肓俞、足三里调理肺气。某些慢性病患者，原有宿疾未愈，又复患外感，恶寒发热，头痛鼻塞等，当先治外感，后治宿疾。再如针灸治疗过程中，如患者突然发生晕针现象，面色苍白，汗出，四肢厥冷，心中烦，此时应采取紧急措施，先治晕针，待晕针解除后，再行治疗。以上这些都是"急则治标"的具体运用。

3. 缓则治本 《素问·阴阳应象大论》说："治病必求于本。"就是指要分辨疾病的本质而进行治疗。在一般病势不急的情况下，病在内者治其内，病在外者治其外，正气虚者固其本，邪气盛者祛其邪。治其病因，症状可解；治其先病，后病可除。任何疾病的发生、发展，总是要通过若干症状而显示出来，但这些症状只是疾病的现象，而不是疾病的本质。只有运用四诊收集病史和症状，并通过综合分析，才能透过现象看到疾病的本质，找出疾病的症结，进行适当的治疗，才可收到针到病除的效果。这就是"伏其所主，先其所因"，即审因施治的指导思想。例如脾阳虚引起的腹泻，只需取脾俞、胃俞、足三里等穴健脾益气治其本，脾阳健运则腹泻自止。肾阳虚引起的五更泄，宜灸气海、关元、命门、肾俞专助肾阳治其本，肾阳温煦，五更泄止。女性消化不良者，伴月经量少、色淡（但月经周期正常），此种情况消化不良为本，月经症状为标，应取中脘、足三里、脾俞、胃俞、公孙治其消化不良,当脾胃功能恢复,气血生化之源旺盛,月经症状可不治而愈。再如头痛一症,可由外感、血虚、痰阻、瘀血、肝阳上亢等多种原因引起,治疗时就不能单纯地采用对症治疗而选用太阳、合谷等穴,而应该通过全面地综合分析,找出致病的原因、病变的部位(太阳经、阳明经、少阳经),选用相应经络的穴位,并分别用以解表、养血、化痰、活血、平肝潜阳等方法进行治疗。

4. 标本兼治　病有标本缓急,所以治有先后。若标本并重,则应标本兼顾,标本同治。

临床上,当标本俱急,已不允许单独治标,或单独治本,必须标本兼顾,标本同治。如本虚标实的臌胀病,单纯扶正或一味祛邪都不利于病情,惟取水分、水道、阴陵泉利水消肿,三阴交、足三里、脾俞、肾俞健脾补肾,如此标本同治,攻补兼施,才是理想之策。肾虚水肿又感受风寒之邪而致咳喘,应取太溪、肾俞、复溜、膻中、天突、肺俞等穴标本同治,既温补肾阳、利水消肿,又宣通肺气、止咳平喘。急性吐泻引起的四肢逆冷,针中脘、内关、天枢等穴和胃治本,灸脐中、关元、大椎等穴温阳治标。阳明腑实证,由于里热不解,阴液大伤,表现为腹满硬痛、大便燥结、身热烦躁、口唇干裂、舌苔焦黄等正虚邪实、标本俱急的证候。若仅用攻下之法,则恐进一步耗损阴液;若单纯滋阴增液,又不足以清泻肠胃之实热。而取天枢、内庭、二间、足三里穴清泻实热治本,取廉泉、太溪、照海、三阴交、金津玉液滋阴增液治标,则可存阴润燥,"增水行舟"。再如热病重症见高热、神志昏迷,而兼见小腹胀满、小便癃闭时,既要泻热开窍,又要通利小便,才能标本双解,解除疾病。当标病与本病处于俱缓状态时,也可采用标本兼治法,单纯地扶正或祛邪都是片面的。如肝病引起的脾胃不和,可在疏理肝气的同时,理脾和胃。穴取章门、期门、太冲、阳陵泉、中脘、足三里,可达标本同治之目的。

贫血又兼阴虚发热证,取脾俞、肝俞、膈俞、足三里、三阴交、劳宫、涌泉、照海穴标本同治。既益气养血,又滋阴清热,可提高疗效,缩短疗程。脾虚气滞引起的腹胀,既取脾俞、胃俞、足三里健运脾阳治本,又取大横、天枢、公孙理气消胀治标。虚火牙痛,可取太溪、然谷、涌泉、合谷、下关、颊车清虚热,止牙痛,标本同治。

二、补虚泻实　辨证论治

《素问·通评虚实论》:"邪气盛则实,精气夺则虚。"

《灵枢·九针十二原》:"凡用针者,虚则实之,满则泄之,宛陈则除之,邪胜则虚之。"《灵枢·经脉》:"盛则泻之,虚则补之……不盛不虚,以经取之。"

补虚,就是扶助正气;泻实,就是祛除邪气。在疾病过程中,正气不足则表现为虚证,治宜补法;邪气亢盛则表现为实证,治宜泻法。

这是针灸补虚泻实的基本原则。如果违反了这个原则,犯了虚虚实实之戒,就会造成"补泻反则病益笃"的不良后果。正确的运用这一原则,除正确地掌握针灸补泻的操作方法外,还要讲究经穴配伍,才能取得较好的疗效。

1. 补虚　"虚则补之""虚则实之"指出了当人体在邪正斗争中,正气不足,并为矛盾的主要方面时的治疗原则。适用于治疗各种慢性虚弱性病证。如大病久病,消耗精气,或大汗、吐利、大出血损伤阳气、阴液,均会导致正气虚弱,功能减退,表现为精神疲乏、肢软无力、贫血、气短、腹泻、遗精、乳少、形寒肢冷。毫针刺用补法,并灸,常取关元、气海、足三里、肾俞、膏肓俞及与有关经脉的背俞穴和原穴,以达到振奋脏腑的功能,促进气血的生化。如表现为五心烦热、自汗盗汗、大便滑脱、小便失禁、舌红少苔或无苔为阴虚,临床常取太溪、三阴交、膈俞及与相关经脉的背俞穴,毫针刺用补法，以补其阴，达到滋阴养血的目的。

陷下则灸之，属于虚则补之范畴。陷下即气虚下陷，也就是说气虚下陷的治疗原则是以灸治为主的。针灸临床对于因脏腑经络之气虚弱，中气不足，对气血和内脏失其固摄能力而出现的一系列病证，如久泄、久痢、遗尿、崩漏、脱肛、子宫脱垂、内脏下垂等，常灸百会、神阙、气海、关元、中脘、脾俞、胃俞、肾俞、足三里等穴补中益气、升阳举陷。对于失血过多、大汗不止、四肢厥冷、阳气暴脱、血压下降、脉微欲绝的虚脱危象，更应重灸上述腧穴，以升阳固脱，回阳救逆。

2.**泻实**　《灵枢·经脉》言："盛则泻之。"《灵枢·九针十二原》亦曰："满则泄之。"这里的"盛"与"满"即是指邪气亢盛或盛满，而"泻"与"泄"是指治疗方法，即对邪气盛满的实证，应该用泻法进行治疗，以祛除邪气，促进疾病的痊愈。所以"盛则泻之""满则泄之""邪盛则虚之"都是泻损邪气的意思，可统称为"实则泻之"。

疾病的发生、发展和转归过程，就是邪与正斗争的过程。在此过程中，如邪气亢盛，并成为矛盾的主要方面时，其证候表现为实证。临床上实证常常与热证并见，故治疗原则是只针不灸，针用泻法或用三棱针点刺出血，或用梅花针重叩出血。例如对高热、中暑、昏迷、惊厥、痉挛以及各种原因引起的剧痛等实热病证，在正气不虚的情况下，取大椎、合谷、太冲、委中、人中、十宣、十二井等穴，针用泻法，或点刺出血，即能达到清泄实热之目的。

若病见实热，而正气又处于极度虚弱的状态下，则应泻实与补虚兼顾，或先行补虚，而后泻实。例如对于邪实正虚的臌胀病，一味泻实或单纯补虚都是片面的，唯有虚实同治，攻补兼施才是理想之策。

"宛陈则除之"是实证用泻法的一种。"宛"同"瘀"，有瘀结、瘀滞之义。"陈"即"陈旧"，引申为时间长久。"宛陈"泛指体表络脉瘀阻之类的病证。"除"即"清除",指清除恶血的刺血疗法。在《素问·针解》明确指出:"宛陈则除之,是出恶血也。"王冰注云:"宛,积也;陈,久也;除,去也。言络脉之中血积而久者,针刺而除去之也。"指出由体表络脉瘀阻而引起的病证,应以三棱针点刺出血为治法,属于实者泻之的范畴。如外伤扭挫或气滞血瘀形成的肿痛,或邪入营血,郁结不解和久病入络,青紫肿胀,即可选用局部络脉或瘀血部位施行三棱针点刺出血,以活血化瘀,消肿止痛。如病情较重者,可从患处局部以三棱针点刺后加拔火罐(即血罐)。这样,可以排出更多的恶血,以加强活血化瘀、通络止痛的作用,促使病愈。其他如腱鞘囊肿、小儿疳疾的点刺放液治疗也属此类。

3. **补泻兼施**　在临床治疗中,有关补泻的内容非常丰富,除上述单纯补泻外,还有补泻兼施、先补后泻、先泻后补、上补下泻、上泻下补、左补右泻、右补左泻等。例如:胆虚而肝实者,既易惊失眠,又兼有两胁胀痛,治疗宜先取丘墟、胆俞以补胆之虚,再取行间以泻肝之实,治疗有序,其效必著。再如《类经图翼》中的"腕骨,凡心与小肠,火盛者,当泻之。浑身热盛,先补后泻;肩背冷痛,先泻后补"等都是补泻兼施的例证。

《灵枢·经脉》言"不盛不虚,以经取之",这并非病证本身无虚实可言,而是脏腑经络的虚实表现不明显或虚实兼而有之。主要是由于脏腑经络本身一时性的气血紊乱,而不涉及其他脏腑、经脉,属本经自病。《灵枢·禁服》说:"不盛不虚,以经取之,名曰经刺。"即指不盛不虚,正经自病的,治疗时应取治于有病的本经,这叫作经刺。《难经·六十九难》亦说明:"不虚不实以经取之者,是正经自病也。"治疗应按本经循经取穴,以原穴和五输穴最为适宜。当针下得气后,再行均匀的提插捻转(即"平补平泻")手法,使本经的气血调和,脏腑功能恢复正常。这一治疗原则,因无复杂的配穴方法和针刺手法,临床应用甚为广泛。

三、三因制宜　审因施治

1.因时制宜——时间　因时制宜,是根据不同的气候与时间特点,来考虑制定适宜的治疗方法。四时气候的变化,对人体的生理功能、病理变化均可产生一定的影响。此外,在针灸临床上还应注意针刺的时机问题,才能取得好的效果。"因时制宜"的具体运用还有典型的时间针法。时间针法是古代医家观察到自然界的日月、星辰、四时、时辰的变化与人体十二经脉气血的流注有密切的关系,因此而创立的按时间取穴治疗的子午流注针法和灵龟八法、飞腾八法。

2.因地制宜——空间　因地制宜,是根据不同的地理环境特点,来制定适宜的治疗方法。由于不同的地理环境,不同的气候条件和生活习惯,人的生理活动和病理特点也不尽相同,所以治疗方法也不尽相同。

3.因人制宜——体质　因人制宜,是根据人的年龄、性别、体质等不同特点,以及生理功能及病理特点的不同,制定适宜的治疗方法。

四、热疾寒留

《灵枢·经脉》:"热则疾之,寒则留之,陷下则灸之。""热"是指邪热亢盛,或为外感风热引起的表热证;或为五脏六腑有热的里热证;或为气血壅盛于经络局部的局部热证。"疾"是快速的意思,即疾刺快出针。寒证应当用久留针的方法进行治疗,以激发其经气,使阳气来复,散其寒邪。并可酌加艾灸以扶正壮阳,温散寒邪。

《灵枢·九针十二原》进一步解释说:"刺诸热者,如以手探汤。"形象地表明针刺治疗热证应浅刺而疾出,手法应轻巧快速。《素问·至真要大论》"温者清之",也是治疗热证应用清热的方法。

所以针灸临床对于热性病证的治疗原则是既可以毫针浅刺疾出，还可以三棱针点刺出血，手法宜轻而快，可以不留针。因为病性属热，故只针不灸，针用泻法，以清泻热毒。例如风热感冒，常取大椎、曲池、合谷、外关等穴浅刺疾出，即可达到清热解表之目的。若伴有咽喉肿痛者，可用三棱针在少商穴点刺出血，以加强泻热、消肿、止痛的作用。温毒热证，可取委中、曲泽、十宣等，针刺泻法或点刺出血。热闭神昏证，可取水沟、十二井穴、劳宫，针刺泻法或点刺出血。热在经络局部者，可用毫针散刺，或三棱针点刺，或皮肤针叩刺局部皮肤出血，以疏散热邪。

当然，任何一种治疗原则都不是绝对的，热性病证浅刺疾出的治法也不例外。当热邪入里（即"阴有阳疾"）时，就应该深刺留针；脏腑热证，可取所属脏腑经络的荥穴、经穴，如心热证取少府、劳宫，肝热证取行间、阳辅等，针刺泻法，并可以配合运用"透天凉"的复式补泻手法。

《灵枢·经脉》说："寒则留之。"这是讲寒证应当用久留针的方法进行治疗，以激发经气，使阳气来复，散其寒邪。如外受寒湿邪气引起的寒痹，关节剧痛，应深刺久留针，以激发阳气，祛除寒邪。阳气不足引起的内寒证，应针灸补法久留针，以激发阳气，此法常配用灸法以提高疗效。此外，"留"还有暂停之意，并不是停止之意，而是与热者疾之相对而言。《灵枢·九针十二原》则形象地解释为："刺寒清者，如人不欲行。"即表明治疗寒证，针灸手法应深而久留针。《素问·至真要大论》中言："寒者热之。"此中"寒"即指疾病的性质属寒，或为外感寒邪引起的表寒证；或为寒湿痹阻经脉的寒痹证；或为阳气不足引起的脏寒证。"热"则是热治疗的方法，如艾灸法，可温散寒邪，可温通经络，可益阳祛寒；或用针刺热补法，以益阳温经散寒。故寒性病证的治疗原则是针灸并用，深而久留针，以达温经散寒之目的。因阳虚寒盛，针刺不易得气，故应留针候气。加艾施灸更是助阳散寒的直接措施,阳气得复,寒邪乃散。主要适用于风寒湿痹为患的肌肉、关节疼痛以及寒邪入里之证。若寒邪在表,留于经络者,艾灸施治最为相宜。少数情况下也可以用三棱针点刺出血。若寒邪在里,凝滞脏腑,则针刺应深留针时间较长,配合施行"烧山火"复式针刺手法。并加用艾灸,以温针灸法最为适宜。

如寒凝经络证,可局部或循经取穴,治用灸法,或留针法或温针灸;对于胃寒证,可取中脘、气海、足三里,留针补法或加灸;阳气衰微、四肢厥冷之证,可取关元、神阙,重用灸法,或采用神阙用隔盐灸法。此外,《灵枢·禁服》中有"血寒者灸之"的记载,这是寒证用灸法的一种。血寒是指血脉中阴寒盛,或寒邪袭于血分,成为阳气不足,阴寒内盛,可致血脉凝滞,变生诸病。宗"寒者热之"大法,治用灸法,以扶阳祛寒,温通经脉。如血寒导致血脉凝滞引起的脱骨疽,或血寒经血闭阻引起的痛经,均可采用温通的方法进行治疗。

在临床上,热证和寒证往往表现为错综复杂,变化多端。有表热、里热之分,亦有里寒与表寒之别;有上热下寒,还有真寒假热和真热假寒。所以清热温寒的运用也应灵活机动,辨清寒、热之在表在里,是真是假等,以确定正确的治疗原则和方法。

五、治神调气

《素问·宝命全形论》:"凡刺之真,必先治神……经气已至,慎守勿失。"

《灵枢·本神》中言:"是故用针者,察观病人之态,以知精神魂魄之存亡,得失之意。"指出治神在针灸临床治疗中对医者有着密切的关系,对针刺手法要求的是否成功,针刺疗效能否提高,以及防止意外事故的发生,都有重要的意义。故医者既要全面掌握和分析四诊所得的材料，根据患者阴阳、脏腑、气血等的变化情况，查清病机，辨明病证所属及虚实等，灵活而恰当地运用刺法。

《灵枢·官能》说："用针之要，无忘其神……徐语而安静，手巧而心审谛者，可使行针艾。"《千金要方》也说："凡大医治病，必当安神定志。"也提示我们在施行针灸治疗之前，医者必须把针灸疗法的有关事宜告诉患者，使之对针灸治病有一个全面的了解和正确的认识，以便稳定情绪，消除紧张心理，这对于初诊和精神紧张的患者尤为重要。所以治神不仅仅是对医者而言，对于患者也是非常重要的，这也直接关系到治疗的全过程和治疗效果。如《素问·举痛论》说："惊则心无所依，神无所归，虑无所定，故气乱矣。"《灵枢·终始》说："大惊大恐，必定其气乃刺之。"《标幽赋》亦云："凡刺者，使本神朝而后入；既刺也，使本神定而气随；神不朝而勿刺，神已定而可施。"这是讲医者要了解患者的精神状态和思想情绪。针刺前应对病者进行耐心细致的解释，尤其是对初次接受针灸治疗的患者，消除其畏针、紧张情绪，充分调动病者的主观能动性；并与之安置舒适持久的体位，使患者心神宁静，情志安定，全身肌肉松弛，即"精神已朝"而后针之。对于个别精神高度紧张、情绪波动不定以及大惊、大恐、大悲之人，应暂时避免针刺，以防神气散亡，造成不良后果。而对于一些患疑难病症、慢性痛疾或以情志精神因素致病者，还应在针灸治疗期间，多做深入细致的思想工作，使他们能够充分认识机体状态、精神因素对疾病的影响和作用。鼓励他们树立并坚定战胜疾病的信心，积极配合治疗，加强各方面的功能锻炼，促进疾病的好转和身体康复。

医者在针刺过程中也要密切注意患者的情绪、表情，随时加以必要的调整。只有在全面掌握和注意上述情况的前提下，运用与患者情况相适应的针刺手法，才能获得预期的治疗效果。正如《圣济经》中所云："治病之道，必观其态，必间其情，以察存亡得失之意。其为治也,告之以其败,语之以其善,导之以其所便,开之以其所苦。盖以神受则意诚,意诚则功倍故也。"

《灵枢·九针十二原》:"粗守形,上守神。"神,泛指整个人体生命活动的表现,是人的精神意识,思维活动以及脏腑、气血、津液活动外在表现的高度概括。所谓治神,一是在针灸施治前后注重调治患者的精神状态;二是在针灸操作过程中,医者专一其神,意守神气;患者神情安定,意守感传。可见治神贯穿于针灸治病的全过程。

《灵枢·刺节真邪》:"用针之类,在于调气。"针灸疗法所言之气,主要指经气。经气即经络之气,是经络系统的运动形式及其功能的总称。经气的虚实是脏腑经络功能盛衰的标志。针灸治病,十分注重调节经气的虚实,也就是发挥对脏腑、经络的调节作用。经气在针灸疗法中的体现有得气、气行、气至病所等形式。而得气的快慢,气行的长短,气至病所的效应,常常又与患者的体质,对针刺的敏感度,取穴的准确性,针刺的方向、角度、深度、强度、补泻手法等因素密切相关。在这些众多的因素之中,医者的治神调气,患者的意守感传对诱发经气,加速气至、促进气行和气至病所起到决定的作用。

总之,治神与守气是充分调动医者、患者两方面积极性的关键措施。医者端正医疗态度,认真操作,潜心尽意,正神守气;患者正确对待疾病,配合治疗,安神定志,意守感传。既体现了医者的良好医德,又贯穿了"心理治疗"于其中。所以能更好地发挥针灸疗法的作用,提高治疗效果。同时,还能有效地防止针灸异常现象和意外事故的发生。治神守气作为针灸疗法的一个重要治疗原则,毋庸置疑。

第三章　选穴思路

　　针灸配穴处方,是以阴阳、脏腑、经络、气血等学说为依据,在分析病因病机,明确辨证立法的基础上,选择适当的腧穴加以配伍,加之刺灸及补泻方法组合而成的。针灸处方是针灸临床治疗的实施方案,是针灸治病的关键步骤,腧穴的选择是否恰当,处方的组成是否合理,直接关系到治疗效果的好坏,为历来医家所重视,如《千金翼方》:"良医之道,先诊脉处方,次即针灸。"故针灸配穴处方必须在中医基础理论和针灸治疗原则的指导下,根据经络的分布、交叉交会和腧穴的分布、功能作用及特异性、结合疾病涉及的脏腑、病情的标本缓急,严密组合。做到有法有方组成处方。并根据病情需要,适当配合一些其他施治方法。这就是《素问·异法方宜论》中"杂合以治,各得所宜"的指导思想。

一、循经

　　循经远取即在距离病变部位较远的地方选穴。通常以肘膝以下的穴位为主,《黄帝内经》中称之为"远道刺"。这种选穴方法,紧密结合经脉的循行,体现了"经脉所过,主治所及"的学术思想。特别适用于在四肢肘膝关节以下选穴,用于治疗头面五官、躯干、内脏病证。在针灸临床上应用十分广泛,在这方面古代医家积累了丰富的经验。如《灵枢·终始》载:"病在上者下取之,病在下者高取之，病在头者取之足，病在腰者取之腘。"《素问·五常政大论》：
"病在上，取之下；病在下，取之上；病在中，傍取之。"这些都是远道
取穴的原则性记载。

　　在众多的穴位中，如何进行选穴是比较关键而又有一定难度
的。要做到这一点，首先必须按照经络学说来辨证，分析疾病是属
于哪一经或哪几经。清代的《琼瑶神书》中说："医人针灸，不知何
经受病，妄行取穴"是针灸疗效不好的重要原因之一，因此针灸选
穴的一个重要依据就是要按受病部位来分析病位在何经。对此早
在《标幽赋》中就有"既论脏腑虚实，须向经寻"之说。明代张三锡
在《经络考》序中也指出："脏腑阴阳，各有其经……明其部以定经，
循其流以寻源，舍此而欲知病之所在，犹适燕而北行，岂不愈劳愈
远哉。"这实际也是强调针灸治病必须按病变部位来分析，才能顺
藤摸瓜，选出正确的穴位，真正做到"有的放矢"，这是循经取穴的
基本原则。

二、症状

　　针对某一主要症状取穴称之为随症选穴。关于随症选穴有两
方面的含义：一是根据疾病的病因病机来选取穴位，既要考虑病
所与经络的联系，又要根据经络、脏腑的理论酌情选用治疗病因的
穴位，此时的选穴就要注重辨证取穴与辨经取穴相结合。二是根
据疾病过程中出现的症状来选取穴位。实际上针灸史上比较有代
表性的对症取穴大多见于特定穴中，其中五输穴最为突出，相当多
的穴位属于特定穴的范畴，因此深入细致地研究特定穴的应用对
提高针灸疗效是非常有意义的。

三、病机

　　症状是疾病的病理反应，而不是疾病的本质，一种疾病可以出

现多种症状,一个症状也可以出现在多种疾病中,所以对错综复杂的症状应加以分析。临床还有很多病证,如发热、昏迷、虚脱、癫狂、失眠、健忘、嗜睡、多梦、贫血、高血压等属于全身性病证,因无法辨位,不能应用上述分部选穴的方法。此时,就必须根据病证的性质,进行辨证分析,将病证归属于某一脏腑或经脉,然后按经选穴。例如失眠,若属心肾不交者,归心、肾二经,在心肾二经选穴;属于胆气虚者又归心、胆二经,则在心、胆二经选穴;若属肝胃不和者归肝、胃二经,就在肝、胃二经选穴。

对于个别突出的症状,也可以结合临床体验,随证选穴。例如发热选大椎或曲池以退热,痰多选丰隆或足三里以祛痰;贫血选膈俞或足三里;低血压选素髎或内关等均是。对症取穴属治标范畴,但个别症状的解除可以为治本创造有利条件。应用时根据病情的标本缓急,适当地采用对症选穴法,也是针灸处方中不可忽视的一个环节。

四、体质

可根据先天禀赋、后天体质、阴阳二十五人形、左右阴阳等进行选穴。

五、时间

如肥胖、时代病等,可依据运气学说来选穴。

六、空间

根据方位取穴,或依据地域差异而有东南西北中的选穴不同。

七、腧穴性能归类

1. **补气** 太渊、气海、百会、膻中。

2. **补血**　血海、膈俞、中脘、绝骨。

3. **滋阴**　三阴交、阴郄、太溪、照海。

4. **壮阳**　命门、关元、太溪、肾俞。

5. **舒肝**　丘墟、太冲、内关、期门、蠡沟。

6. **健脾**　太白、建里、章门、脾俞。

7. **解表**　合谷、外关、昆仑、大椎、经穴。

8. **祛风**　风字穴位。

9. **温里**　艾灸、火针、荥穴、壮阳穴。

10. **通行穴**　支沟、手三里、天枢、曲池、三焦俞、条口、环跳、归来。

11. **利水**　太溪、四渎、三阴交、阴陵泉、水分、水沟、水道。

12. **祛痰**　络穴，邪随络穴而出。

13. **镇静安神**　神字穴。

14. **升举穴**　百会、冲字穴，加补气穴。

15. **活血祛瘀**　郄穴、局部放血、补血穴。

16. **醒脑开窍**　人中、井穴、四神聪、会阴、百会、内关。

17. **退热**　大椎、膏肓俞、阴郄、劳宫、尺泽、耳尖放血、曲池、清冷渊。

18. **治汗**　合谷、复溜、阴郄、尺泽、气海、劳宫。

19. **扶正祛邪**　原络配穴。

八、病变部位与常用腧穴

1. **半身**　听宫。

2. **上半身**　合谷。

3. **下半身**　太冲、环跳。

4. **头顶**　太冲、涌泉、合谷。

5. **头两侧**　足临泣、外关、中渚。

6. **枕部**　至阴、后溪、长强。

7. **前额**　解溪、丰隆、合谷。

8. **面部**　合谷、冲阳、气冲、条口。

9. **眉棱骨**　肝俞。

10. **目**　肝俞、臂臑、养老、光明、目窗、风池、行间。

11. **鼻**　通天、列缺、上星、孔最、肺俞、膻中。

12. **口唇**　脾俞、太白、丰隆。

13. **牙齿**　太溪、曲池、合谷、偏历。

14. **舌头**　通里、照海、风府、哑门、滑肉门。

15. **耳朵**　太溪、外关、悬钟。

16. **颈项**　列缺、支正、昆仑。

17. **咽喉**　通里、照海。

18. **肩**　条口。

19. **肘**　冲阳。

20. **手**　大椎、中脘。

21. **脊柱**　后溪、人中、大钟。

22. **背**　合谷、养老。

23. **胸部**　内关、足临泣、梁丘、太渊、孔最、大陵。

24. **乳房**　足临泣、梁丘、内关、肩井、少泽。

25. **胃口**　内庭。

26. **胁部**　丘墟透照海。

27. **胁下**　内关。

28. **胃脘**　足三里、梁丘、丰隆。

29. **腹部**　支沟、手三里、三阴交、足临泣。

30. **少腹**　蠡沟。

31. **腰部**　委中、太溪、合阳。

32. **前阴**　大敦、水泉。

33. **后阴**　承山、二白。

34. **大腿**　腰阳关、秩边、环跳。

35. **腿部**　风府、腰夹脊。

36. **脚底**　关元、气海、命门、肾俞。

37. **脚趾**　百会、中脘、章门。

38. **腋窝**　肝有邪，其气留于两腋。

九、病因与常用腧穴

1. **外感**　合谷、外关、大椎。

2. **内伤**　伤食——足三里、天枢。

3. **外伤**　局部放血、循经郄穴。

十、微刺系统

1. **头针**　头针是针刺头皮的刺激区（大脑皮质功能在头皮上的相应投射区），以治疗脑源性疾病为主的一种疗法。

《素问·脉要精微论》中指出："头者精明之府。"明代张介宾说："五脏六腑之精气，皆上升于头。"由于"头为诸阳之会"，人之手足三阳经以及督脉，均上行头部。因此，针刺头部的有关刺激点，通过经络的传导，可以调整脏腑、躯干和四肢的功能。

头针主要适用于治疗脑源性疾病引起的瘫痪、麻木、失语等症。此外，还可治疗眩晕、腰腿痛、夜尿等。目前，在头针治病的基础上又创造的头针麻醉，已经应用于多种外科手术。如感觉区配合内脏区（胸腔区、胃区、生殖区）可以用于有关部位外科手术等。

2. **耳针**　耳针疗法是用针刺或其他方法刺激耳穴，以防治疾病的一种方法，具有操作简便，奏效迅速等特点。运用耳穴诊治疾病，早在《灵枢·五邪》篇就有记载："邪在肝，则两胁中痛……取耳间青脉以去其挈。"唐代《千金要方》有取耳中穴治疗马黄、黄疸、寒暑疫毒等病。历代医学文献也有介绍用针、灸、熨、按摩、耳道塞药、吹药等方法刺激耳郭以防治疾病,以望、触耳郭诊断疾病的记载,一直为很多医家所应用。

3.**眼针**　眼针是在眼周眶区取穴针刺以治疗各种疾病的方法。它是在华佗看眼察病的基础上发展起来的。华佗将眼球划分为八区,用于诊断疾病,"故凡病发则有形色丝络显见,可验内之何脏腑受病也"。这种看眼球结膜血管的形色丝络以诊断疾病的方法,称为"看眼查病"。在此基础上经过长期的临床实践,探索出眼周眶区 13 穴,用于治疗疾病,即眼针疗法。

因为眼与经络脏腑有密切联系,就人体而言有十二经脉,除肺、脾、肾、心包以外,有八条经脉以眼为"集散之地";加上表里关系,十二经脉直接或间接地都与眼睛相联系。《灵枢·大惑》记载:"五脏六腑之精气皆上注于目而为精。"《灵枢·邪气脏腑病形》篇说:"十二经脉三百六十五络,其血气皆上于面而走空窍,其精阳气上走于目面为精。"《素问·五脏生成论》中有"诸脉者,皆属于目"的记载。上述记载表明了眼睛与脏腑经脉的关系。

眼针适用于中风半身不遂及脑外伤所致瘫痪,疼痛,十二指肠溃疡,神志病,心血管病,生殖泌尿系统疾病,肛门病,胆囊炎,胆道蛔虫症,肝炎,消化不良,头面五官病,胃病,肾病等。

4.**鼻针**　鼻针疗法是针刺鼻部范围内的特定穴位治疗疾病的一种方法。它是根据古代对于鼻部与经络脏腑及全身关系的论述发展而来的。

鼻居面部正中,古人称之为"明堂"。《灵枢·五色》:"五色独决于明堂。"《灵枢·经脉》篇记载:手阳明之脉"上挟鼻孔",足阳明之脉"起于鼻之交頞中……下循鼻外";手太阳之脉"抵鼻"。《灵枢·经筋》篇则载:足阳明之筋"下结于鼻";足太阳之筋"结于鼻"。《素问·五脏别论》说："五气入鼻，藏于心肺。"《疮疡全书》中说："鼻居面中。为一身之血运。"又说："鼻孔为肺之窍，其上气通于脑，下行于肺。"《奇效良方》亦说："鼻者，肺之通窍，主清气出入之道路。若气血和平，阴阳升降，则呼吸通和，荣卫行焉。"从这些记载看，鼻部与全身经络气血和心肺的功能活动有密切的联系，而心神又关系到脑。也正因为如此，针刺鼻部穴位能治疗全身的疾病。

鼻针疗法的穴位，一般都是按人身器官名称命名，因此穴位名称即主治相应器官疾患。如高血压上点或下点主治高血压、眩晕；心主治头痛、神经衰弱；腰三角主治腰痛；消化三角主治急慢性胃炎、胃及十二指肠溃疡；阑尾主治阑尾炎。除主穴之外，临床上往往还要取一些配穴。

5. 舌针　舌针疗法，是针刺舌体上一些特定的穴位，以治疗疾病的一种方法。

舌为心之苗，脾之外候。舌与脏腑经络的关系，在《黄帝内经》中有很多记载，如《素问·阴阳应象大论》说："心主舌……在窍为舌。"《灵枢·脉度》篇说："心气通于舌，心和则舌能知五味矣。"另外，《灵枢·五阅五使》篇也有"舌者，心之官也"的记载。《灵枢·经脉》说："唇舌者，肌肉之本也。"即脏腑气血上营于舌，而舌与脏腑的联系是通过经脉实现的。《经脉》篇又说："手少阴之别……系舌本。""肝者，筋之合也，筋者聚于阴器，而脉络与舌本也。"足大阴之脉"连舌本，散舌下"；足少阴之脉"挟舌本"。此外，《灵枢·经别》篇说：足太阴经别"贯舌中"；足少阴经别"直者系舌本"。以及《灵枢·经筋》篇中手少阳经筋"入系舌本"；足太阳经筋"支者结于舌本"等记载表明脏腑经脉气血与舌的关系十分密切。因此脏腑经脉的病变可以从舌反映出来，通过针刺舌上的穴位，可以治疗全身疾病。早在《黄帝内经》中就有舌针的记载，《灵枢·终始》篇谓：

"重舌,刺舌柱以被针也。"《素问·刺禁论》说:"刺舌下中脉太过血出不止,为瘖。"可见古代医家在舌针治疗上积累了一定的临床经验。今人在历代医家的基础上,通过临床实践,又创用了一些舌针新穴。

舌针能治疗舌体及肢体运动功能障碍的有关病症,如舌麻、舌体㖞斜、木舌、重舌、口内异味感和肢体瘫痪、麻木、咽痛等。脏腑经络病症,如高血压、肩周炎、心血管病等。

6.**腹针** 腹针是通过刺激腹部穴位调节脏腑失衡来治疗全身疾病,以神阙布气假说为核心形成的一个微针系统。因此,对腹针适应证的选择做了一些规定,主要治疗内因引起的疾病或久病及里的慢性病。

腹部是人体的一个重要部位,在腹腔内集中了人体许多重要的内脏器官,生命活动的许多功能均是在这些重要器官的正常生理活动下得以运转。除此之外,人体还有更为完善的功能调节系统,使人体各器官、系统的活动直接或间接地在调节系统的控制下进行,使人体对内外环境的变化,产生相应的反馈,保证人体内部与周围环境之间的协调统一,维持人体生命活动的正常进行。

首先,从中医的角度来看,腹部不仅包括了内脏中许多重要的器官,而且腹部还分布着大量的经脉,为气血向全身输布、内联外达提供了较广的途径。脏腑的募穴是脏腑之气结聚的地方,也是审察症候、诊断、治疗疾病的重要部位,因其大多集中在腹部,故又称腹募。日本汉方医学还把腹诊发展成为一种特有的诊病手段,矢数道明甚至提出:外感证从脉证为主,内伤病以腹诊为主的主张。曲直濑道三还认为:"腹者有生之本,百病皆根于此。"因此,腹针治疗内脏疾病或慢性全身性疾病具有脏腑最集中,经脉最多,途径最短等优点。

其次,脐带是胎儿从母体摄入氧气、营养物质的通道。脐带的一端和胎儿腹壁的脐轮相连,另一端附着于胎盘的子体表面上。母体的气血则由脐带向胎儿全身提供,并随着胎儿在母体逐渐发育,以脐为中心向全身输布气血的功能不断得到完善,最后形成了一个完善的给养系统。因此,神阙向四周及全身输布气血的功能先天即已形成。胎儿出生后,随着营养摄入方式的改变,脐部输布气血的功能降到了一个次等的地位,一些血管与周围的血管建立新的关系,一些组织闭锁,一些成为结缔组织,从而被人们所忽略。但是,这一固有的输布气血的系统依然存在。因此,笔者认为以神阙为轴心的大腹部不仅有一个已知的与全身气血运行相关的循环系统,而且还拥有一个被人们所忽略的全身高级调控系统。这个系统不仅是腹针的物质基础,同时也是敷脐疗法的物质基础。

再次,维持机体的稳态,是医学的共识,中医认为人体是有机的整体,在结构上不可分割、在生理上相互协调,在病理上相互影响,外病及里,里病外显。此外,还强调人与自然界之间的密切关系和社会心理对人体的影响。人体作为一个外界的承受体与内脏的反映物则是通过经络调节使机体达到相对稳定的状态。而内脏系统的失衡和在体表的反应相关,是中医的基本概念,即"有诸内必形诸外"。人们也常把这种脏腑失衡的体表反应作为诊断和治疗疾病的依据。体针、耳针、头针等大多是对脏腑的疾病通过体表的针刺反馈进行逆向调节这一原理。腹针虽然也是针刺体表,但由于腹针在解剖学上的优势,使之对脏腑失衡的调节更为有利。故可提高内脏在应激状态下相对稳定的能力。

由于腹针是以调整脏腑的功能来治疗全身疾病的一种方法,因此,腹针的治疗以调动与调节人体的内脏功能为目的,使之运转逐渐地有序化,故而较大地依赖于人体的本身。一般而言,腹针的适应证为内因性疾病,即内伤性疾病或久病及里的疑难病、慢性病为主要的适应证。临床上大致可以分为:① 病程较久的内伤脏腑的全身性疾病如：脑血管病后遗症、老年性痴呆、脑动脉硬化、心血管病、高血压、癔症等。② 脏腑失衡后引起的疾病如：血栓性耳聋、眼底出血、球后视神经炎、视神经萎缩等。③ 虽病程较短，但与脏腑的正气不足相关的疾病如：肩周炎、坐骨神经痛、关节炎、颈椎综合征、腰痛、双腿麻木、酸困等。④ 其他的针灸适应证，经治疗疗效不佳者，均可为腹针的适应证。

7. 手针　手针是以传统的经络学说为基础，吸收人体全息理论的观点，在长期的临床实践中总结出来的。"手针疗法"是通过针刺手部穴位，配合其他相应的腧穴和压痛点（阿是穴）来治疗全身疾病的行针法。

早在《黄帝内经》中即有手与脏腑经络联系的记载。《灵枢·逆顺肥瘦》论述："手之三阴，从胸走手，手之三阳，从手走头。"而更详细的经络循行衔接，在《灵枢·经脉》中有所阐述，如手太阴经行于手大鱼际处，止于拇指桡侧端，手阳明经受太阴脉气之交，起于示指桡侧端，上行手掌出合谷两骨之间等。《素问·太阴阳明论》指出："阴气……循臂至指端，阳气从手上行。"《灵枢·动输》说："夫四末阴阳之会者，此气之大络也。"手为上肢之末端，为手三阴、三阳经络气血交会联系之处，对经气的接通有重要作用。《灵枢·卫气失常》又说："皮之部，输于四末。"这样手部经脉又与全身经脉密切联系。按照十二经的标本、根结学说，手亦是经脉之气生发、布散之处。运用手针疗法，针刺手部特定穴位，易于激发经气，调节脏腑经络功能，从而可对全身各部的疾病进行治疗。《灵枢·热病》已有记载："喉痹舌卷，口中干，烦心心痛，臂内廉痛，不可及头，取手小指次指爪甲下，去端如韭叶。"

据不完全统计，手针疗法目前已应用于 50 余种病症治疗。其中，以对各类急性痛症疗效最为明显，诸如急性腰扭伤、腰椎间盘突出症、尾骶痛、髋臀痛；落枕、颈项痛、前头痛、后头痛、肩背痛、头顶痛、偏头痛、神经性头痛；扁桃体炎、牙痛、咽喉肿；耳鸣、鼻塞；肋间神经痛、痛经；胃痛、呕吐、腹痛、泄泻；膈肌痉挛、肋间神经痛、带状疱疹；休克、昏迷；除上述病症外，还可治癫痫。

8. **足针** 脚与足古今含义不同，脚在古文里指膝关节以下，踝关节以上的部位。故《说文解字》云："脚，胫也。"古文的足现代称为脚，指踝关节以下的部位，主要由跗骨、跖骨、趾骨等部位组成。应用针刺或艾灸刺激足部的穴位，治疗某些疾病的方法，称为足针疗法。

足是人体运动行走的器官，它与脏腑、经络、气血有着密切的联系，其营养来源于脏腑。经络是从脏腑发出的，脏居于内，象见于外，内在脏腑的生理功能，病理变化必然反映到外表上来，这就是藏象。足的血液供应虽然来源于脏腑，但是必须由经脉途径来实现。足的病理变化，根据内在脏腑的不同部位，诊断相应的脏腑病变。《素问·厥论》篇云："阳气起于足五指（趾）之表，阴脉者集于足下而聚于足心……阴气起于五指（趾）之里。"阐明了足与全身阴阳之气的关系。人体足三阴经与足三阳经均起止于足，足部六条经脉的井、荥、输、原等穴位均位于足部。

足针疗法是一种整体治疗方法，适用于各类慢性、功能性病症。临床实践证明，足针疗法对痛觉有明显的阻断作用，适用于头痛、牙痛、神经痛等痛症的治疗。足针疗法还能提高机体免疫功能、促进血液循环、增强消化吸收功能、改善肾功能、调整内分泌系统的平衡，可以用于治疗免疫性及呼吸系统疾病（如各种过敏症、感冒、气管炎等）、血液及循环系统疾病（如贫血、高血压病、心律失常等）、消化系统疾病（如消化不良、便秘、胃肠炎等）、泌尿系统疾病（如尿频、尿闭、肾功能不良等）、内分泌及代谢系统疾病（如糖尿病、甲亢、更年期综合征等）。

足针疗法尤其对神经系统及精神疾病有特殊疗效，如失眠、健忘、神经麻痹、梅尼埃氏综合征、癫痫、神经官能症等。足针疗法对一些疑难病如不育症、低热、癔症等也有意想不到的效果。

9. **全息疗法**　生物全息律是以宇宙全息统一论为理论基础，它研究的内容是：不同的全息元之间、全息元与整体之间、整体与自然界之间、在时间和空间上的生理和病理的信息传递、信息感应等相应的关系，这些关系在疾病的诊断、治疗中与中医学宏观的整体观念为指导思想的"司外揣内"和"有诸内、必形诸外"的思维方式，有着一脉相承的源流和极其相似的基本规律。

十一、综合

依据上述思路，按君臣佐使组合成处方。

总之，选穴思路是多方面的，需要基础全面，才能灵活运用。还可考虑时间（子午流注）、体质、辨证、经验、微刺系统、现代医学认识等来选穴，依据上述思路，按君臣佐使组合成处方，才能更好地服务临床。

第四章　选法思路——三通法

针灸三通法即微通法、温通法、强通法,是贺普仁教授经过五十余年的理论探讨和临床实践相结合而提出的针灸学术思想。现将针灸三通法的内容简介如下。

从狭义角度理解,"贺氏针灸三通法"即以毫针刺法为主的"微通法",以火针、艾灸疗法为主的"温通法",以三棱针刺络放血疗法为主的"强通法"。三法有机结合,灵活掌握,对症使用,或三法合用,或独用一法、二法。

一、针灸三通法的理论依据

1. *病多气滞,法用三通*　病因是多样的,病机是复杂的,然而贺老体会尽管致病因素有六淫、疫疠、七情、饮食不节、劳累过度、跌打损伤等多种,其病理变化又有表里上下、升降出入、寒热虚实、气血阴阳的失调等,而这几方面的变化过程,都是机体抗病能力与病邪交争,以及脏腑经络自身功能失调的种种表现,因此各种疾病的病理变化,都必然影响到脏腑经络之气的运行,从而导致脏气、腑气、经络之气的阻滞,即气滞。气滞是大多数疾病发生发展的重要环节,气滞则病,气通则调,调则病愈。贺老把中医繁多的病理机制归结为气滞,从而提出了"病多气滞"论。在这一理论的指导下,贺老逐渐将传统针灸疗法提纲挈领为针灸三通法,使用各种不同的针具针法,刺激穴位,疏通经络,激发人体正气来复,驱邪外出,以期脏腑经络之气通畅,从而恢复人体正常的功能活动,即"法用三通"。贺老"病多气滞、法用三通"的针灸学术思想正是三通法的立论依据。

2.三通法的治病机制

(1)针灸的法则在于调气:针灸之法,即通经调气之法。《灵枢·九针十二原》:"欲以微针通其经脉,调其血气。"《灵枢·刺节真邪》:"针刺之类,在于调气。"《灵枢·终始》:"凡刺之道,气调而止。"由上可见,针灸的通经调气作用是治疗各种疾病,祛除各种气滞的有效大法,也是针灸治病的根本道理。贺老认为,中医"气"的概念,是指人体一切脏腑组织器官的功能作用,如果人体脏腑组织发生气机不调,就会出现疾病,调气实质上就是调理脏腑经络的功能。

(2)三通法旨在通经:三通法是采用各种针灸方法,通过调气以通经,或通经以调气,达到疏通经络、调和气血、治愈疾病的目的。微通法重在调,温通法取其温,强通法在于决血调气,根本宗旨就是通。这正如虞抟《医学正传》所说:"通之之法,各有不同,调气以和血,调血以和气,通也;下逆者使之上行,中结者使之旁达,亦通也;虚者助之使通,寒者温之使通,无非通之之法也。"

二、微通法

所谓微通,其意有:① 毫针刺法,因其所用毫针细微,故古人称之为"微针""小针","微"代表此法的主要工具是毫针。如《灵枢·九针十二原》:"欲以微针通其经脉。"② 有微调之意,用毫针微通经气,好比小河之水,涓涓细流,故曰微通。③ 取其针刺微妙之意,《灵枢·小针解》:"刺之微在数迟者,徐疾之意也。""粗之暗者,冥冥不知气之微密也。妙哉!工独有之者,尽知针意也。"所谓微者,是指针刺精微奥妙之处。④ 手法轻微之意,手法轻巧是取得理想疗效的关键,针刺应给予患者感觉舒适的良性刺激。

如何掌握针刺的微妙呢?《灵枢·九针十二原》:"小针之要,易陈而难入。"贺老认为,微通法的实质也就是研究和探讨在针刺过程中刺激形式、刺激量和刺激效应,以及这三者之间的相互关系。具体治疗时,以针为根,以刺为术,以得气为度,以补泻为法,随证应变,从一针一穴做起,到掌握腧穴处方的综合效应,以期取得理想的疗效。微通法以中医理论为指导,也是一切针法的基础。

从现代看,穴位有相对的特异性,又具有双向调节作用,若经络阻滞,则信息反馈障碍,导致双向调节作用及机体自稳体系的紊乱,而出现各种病症。微通法就是通过刺激穴位并用手法进行微调,来恢复机体的自稳调节机制,达到邪去正复的目的。

针灸之法,系行气之法。《灵枢·九针十二原》中云:"欲以微针通其经脉,调其气血。"由此可见,通调二字是针灸治病中的主要法则,针灸的通调作用是治疗气血不通的有效大法。贺教授深得其精髓,在他行医数十年中深刻认识到,尽管致病因素有七情、六淫以及饮食劳倦、跌打损伤等,所致疾病种类繁多。或因实,如气滞于表,邪不得宣,而恶寒发热;气血滞于内则瘀积疼痛,气滞于肝则肝气不舒;或因虚,气血虚弱,心失所养则心神不定、夜寐不安;肾气不足则腰痛耳鸣等。但其病机主要是气血运行不畅。外邪侵袭,邪入经络,则使经络中的气血运行不畅,病邪通过经络由表入里,则出现脏腑病变,又因气血是脏腑功能活动的基础,气血不和则出现脏腑病变,脏腑病变也可反映在相应的经络上,表现为经络中的气血运行不利。所以说疾病的产生,皆由于气血不通。《素问·调经论》中说:"五脏之道,皆出于经隧,以行气血,血气不和,百病乃变化而生,是故守经隧焉。"《灵枢·经脉》说:"经脉者,所以能决生死,处百病,调虚实,不可不通。"故用毫针、微针通调气血、补虚泻实,从而治疗疾病。

刺法是指针刺时,用医者的手指操纵针体,在穴位上做不同空间和形式的刺激,使其对患者产生不同的感觉和传导,从而达到最佳治疗效果,这包括刺激形式、刺激量及刺激效应三个问题。

刺激形式是指进针到出针过程中医者的具体操作及补泻规律。补法形式以轻柔徐为主,刺激量以小、渐、久为主;对机体产生的性质以酸、柔、热为好;对机体的影响以舒适、轻快、精神振奋为目的。具体操作法:徐徐渐进而轻巧地把针尖纳入地部,要求得气过程由小渐大,以小角度的捻转法或微弱的雀啄法,要求感传面慢慢扩大,感传线细而缓。泻法形式以重、刚、疾为主,刺激量以大、迅、短为主;对机体产生的作用性质以触电样快传导的清凉感为好;对机体的影响以明显的触电性的麻酥感为佳,从而达到祛邪的目的。具体操作法:进针后迅速将针尖插入地部,要求得气过程要快、大,行气时较频捻针柄或快而大角度的提插针体,要求感传面大并且迅速,感传线粗而疾。

刺激量是指术者操作时,患者自我感觉的反应。这种刺激量在针刺疗法中所起的作用是促进机体调整气血,通经活络。是促进机体状态转化的外因条件,是解决矛盾的重要方法。补法的针刺总量是在全部针刺过程中缓缓地给予;而泻法的针刺总量则是暂短的时间内迅速而集中地给予,补法的针刺总量呈持续状上升或在先升后降中输入;而泻法的刺激量则是爆发式地折返升降中输入。正确的刺激量应从患者的具体情况中分析而来,主要包括以下几方面:① 临床症状的分析;② 年龄的大小;③ 工作的性质;④ 性别的关系;⑤ 胖瘦的区别;⑥ 季节及气候的影响;⑦ 水土习惯;⑧ 部位的不同。

刺激效应是指针刺全过程对患者整个机体的治疗作用。医生根据病情阴阳表里、寒热虚实的辨证,根据治疗原则"虚则实之,满则泻之,宛陈则除之,邪盛则虚之",选择相应的腧穴处方,施术于患者,以求各部阴阳调和,祛除疾病,保持健康。

刺激形式、刺激量及刺激效应这三者之间既有相互作用、相互影响,共同发生治疗作用的关系,也有局部和整体的关系,每一针一穴,每一招一式都需认真对待,这关系到整个机体对总刺激的综合反应。这是衡量针灸治疗的标志,是毫针治疗的关键。

刺激形式与刺激量之相互关系:首先刺激形式是在辨证的基础上施治的重要手段,由刺激形式决定刺激量,只有刺激形式恰当,刺激量适度,才能出现最佳刺激效应,也就是患者才能从疾病状态下康复。反过来,刺激量又调整着刺激形式,如患者得气不理想,甚或未能得气,那就需要医者调整自己的手法。

刺激效应与刺激形式的相互关系:刺激效应指导着刺激形式,如若采用的刺激形式未能达到预期的目的,即刺激效应不明显或是没有效应,这样就必须再根据病情等诸多因素,来改变刺激形式以期达到目的。刺激效应是刺激形式的检验,只有获得最佳治疗效果,才是刺激形式的目的,而刺激形式也决定着刺激效应的结果。刺激形式与刺激效应的关系,也是局部和整体的关系。因为刺激形式需要一针一穴去完成,每一针每一穴虽然都有他们特定的刺激效应,但反映到全身则是对整个机体状态的调整与补充。尤其是针刺技术,非药物可以比拟的,仅以"针"为根,以"刺"为术,调整机体的营卫气血,虚实寒热,祛疾除病。因而一针一穴的刺激形式决定着全身的刺激效应,同样全身的刺激效应也牵动着刺激形式,使两者相辅相成,协调统一。

刺激量与刺激效应的相互关系:刺激量和刺激效应之间的关系更为密切,可以说刺激量到刺激效应是对一种疾病治疗从"量"到"质"的飞跃。从每一针一穴的刺激量反映到全身便是刺激效应,刺激效应是刺激量的"合力",是刺激量的"综合效益",同样,刺激效应也调整刺激量的大小、多少、快慢。

总之，刺激形式、刺激量和刺激效应三者互相作用，共同构成"微通法"的核心。只有三者互相调整，有机结合，才能针下生花，使毫针治疗出现妙不可言的效果。

微通法的功效在于通经络、调气血。"微通法"被广泛用于临床各科，涉及呼吸、消化、循环、免疫、神经等多个系统的常见病、多发病，以及疑难杂病，其疗效是有目共睹的。可治疗三百多种疾病，其中有确切疗效的约在一百多种。不仅适用于治疗慢性疾病如半身不遂、哮喘、眩晕、麻木、皮肤病、月经不调等，也可以治疗一些急症、重症，如晕厥、中风、脑震荡等，也能有起死回生之效。

三、温通法

温通法是以火针疗法为代表，包括温针、艾灸等疗法，此法给机体以温热刺激，好似冬春之季河面浮冰，得阳春之暖，而渐融之，河水通行无涩也，因其得温而通，故名温通。

火针古称之燔针、焠刺、白针、烧针，如《灵枢·官针》："九曰焠刺，焠刺者，刺燔针则取痹也。"《伤寒论》："烧针令其汗。"它的施术是将针体烧白，然后刺入人体一定的穴位或部位，从而达到祛除疾病的目的。

火针具有针和灸的双重作用。其一，针刺穴位，本身有调整作用，此同微通法；其二，温热属阳，阳为用，人体如果阳气充盛，则阴寒之气可以驱除，即火针有祛寒助阳的作用。而人身之气血喜温而恶寒，如《素问·调经论》："血气者，喜温而恶寒，寒则泣不能流，温则消而去之。""寒独留则血凝泣，凝则脉不通。"血气遇寒则凝聚不通，借助火热，得温则流通。

温通法就是利用温热作用刺激人体某些穴位或部位，增加人体阳气，激发经气，调节脏腑功能，使经络通、气血行，因此称为"温通法"。

艾灸疗法是利用菊科植物艾叶做原料,制成艾绒,在一定的穴位上,用各种不同的方法燃烧,直接或间接地施以适当的温热刺激,通过经络的传导作用而达到治病保健目的的一种方法。《神灸经纶》上曾记载:"夫灸取于火,以火性热而至速,体柔而用刚,能消阴翳,走而不守,善入脏腑。取艾之辛香作烛,能通十二经,入三阴,理气血,以治百病,效如反掌。"针和灸都是在经络穴位上施行的,有共同之处,两者可结合使用,也可单独使用。因各具特色,故不能互相取代。火针疗法则兼具有两者的优点,一种针术具有两种作用,其适应范围比单纯用针或艾灸广泛。

近年来经过临床实验证明,火针治疗对甲皱微循环有一定的影响,如可使血色变红,血流速度加快,血流态势好转。另外,通过对针刺局部的红外热象图观察,火针治疗后病变部位的温度明显提高。由此也可以证明火针可以改善气血运行,具有行气活血,温通经络的作用。日本针灸学家也证明灸可以增加红细胞与白细胞,促进血行,使血行旺盛,并提高组织充血,增强局部营养。

温通法的特点就是温通,它包括两种治疗方法,即火针疗法和艾灸。这两种方法有共同的特点,即都与火有关,都是在发现了火以后而出现的。火针疗法是将针在火上烧红后迅速刺入人体一定穴位或部位的治疗方法。而艾灸则是用火将艾绒点燃,在一定穴位上,通过不同方式的燃烧来治病。它们的治疗作用都是利用温热刺激,温阳祛寒,疏通气血,是通过经络和腧穴的作用来完成的。以上是它们的相同点,不同点也有很多方面。

从功效上看,火针疗法可以外发其邪,而艾灸疗法则会导致闭门留寇。在操作上,火针疗法简便快捷,而艾灸则烦琐复杂。在作用方面,火针兼具了针和灸的双重作用,所以其适用范围也较艾灸广泛得多。清代针灸家廖润鸿认为火针具有艾灸相似的疗效,并认为火针比艾灸易于接受,可以成为艾条的代用法。他在《针灸集成》中说"性畏艾条者,当用火针"。

火针疗法可以增加人体阳气,激发经气,调节脏腑功能,使经络通、气血畅,有祛寒除湿、清热解毒、消癥散结、去腐排脓、生肌敛疮、益肾壮阳、温中和胃、升阳举陷、宣肺定喘、止痛、止痒除麻、定抽、息风等功效。火针主要适用于疑难病、顽固性病症、寒症等。

艾灸具有温经散寒、扶阳固脱、消癥散结、防病保健的作用。现代实验研究认为,灸法可以提高免疫功能,对血液循环、呼吸、消化、神经内分泌等系统均有调节作用,并可解热抗炎、防治肿瘤、提高痛阈等。

四、强通法

强通法的典型方法是放血疗法,包括拔罐、推拿等疗法。放血疗法是用三棱针或其他针具刺破人体一定部位的浅表血管,根据不同的病情,放出适量的血液。《灵枢·小针解》:"菀陈则除之者,去血脉也。"即指以放血疗法祛除恶血,以达祛瘀滞、通经络的作用。此法犹如河道阻塞,水流受阻,今疏浚其道,强令复通,故曰强通。

其作用机制,一方面,通过祛瘀以通经,因瘀血是病理产物,又可成为致病因素,若瘀血阻滞经络,最好的方法莫过于刺破血络以泻血祛瘀。正如《素问·调经论》:"刺留血奈何?岐伯曰:视其血络,刺出其血,无令恶血得入于经,以成其疾。"另一方面,若无瘀血,由于气血相关依存,在实证时,如《素问·阴阳应象大论》:"血实宜决之。"通过决血以调气,起到疏通经络的作用。

放血疗法具有开窍泻热、消肿止痛、调和气血、通经活络等多种作用,可以治疗各种实证、热症、瘀血、疼痛等。目前较常用于某些急症和慢性病,如晕厥、高热、中暑、中风闭证、急性咽喉肿痛、目赤红肿、疔痈初起、久痹、头痛、肢体末端麻木等症。强通法主要应用于急救及有瘀滞的病症。

以上是三通法的核心与内涵,然而引而广之,如:微刺法当属微通,熏熨法归于温通,刮痧等为强通类,三通法又可包括所有针灸疗法。

五、三通法新解

1. 普通选法

外感——拔罐

瘀血——放血

里寒——艾灸

顽固——火针

患者身体强健者——针刺

2. 灵活运用三通法 在临床上结合具体实际情况,笔者确立了一套较熟用的三通法方案,有执简驭繁的妙处,即:

(1)微通——毫针——内伤:一般的内伤疾患,如脏腑功能失调、气滞等,即用毫针通调为主,虚则补之、实则泻之。

(2)温通——火针——顽疾:对于顽固性疾患,如骨质增生、中风后遗症、面瘫后期等,多加用火针疗法以温通之,其效果才能较为理想。火针也有强通的意思。

当然对于阳虚外寒明显者,也用艾灸温通。

(3)强通——拔罐——外感:而对于外感类疾病,如感冒、痹证,或内虚易外感者,多用拔罐法以祛风邪等强通。

当然,对于瘀血明显者,如静脉曲张等,也用放血疗法以强通。

第五章　针灸处方

一、选穴原则

1. **近部——局部**　局部近取的选穴方法即围绕受病的肢体、脏腑、组织、器官就近取穴。这是根据每一个腧穴都能治疗局部病症这一作用,制定的一种基本选穴方法。体现了"腧穴所在,主治所及"的规律。多用于治疗病变部位比较明确、比较局限的病症以及某些器质性病变。局部取穴的应用非常广泛,很早以前就有记载,例如《素问·骨空论》说:"从风憎风,刺眉头……腰痛不可以转摇,急引阴卵,刺八髎与痛上。"《灵枢·周痹》说:"众痹……各在其处,更发更止,更居更起,以右应左,以左应右……刺此者,痛虽已止,必刺其处,勿令复起。"

其中"刺八髎与痛上"和"必刺其处"都是在病变部位选取腧穴的。此外,《素问·缪刺论》的"凡痹往来,行无常处者,在分肉间痛而刺之",《灵枢·厥病》的"耳聋无闻,取耳中。耳鸣,取耳前动脉",均为此类记载。当今临床,局部取穴也是广泛应用而行之有效的,如头痛选百会、太阳;眼病选睛明、瞳子髎、球后、承泣、攒竹;鼻病取迎香、素髎;耳病针耳门、翳风;口齿病取承浆、大迎;面瘫取地仓、颊车;胃痛取中脘、梁门;脱肛取会阴、长强……此法在大多数情况下都应作为选穴的主要依据,尤其对那些针感不明显的患者,从加强局部的刺激作用来看,更加适宜。例如临床上对各种关节疼痛、痿证以及扭伤、皮肤病证、腱鞘囊肿、甲状腺肿大等在局部选穴,用围刺法施针,其疗效就比较理想。

古代的"以痛为输",取"阿是穴"就是局部选穴法。《黄帝内经》中称之为"报刺"。这种方法古书中早有记载,"以痛为效"出自《灵枢·经筋》治疗痹痛之法,"阿是穴"之名始于唐代《千金方》,元代《玉龙歌》中言"浑身疼痛疾非常,不定穴中细审详,有筋有骨须浅刺,灼艾临时要度量",明代《医学纲目》亦有:"浑身疼痛,但于痛处针,不怕经穴,须避筋骨,穴名天应穴。"此法临床应用很广泛,多用于跌倒、扭伤、痹证等。近代常常以探查压痛点、敏感点、欣快点、迟钝点、异态点、跳动点为选穴依据(也即取"阿是穴"之法),以皮肤针行局部叩刺;偏头痛在头维或太阳附近怒张的浅表络脉点刺出血等。

2. 远部——水平体现　远部取穴是在离病变较远的部位选取腧穴,通常以肘膝以下的穴位为主,所以又称"远道穴",其根据是腧穴的远端作用,这是针灸处方选穴的基本方法,体现了针灸辨证论治的思想。在这方面古代医家积累了丰富的经验,如《灵枢·终始》:"病在上者,下取之;病在下者,高取之;病在头者,取之足,病在足者,取之腘",《素问·五常政大论》:"病在上,取之下;病在下,取之上;病在中,傍取之",就是远道取穴的原则性记载,并得到后世医家的广泛应用。

远道取穴在具体应用时,根据病症的不同可分为本经循经取穴,表里经取穴、交叉取穴、同经相应取穴等方法

(1)本经取穴:凡是经脉循行的部位(包括脏腑、器官和体表诸部位)发生疾病,就可在其经脉上选取穴位进行治疗,称之为本经取穴。古代文献在这方面有很多记载,如《灵枢·五乱》:"气在于心者,取之手少阴、心主之输",《灵枢·厥病》:"厥心痛,卧若徒

居,心痛间,动作痛益甚,色不变,肺心痛也,取之鱼际、太渊",以及《素问·刺腰痛》:"少阳令人腰痛,如以针刺其皮中,循循然不可以俯仰,不可以顾,刺少阳成骨之端出血。成骨在膝外廉之骨独起者"等。后世的记载更多,这在《玉龙歌》《玉龙赋》《马丹阳天星十二穴治杂病歌》等歌赋中均有体现。

（2）异经取穴:异经取穴包括表里经取穴和按病因病机取穴。

某经或其所属的脏腑器官发生病变,取其相表里经上的腧穴进行治疗,称为表里经取穴。如《素问·缪刺论》:"邪客于手阳明之络,令人气满胸中,喘息而支胠,胸中热,刺手大指次指爪甲上,去端如韭叶",《灵枢·厥病》"厥心痛,腹胀胸满,心尤痛甚,胃心痛也,取之大都、太白",《素问·藏气法时论》:"肝病者,两胁下痛引少腹,令人善怒。虚则目䀮䀮无所见,耳无所闻,善恐,如人将捕之。取其经,厥阴与少阳"。以上都是关于表里经取穴的记载。后世医家遵《黄帝内经》之意,一般多采用本经循经取穴和表里经配合应用。如鼻病属于手阳明经病,常选取本经腧穴合谷,配手太阴经穴列缺;喉病属手太阴经病,常选取本经经穴少商,配手阳明经穴合谷;胃痛属足阳明经病变,常选取本经穴足三里,配足太阴经穴公孙;腹胀属足太阴经病症,常选取本经穴太白、公孙,配足阳明经穴足三里。

在病位确定之后,再结合病因病机选取穴位,称之为按病因病机取穴。《灵枢·杂病》:"心痛,腹胀,啬啬然,大便不利,取足太阴",《灵枢·四时气》:"小腹控睾、引腰脊,上冲心,邪在小肠者,连睾系,属于脊,贯肝肺,络心系。气盛则厥逆,上冲肠胃,熏肝,散于肓,结于脐,故取之肓原以散之,刺太阴以予之,取厥阴以下之,取巨虚下廉以去之",都是按病因病机取穴的具体应用。这种取穴方法在临床上应用也很广,如胃痛属胃腑病变,治疗应取足阳明经穴足三里,若因肝气郁结横逆犯胃所致者,则同时应取足厥阴经穴太冲,疏肝解郁,使胃不受侮,而胃痛可止。

（3）同名经取穴：某脏腑或某经络发生病变,在治疗时除取本经腧穴外,还可取与其经络名称相同的手足经脉的经穴。其原理源于名称相同的经络相互沟通、交会,如手足名称相同的阳经交会于头面部,手足名称相同的阴经均交会于胸部。早在《黄帝内经》中就有明确记载。如《灵枢·热病》："热病而汗且出,及脉顺可汗者,取之鱼际、太渊、大都、太白,泻之则热去,补之则汗出,汗出太甚,取内踝上横脉以止之。"《素问·刺疟》："疟方欲寒,刺手阳明太阴、足阳明太阴。"《灵枢·厥病》："厥头痛,贞贞头重而痛,泻头上五行,行五,先取手少阴,后取足少阴",都是同名经取穴。这种方法现在也在广泛应用着,如头项痛,背痛,既可选取昆仑、申脉,又可取后溪;前头痛,目赤肿痛,既可取内庭、解溪,又可取合谷;胃痛、胃脘胀满,既可取足三里,又可取合谷;胁肋部疼痛,既可取阳陵泉,又可取支沟,等等。

（4）交叉取穴：即左右交叉取穴,也就是说肢体左侧部位有病,取肢体右侧部位的腧穴进行治疗;右侧部位有病,取肢体左侧部位的腧穴进行治疗,是循经取穴的一种变法,此法基于《黄帝内经》中的"巨刺"和"缪刺"法。《灵枢·官针》篇说："巨刺者,左取右,右取左。"《素问·缪刺论》："邪客于经,左盛则右病,右盛则左病,亦有移易者,左痛未已而右脉先病,如此者,必巨刺之,必中其经,非络脉也。故络病者,其痛与经脉缪处,故命曰缪刺。"由于经络气血流注全身,贯通左右,所以病邪侵袭经络,既可影响全身,又可波及左右,所以在治疗上左侧有经络病,可取右侧经络上的腧穴进行治疗,反之,则取左侧腧穴进行治疗。其中,刺经者为"巨刺",刺络者为"缪刺"。

（5）同经相应取穴法：同经即手足名称相同的经脉。如手太阴经和足太阴经,手厥阴经与足厥阴经,手少阴经与足少阴经,手太阳经与足太阳经,这样十二经脉可分为名称相同的六组经脉。相应,指部位相对应或相似,如手指与足趾,手腕与足踝,肘关节与膝关节,肩关节和髋关节,相互对应,也称相应。所以同经相应取穴法,即手足名称相同的经络,相似的部位,可相互为用,选取穴位,治疗疾病。但是在应用时,要上下左右相对应,如左上肢与右下肢,左肘关节与右膝关节等,依此类推。这样同经相应取穴法,就包括了五部分内容,即手与足,上与下,左与右,相应经络,相应腧穴五项。以左侧手太阴经和右侧足太阴经、左侧手阳明经与右侧足阳明经为例说明之,少商与隐白、鱼际与太白、太渊与商丘、列缺与三阴交、孔最与地机、尺泽与阴陵泉、侠白与箕门等穴相对应;商阳与厉兑、二间与内庭、合谷与陷谷、阳溪与解溪、手三里与足三里、曲池与犊鼻、肘髎与梁丘、臂臑与伏兔等穴相对应,余可类推。

3. **随证——辨证取穴** 随证取穴,亦名对证取穴,或称辨证取穴,是指针对某些全身症状或疾病的病因病机而选取腧穴,这一取穴原则是根据中医理论和腧穴主治功能而提出的。近部取穴和远部取穴适用于病痛部位明确或局限者,但临床上有许多疾病往往难以明确其病变部位,对于这类病证,可以按照随证取穴的原则选取适当腧穴。如治疗高热可选取大椎、陶道,治疗虚脱可选取气海、关元,均属于随证取穴的范畴。

4. **特殊作用——类似专病专穴** 某些腧穴对某一方面的病证有特殊的治疗效果,在治疗中经常选用,如属气病的胸闷、气促等取膻中,属血病的血虚、慢性出血等取膈俞,属筋病的筋骨酸痛等取阳陵泉。

二、配穴方法

配穴方法,是在选穴原则的基础上,根据不同病证的治疗需要,选择有协调作用的两个以上的穴位加以配伍应用的方法。配穴是否恰当,直接影响治疗效果,所以临床配穴时一定从整体出发,根据患者的具体情况,全面考虑,以法统方,做到处方严谨,腧穴主次分明。切忌单纯从局部着眼,孤立地认识病证,力戒头痛治头,脚痛治脚,缺乏整体性的治疗处方。

1. **本经配穴法**　某一脏腑、经脉发生病变时,即选某一脏腑经脉的腧穴,配成处方。如肺病咳嗽,可取局部腧穴肺募中府,同时远取本经之尺泽、太渊。《素问·厥病》载:"厥头痛,项先痛,腰脊为应,先取天柱,后去足太阳"等,均属于本法的具体应用。

2. **表里经配穴法**　表里配穴法,是以脏腑经脉的阴阳表里关系为配穴依据,即阴经病变,可同时在其相表里的阳经取穴,阳经的病变,可同时在其相表里的阴经取穴。如《灵枢·口问》:"寒气克于胃,厥逆从下上散,复出于胃,故为噫。补足太阴、阳明。"《灵枢·五邪》:"邪在肾,则病骨痛阴痹。阴痹者,按之而不得,腹胀腰痛,大便难,肩背颈项痛,时眩。取之涌泉、昆仑。"以上经文均系根据脏腑经脉的表里关系进行配合取穴的,这种配穴方法对于一般常见病证均可采用。特定穴中的原络配穴法,也是本法在临床上的具体运用。

3. **上下配穴法**　上下配穴法,是泛指人身上部腧穴与下部腧穴配合应用。上,指上肢和腰部以上;下,指下肢和腰部以下。上下配穴法在临床上应用最广。例如胃痛,上肢取内关,下肢取足三里;咽喉痛、牙痛,上肢取合谷,下肢取内庭;脱肛、子宫脱垂,取百会;头痛项强取昆仑等等。

此外,八脉交会穴配合应用等,也属于本法的具体应用。

4. **前后配穴法**　前后配穴法,亦名腹背阴阳配穴法,前指胸腹为阴,后指脊背为阳,即选取前后部位腧穴配伍成处方的配穴法。《灵枢·官针》所指"偶刺法"及"俞募配穴法"等均属于本法范畴。凡脏腑有病均可采用前后配穴法治疗。临床医生通常采用俞募配穴法。

俞募配穴法是指胸腹部的募穴和腰背部的俞穴相配合应用。

俞募配穴法的应用根据有两点：一是俞穴和募穴都是脏腑之气输注或汇聚之处，与脏腑关系极为密切，既可反映脏腑的疾病，又可调节脏腑功能治疗脏腑病。如《难经·六十一难》说："阴病行阳，阳病行阴，故令募在阴，俞在阳。"这就是说功能失调属阴的脏病，常在属阳的腰背部俞穴出现压痛、敏感区和硬结等异常现象。二是遵照《素问·阴阳应象大论》所说："故善用针者，从阴引阳，从阳引阴。"可见俞穴和募穴可调节脏腑之阴阳，所谓从阴引阳，即属于阳腑病的病气，常出现于阴分的募穴异常，故多用其募穴来治疗属阳的腑病。所谓从阳引阴，即属于五脏病的病气，常反应于阳分的背俞穴，可用其背俞穴来治疗属阴的脏病。临床上病变是复杂的，往往脏病及腑，腑病及脏，或虚实并见，寒热错杂，故可俞募同用，以加强调节脏腑的功能。

俞募配穴法的基本原则是"从阳引阴，从阴引阳"。所以在临床上应用时，不可局限于俞穴、募穴，其他经穴亦可采用。如胃痛，背部取胃仓，腹部取梁门，这种方法为前后配穴法，在《灵枢·官针》中称为"偶刺"。应用时先以手在胸腹部探明痛点，然后在背腰部划一平行弧线直对痛点，前后各斜刺一针。前指胸腹，后指腰背。此法多用于胸腹疼痛疾患。

5. **左右配穴法** 左右配穴法，是根据病邪所犯经络的不同部位，以经络循行交叉特点为取穴依据，在《黄帝内经》"缪刺"和"巨刺"的原则下配穴组方的方法。它既可左右双穴同取，也可左病取右，右病取左；既可取经穴，又可取络穴，随病而取。例如：左侧面瘫取右侧合谷，右侧面瘫选左侧合谷；左侧头角痛取右侧阳陵泉、侠溪，右侧头角痛取左侧阳陵泉、侠溪。又因经络的分布是对称的，所以临床对于内脏病的取穴，一般均可左右同用，以加强其协调作用。例如胃病取两侧的胃俞、足三里。

三、综合处方

处方的组成就是选穴、配穴、针灸措施和补泻方法的结合。在针灸处方中，有主穴（即起主导作用的腧穴），有辅穴（即起辅助作用的腧穴）。对每一个腧穴都要标明是一侧，还是双侧；是左侧，还是右侧。是用针法，还是用灸法；是用补法，还是用泻法。针法又有三棱针、皮肤针、皮内针、电针、水针的不同；灸法也有艾条灸、艾炷灸、温和灸、隔物灸、瘢痕灸的区别。此外，对每个腧穴的针刺深浅、总体留针时间、刺血疗法的出血量要求、艾炷灸的方法及壮数、电针的波形选择、水针的药物剂量等，均应在针灸处方中明确表示出来。

第六章　施治的注意事项

一、取穴

《灵枢·九针十二原》:"节之交,三百六十五会,知其要者,一言而终,不知其要,流散无穷。所言节者,神气之所游行出入者也,非皮肉筋骨也。"明确指出穴位是神气游行出入的部位,并不是指皮肤、肌肉等可视见、触摸到的有形物。现一般认为,"神"是中枢神经系统的功能表现,穴位似应是反映中枢神经系统功能——神经递质出入的部位,既言游行出入,自身是能感觉体验到的,这可能即是神经递质的释放降解过程或神经兴奋产生的电脉冲。

《灵枢·九针十二原》:"五脏有六府,六府有十二原,十二原出于四关,四关主治五脏。五脏有疾,当取之十二原,而原各有所出,明知其原,睹其应,而知五脏之害矣。"《灵枢·背腧》:"五脏之腧,出于背者……欲得而验之,按其处,应在中而痛解,乃其腧也。"以上说明穴位是脏腑功能状态的反应点,当然亦是刺灸治疗部位。

穴位的位置可概括为以下 3 种。

(1) 穴位据于经线上:《黄帝内经》所载脉气所发三百六十余穴,均是分布于经脉循行线上,数目与位置均是一定的,与生俱来即如此。

(2) 穴位有一定的深度:《素问·刺要论》:"病有浮沉,刺有浅深,各至其理,无过其道。过之则内伤,不及则生外壅,壅则邪从之。浅深不得,反为大贼,内动五脏,后生大病。"说明针刺浅深必须根据穴位的深浅来确定,否则有害无益,不同的穴位其浅深度是有区别的。

（3）穴位处在分肉间：针刺取穴是遵循循经取穴的原则,由于经脉伏行分肉之间,所以《素问·调经论》主张"守经隧""取分肉间"的取穴方法,穴位是处于分肉之间的经脉上,其深浅即由分肉间隙来决定,穴位并不是皮肤表面的一个点。

穴位是针灸学里最基本、最重要的概念之一,如果对穴位的本质和定位不大清楚,这必然会影响针灸临床疗效。

根据教材和文献记述,腧穴是人体脏腑、经络之气输注于体表的部位,为"脉气所发""神气游行出入"之处。经穴是经脉线上的反应点,与经脉一样伏于分肉之间,经络与腧穴是密不可分地连系在一起,经络以穴位为据点,穴位以经络为通路,经络的功能主要是由腧穴的反映来体现的。腧穴包括经穴、经外奇穴、阿是穴等。

穴位可以说遍布全身,其定位不能照本宣科的套用,有确定性的一面,也有不确定的因素。

穴位的确定性是指：① 按骨度分寸取穴;② 穴位处在分肉之间、骨缝之间、溪谷之间;③ 穴位处在凹陷处;④ 穴位常在脉动处;⑤ 穴位有一定的深度。而穴位的不确定因素包括：① 男女差异;② 人体体质差异,如高矮肥瘦;③ 体位的变化;④ 与练功、气功有关;⑤ 与时空或子午流注有关。

二、施术

针灸疗效取决于选穴和手法,而手法比较易被人忽视,其实手法同样重要,运用得好,患者感觉舒适,病也好得快,而手法的关键当然是进针的速度。

（一）针刺手法

关于针刺手法，要把据以下几个要领：① 稳准轻快；② 得气为度；③ 适当使用补泻。而针刺取得疗效主要要把握好刺激量、刺激度与刺激效应的关系。

尽管施术时是一针一穴地完成，而刺激效应则综合反应在临床实践中。机体的状态在施术前是稳定存在，根据"虚则实之，满则泻之，菀陈则除之，邪盛则虚之"，腧穴处方基本是多个腧穴共同组成，也就是说是若干腧穴总的刺激效应，使机体状态逐渐趋于六经调和。因而刺激形式不单纯地表现在一针一穴上，而且更要重视其全身的综合刺激效应。例如阴虚证，需滋阴，也应潜阳，以使阴阳平衡，对于全身来说应该是"补"，但对于某些穴位来说则不同，其中滋阴的腧穴应用"补"法，而潜阳的穴位则应用"泻"法，但对机体的刺激综合效应主要是滋阴。

另外，腧穴本身可变性很大，基本上都具双向性治疗作用。由于刺激形式的不同，使腧穴可表现为"补"，也可以表现为"泻"。这是很好理解的，因此我们称之为双向性治疗作用。例如，天枢穴在脾不健运，大便溏泻用"补"法，可以止泻；又如阳明燥结，大便干燥时用"泻"法，可以通便；关元既能治尿闭，又可治遗尿。还有，腧穴在配穴处方中还具有相对特异性，即同一穴位在不同的疾病中，不同症状里，可表现出不同的治疗作用，因而认为其治疗作用对于某一种疾病或某一临证是有相对特异性，而由处方中腧穴与腧穴相互配伍后，构成综合的相对特异性。例如，我们在临床中多次体验到听宫穴就具有很明显的相对特异性。听宫穴可主治中风，肢体肿胀；也可以治疗多种情况的耳聋；还治疗失音，斜视等等。虽然上述情况在病因方面有内因、外因、不内外因，在病的性质方面有实证、虚证、热证、寒证，在病位方面有表证也有里证，但是听宫穴都表现出很好的治疗作用。因而可以认为穴位与药物不一样，它不是固定不变的性质，相反，穴位的性质可变性很强。总之，由于腧穴具有双向性治疗作用和相对特异性，这样使出现综合刺激效应有了必然性，又由于经络体系的互相影响，腧穴与腧穴之间的联系密不可分，这样又给引起综合刺激效应提供可能性。使得我们观察到的临床实践应该认为是综合刺激效应的结果。

从临床实践的角度看，综合刺激效应是每一针一穴的刺激效应的全面反映。因而我们在施术时，不能只见树木，不见森林，必须在全局观念、整体观念的指导下，重视一针一穴的刺激形式。针灸治病的作用机制是诸因素的综合体现，它包括患者的机体状态，患病的时间，选取的腧穴，针刺手法和医者的技术水平等因素。它是密切结合的一个高度复杂的治疗体系，是协调一致的连续过程，在某一个环节上出现误差，都会影响治疗效果。因此，效果的出现，反过来又调整上述诸因素。使治疗过程成为一个不断发展，不断改善的认识过程。

针刺采用不同的手法，其目的是产生大小、快慢、久暂、多少等不同的刺激量，而刺激量是否恰当，影响着刺激效应。那么，正确的刺激量从何而来？在此之前，应首先明确什么是刺激量。所谓刺激量是在辨证施治、取穴准确的基础上，针刺时，能使机体产生一定反应，改善机体病理状态所需要的强度。既包括施术者刺法娴熟的程度，也包括患者的机体状态和敏感性、反应性。个体对刺激量的反应差别极为悬殊，同一针刺法，对某甲可能合适，但对某乙可能不足，而对某丙又嫌太过。因而正确的刺激量一定是从临床实践中来，从对具体的分析中来。主要有以下几方面。

1. **临床症状的分析**　临床上每一位患者都要按照四诊八纲进行辨证施治。根据病情久暂，气血的虚实，以明轻重缓急，确定扶正祛邪的方案，配选好适当的穴位处方。

凡新病症实者，以攻邪为主，用泻法，尽快挫败病势。因此，取穴相对要多,针具较粗大,手法相应要加强,以期邪去而正自安。若病延日久,正气已虚,而邪气不去酿成痼疾者,用补法。此时用针要稳,不能急于求成,少取穴,轻手法,步步为营转弱为强,得到满意的疗效。千万不可不顾一切轻举妄动,给患者造成不应有的痛苦。假若临床上有一中风闭证,应该以驱邪为主,相反见到脱症,就应该扶正为先,还有高血压患者大多数是上实下虚,就应该攻补兼施,配穴可以多些,但对肝经的腧穴手法宜轻,阳亢于上也应该用轻刺激,因为肝为将军之官,其性刚暴,体阴而用阳,主升,主动,如手法太重更能助其升动,而血压越高。只能用柔和手法,以缓其上升之势,血压亦随之而下降。

临床上还有一些病适合于泻法重刺激,如炎症、痉挛、抽搐及各种疼痛。反之,一些麻痹、麻木、肺痨、心脏病、消化不良、遗尿,以及一切功能衰退之症,则适合于补法轻刺激。

2. **年龄的大小**　幼少青壮老是人类生命发展的自然规律,在其生存活动过程中,一般说,体质的发育是由小到大,由弱到强,然后由强到衰。思想活动也是由简单到复杂、由低级到高级。由于机体智慧的发育各个阶段不同,体质和胸襟都有差别。故所患之病,亦不完全一样。如儿童多患停食着凉外感病,同时必须注意儿童皮肉脆嫩,故刺激宜轻,多不留针,青年人以饮食所伤居多,其症多实,用泻法,刺激量宜大。壮年人以起居失宜独胜,其症多虚实夹杂,刺激量居中。老年人以七情所伤为主,其症多虚,用补法,刺激量宜轻。

3. **工作的性质**　社会一刻不停地向前发展,社会的分工亦随之日益精细。不同性质的工作,即有不同性质的劳动与强度,四肢百骸、五脏六腑等所承担的任务,亦因工作性质的需要而各有差异。临床症状,因人而异,变化多端,对针刺总量所耐受程度也大不同。因此,在治疗时,应给予不同的对待,千万不可千篇一律。

一般来说，从事工农业生产的人，其皮坚肉厚，肢体粗壮，气盛血充，其病实症较多，虚症少见，故对这样的患者于针刺时，只有用泻法加大刺激量，才能起到立竿见影的效果。反之，则往往形式杯水车薪，轻描淡写，无济于事。而从事文教工作的脑力劳动者，其皮肉单薄肢柔体弱，所患之症，虚多实少。针治时用补法，刺激量宜小。反之，不但无益，反增其症。从事商业者，介于两者之间，宜中刺激，用平补平泻手法。《灵枢·根结》云"刺布衣者，深以留之，刺大人者，微以徐之"也讲职业不同，对待不同。

4. **性别的关系**　男女性别不同，生理上各有特点，所患之病亦不完全一致。妇女因受胎产经带的影响，体质多虚，男子一般较妇女健壮。在治疗时二者相比较，相对的刺激量男子用泻法宜重，妇女用补法宜轻。这些都是辨证论治的依据，针刺时不可忽略。但也不是绝对的，女子亦有用泻法之症，男子亦有补法之时。

5. **胖瘦的区别**　同一种刺激量胖瘦不同，可以产生完全不同程度的反应，临床上也不能忽视。例如：我们常说的"结核质"即瘦人，用补法，刺激量宜轻。而中风质类型的患者，用泻法，刺激量则宜大。

6. **季节及气候的影响**　自然界的变化，首先是寒来暑往，对人的影响极大。在治疗时亦应循着时令节气的次序推移，按照客观进行诊治。例如：春夏之季，阳气上浮，针刺时宜轻而浅。秋冬之时，阴气下沉，人之气亦然，故针刺宜重而深。

7. **水土习惯**　所谓水土习惯，是指某一地区的气候变化、地理环境、生活习惯等。宇宙之大，天涯海角都有人烟，但由于地土方面各不相同，因而人们的体质发展亦不一样。《素问·异法方宜论》云："东方之域……鱼之地……其病皆为痈疡，其治宜砭石。"又云："南方者，天地所长养……其病挛痹，其治宜微针。"这就告诉我们，在针刺治病时，必须因地制宜，不能机械的、一成不变的给予同等程度的刺激量，应当区别对待。一般的南方人体质多瘦弱，因而多用补法刺激量较小，北方人体质强壮，所以用泻法刺激量较大。

8. 部位的不同 全身穴位不计其数，十四经的穴位《针灸大成》记 359 个，现在的讲义里是 361 个（目前经外奇穴和阿氏穴尚无准确数字）分布在机体的头面、躯干及四肢。有的靠近脏腑和器官，由于所在部位的不同，它的知觉敏感与迟钝，亦有所不同。因此，在针刺时，必须根据部位的不同而给予不同的刺激量。一般的头面部，靠近脏腑器官以及四肢远端（腕踝以下）的穴位，应采用中等量的刺激。肌肉丰满的部位刺激量宜大。

以上这些属于一般规律，特殊情况，仍应灵活掌握，适当处理。特别是在错综复杂的情况下，尤其是这样。

因此，针刺手法在临床应用中，不仅需要有熟练的手法技巧，需要有一定水平的辨证配穴理论，还需要有比较丰富的临床经验，才能较好地应用针刺手法，使其达到提高疗效的目的。

（二）拔罐

拔罐在我国有悠久历史，远古人们即用动物的犄角（如牛角）制成筒状，进行吸伤口脓血与治疗痈疽，故拔罐法古称"角法"。拔罐法的文字记载最早见于湖南马王堆汉墓出土的《五十二病方》，书中即有以角治疗痔疮的记载。西晋葛洪在《肘后急备方》中不但记述角法，而且对角法的适应证与禁忌证提出了见解。唐代王焘在《外台秘要》中记载了竹罐制作及使用方法。唐代将医科分为体疗（内科）、疮肿（外科）、少儿（儿科）、耳目啮（五官科）、角法（拔罐法）五科，说明唐代拔罐疗法已成为一门比较完整成熟的学科。宋代医家如王怀隐等在《太平圣惠方》中对角法的适应证和禁忌证做了明确规定。从文献上看，拔罐疗法自汉、晋、唐、宋、明代，虽然在罐器制作与选材以及吸附方法等方面都有所发展，但在临床方面仍以治疗疮疡外科疾病为主,而清代拔罐疗法在各方面都有长足发展。如吴谦在《医宗金鉴》有针刺与药罐结合使用记载,可见,当时拔罐疗法已为广大患者接受和使用。到了现代,拔罐疗法得到了更大发展。如瓷罐、抽气罐、代用罐等,方法也多种多样,如闪罐、走罐、刺络拔罐。

拔罐施术部位是人体的体表,是风邪首先侵入之地,属经络中的皮部,皮部作为十二经脉体表分区,它和经络不同之处在于经脉是呈线状分布,络脉呈网状分布,而皮部则呈"面"的划分,所以,针刺主要在"点",拔罐主要在"面",皮部是经络在体表的反映,"有诸内必形于诸外",脏腑经络有病,必然在皮部上有反映,而且病邪由外入内,经皮部——络——经——腑——脏的病变次序规律,所以,当病邪还在皮部浅表之时,就用拔罐疗法祛风除邪,达到防病治病的目的。

(三)放血

早在石器时代,就产生了放血疗法的萌芽——砭术。早期文献《五十二病方》中就有记载。《黄帝内经》一书使放血疗法初步形成了理论体系。放血疗法历史悠久,随着各朝代的发展,放血疗法得到了广泛的应用。

气血是人体脏腑、经络等组织器官进行活动的最主要的物质基础。气为血之帅,可以生血、行血、摄血,而血为气母,二者相互依存,相互制约,相互为用。气血的异常是人体发生病症的重要病机之一。当病邪侵袭人体或脏腑功能失调以致气血瘀滞时,络脉本身也会出现相应的瘀血现象,所谓"病在血络"。放血疗法正是以此理论为指导,形成了独特的理论体系。针对"病在血络"这一病理机制而直接于络脉施用放血疗法,既可使恶血外出,迅速祛除邪气,又可通过直接刺血而调气,气血调和,则经络通畅,脏腑平衡,从而治愈疾病。

现代医学研究发现,放血疗法可以调节人体多个系统,是通过很多途径而治疗疾病的。如放血疗法可改善血管弹性,扩张血管,改进微循环;对神经、肌肉的生理功能有良好调整作用,并可调动人体免疫功能,激发体内防御功能;还可以退热,并对消化、呼吸、内分泌等各方面均有良性调节功效。

放血后如发现血色暗红,不予特殊压迫止血,令其瘀血流尽血色逐渐转为鲜红时出血自止;如放血后即发现血色鲜红,一般情况下,穴位点刺出血时,3～5滴即可,予以压迫止血。

临床上应根据十二经气血的多少、运行情况以及患者病情的不同状态决定是否放血以及放血量的多少。《灵枢·官能》曰:"用针之理,必知形气之所在,左右上下,阴阳表里,血气多少。"《素问·血气形志》曰:"夫人之常数,太阳常多血少气,少阳常少血多气,阳明常多气多血,少阴常少血多气,厥阴常多血少气,太阴常多气少血。""多血"的三经为太阳、阳明、厥阴,故最宜放血。少血之经则不宜放血或应少量放血。诊治过程中,应结合具体情况,多方面综合考虑。一般情况下,穴位点刺出血时,3～5滴即可,如在静脉处放血,血色由深变浅时则可停止。

(四)针刺补泻

多年前曾读到一则医话,至今记忆犹新。一患者腿疼,针刺后疗效明显,次日到另一医生处再行针刺相同穴位,却疼痛加重,医患都很疑惑。后请教第一次治疗的医生才明了原因。患者体虚,第一位医生用补法治疗,手法适宜而取效。第二位医生操针过急过重,致使经气本虚,邪气更盛,病势有进无退,故疼痛加剧。可见针刺补泻手法的重要性。

针刺补泻,是根据《灵枢·经脉》中"盛则泻之,虚则补之"的治疗原则而确立的两种不同的针刺方法,即针对虚、实不同的病症,而施以相应的治则和方法,即虚证采用补法,实证采用泻法。补法是指能鼓舞人体正气,使低下的功能恢复旺盛的方法;泻法是指能疏泻病邪,使亢奋的功能恢复正常的方法。无论是补法还是泻法,都是通过针刺腧穴,采用与机体状态和疾病性质相适应的手法,以激发经气,起到扶正或祛邪的作用,最终达到调整脏腑经络的功能,促使阴阳平衡,恢复健康的目的。针刺补泻的效果主要与疾病的性质、患者的体质及腧穴的特性有关,更与针刺手法有关。针刺补泻手法,是针刺治病取得疗效的重要因素。我们从以下几个方面逐一讲解。

针刺对人体在病理情况下不同的功能状态,具有一定的双向性调整作用,如功能低下而呈虚证时,针刺可以起到补虚的作用;若机体邪盛而表现为实证时,针刺则可以泻实。

许多腧穴有一定的特异性。有的能够补虚,如足三里、气海、关元、膏肓俞等穴;有的可以泻实,如十宣、少商、曲泽等。

针刺手法是产生补泻效果,促使机体内在因素转化的主要手段。临床观察与实验研究表明,采用补法或泻法操作时,机体可以出现补和泻所特有的规律性效应。

我国古代针灸医家在长期的医疗实践中,总结和创造了很多针刺补泻手法。临床常用的几种基本单式补泻手法有以下几种:

疾徐补泻:进针慢、退针快,少捻转为补;进针快、退针慢,多捻转为泻。

呼吸补泻:呼气时进针,吸气时退针为补;吸气时进针,呼气时退针为泻。

开阖补泻:出针后迅速按压针孔为补;出针时摇大针孔为泻。

提插补泻:先浅后深,重插轻提,提插幅度小,频率慢为补;先深后浅,轻插重提,提插幅度大,频率快为泻。

迎随补泻:针尖随着经脉循行的方向,顺经斜刺为补;针尖迎着经脉循行的方向,迎经斜刺为泻。

捻转补泻：左转时角度小，用力轻为补；右转时角度大，用力重为泻。

另外还有很多复杂的复式手法，临床上常用的有烧山火和透天凉两种。

烧山火因可使患者局部或全身出现温热感而得名，适用于治疗麻冷顽痹等寒证。操作方法：将穴位纵向分为天、地、人三部，将针刺入天部（上 1/3），得气后行捻转补法，再将针刺入人部（中 1/3），得气后行捻转补法，然后再将针刺入地部（下 1/3），得气后行捻转补法，即慢慢地将针提到天部。如此反复操作三次，即将针按至地部留针。

透天凉因可以使患者在局部或全身出现寒凉感而得名，适用于热证。操作方法是：将针刺入应刺深度的地部（下 1/3），得气后行捻转泻法，然后再将针紧提至人部（中 1/3），得气后行捻转泻法，然后再将针紧提至天部（上 1/3），得气后行捻转泻法，将针缓慢地按至地部。如此反复三次，将针紧提至天部即可留针。

此外，临床上对于虚实不明显的病症一般采用平补平泻的方法。本法介于补法和泻法之间，操作时应均匀地提插、捻转，力量速度中等，以得气为度，然后用中等速度出针。

近 10 多年来，国内外学者对此进行了比较广泛的研究，取得了一些成果。

针刺补泻效应的研究，最早是从对体温的影响开始的，如补法烧山火可使针下产生热感，泻法透天凉可产生凉感。

如有人以口腔温度为指标，观察到烧山火手法可使口温上升者占 70%，最高可升 0.5℃；透天凉手法可使口温下降者占 60%，最低可降 0.8℃。

也有人观察到迎随补法可使针刺局部皮肤穴温上升 0.2～1.2℃，泻法则下降0.1～0.5℃。徐疾补法可使局部皮肤穴温上升

0.4～0.5℃,泻法则下降 0.3～1.5℃。

针刺手法对血管运动有不同影响,有人以肢端血管容积脉波为指标,观察到行烧山火手法针下出现温热感时,肢体末梢血管呈舒张反应;透天凉针下出现寒凉感时,血管呈收缩反应。另外不同针刺手法对某些生化成分含量、皮肤电位及胃电、胃运动等均有影响。针刺补泻百会穴对小白鼠身长和体重等若干生理指标有不同影响,采用迎随补泻法,每日 1 次,连续 5 日,休息 2 日,反复 4 周,结果小白鼠体里和身长的增加以补法组最明显,泻法组略低于对照组;又观察了针刺补泻百会对小白鼠学习和记忆的影响,结果表明,补组效果最佳。

针刺手法历来被视为针刺疗效的关键,而且最难掌握。清代李守先言:"难不在穴,在手法耳。"在教科书定义中有"拇示指捻转时,补法需以大拇指向前,示指向后左转为主,泻法需以大指向后示指向前右转为主。"对此定义,笔者有不同看法。笔者认为:捻转法就单独向左转向右转,不考虑别的因素,本身并无补泻。只有和经脉循行方向也就是迎随结合起来,才具有补泻作用。捻转补泻和其他补泻方法比较起来,在迎随这个问题上表现更突出。经脉的循行有上有下,一概认为左转为补,右转为泻是不全面的。和经脉循行方向一致也是相随为补,反之相迎为泻。

三、针刺宜忌

应用针法治病时,要考虑施术部位、患者体质、病情性质、针刺时间等因素,有宜有忌。要从患者实际情况出发,避免发生不良后果。具体应用时,必须注意以下几方面。

(1)患者过于饥饿、疲劳、精神紧张时,不宜立即针刺。体质瘦弱、气血虚亏者,针刺手法不宜过强,并尽量选取卧位

(2)妇女怀孕三个月以内者,不宜针刺小腹部的腧穴;怀孕三

个月以上者,腹部、腰骶部腧穴也不宜针刺。三阴交、合谷、昆仑、至阴等通经活血的腧穴,在怀孕期间亦予禁刺。

（3）小儿囟门未合时,头顶部的腧穴不宜针刺。

（4）有自发性出血或损伤后出血不止者,不宜针刺。

（5）皮肤有感染、溃疡、瘢痕或肿瘤的部位,不宜针刺。

（6）眼区和项部的风府、哑门等穴及脊椎部腧穴,针刺时须注意掌握一定的角度,更不宜大幅度地提插、捻转和长时间留针,以免伤及重要组织器官,产生严重的不良后果。

（7）对胸、背、腰、胁、腹部脏腑所居之处的腧穴,不宜深针,肝脾大、心脏扩大、肺气肿等患者更应注意。如刺胸、背、腋、胁、缺盆等部位,若直刺过深,都有伤及肺脏的可能,使空气进入胸腔,导致创伤性气胸。轻者胸痛、胸闷、心慌、气短、呼吸不畅,严重的则见呼吸困难、心跳加快、发绀、汗出和血压下降等休克现象。体检时,患侧肋间隙变宽,胸部叩诊有过度反响,肺泡呼吸音减弱或消失,甚则气管向健侧移位,如气窜至皮下,可于患侧颈部和胸前出现握雪音。X线胸透检查可进一步确诊,并可发现漏气多少和肺组织受压的情况。因此医者在进行针刺过程中,应严格掌握进针的深度、角度和方向,以防事故的发生。

（8）针刺腹部腧穴时,须注意是否有胆囊肿大、尿潴留、肠粘连等病变情况,采取适当的针刺方向、角度和深度,以免误伤。

四、艾灸宜忌

1. **选穴** 少而精。杨继洲说:"虽取穴之多,亦无以济人;苟得其要,则虽会通之简,亦足以成功,惟在善灸者加之意焉耳"。可见,选穴要精要、准确,而不在于多。

2. **配穴原则** 治全身性或内脏疾病时一般为双侧取穴,治局部病或一个肢体的病,可单侧取穴。为了达到好的疗效,在治疗中,一般可根据病情配合针法。

3. 灸法的程度　《医宗金鉴》曰:"皮不痛者毒浅,灸至知痛为止;皮痛者毒深,灸至不知痛为度。"又说:"凡灸诸病,必火足气到,始能求愈。然头与四肢皮肉浅薄,若并灸之,恐肌骨气血难堪,必分日灸之,或隔日灸之,其炷宜小,壮数宜少。"《医学入门》上也说:"针灸穴治大同,但头面诸阳之会,胸膈二火之地,不宜多灸,背腹阴虚有火者,亦不宜多灸,惟四肢穴最妙,凡上体及当骨处,针入浅而灸宜少,下肢及肉厚处,针可入深,灸多无害。"以上说明,在施灸时要根据病情轻重不同,部位的深浅不同,选用不同的方法,恰到好处,使疾病迅速治愈。灸法既是一种温热刺激,就必须达到一定的温热程度,绝不能草率,用艾烟熏烤,表热里不热,结果达不到治疗效果,所以临床必须认真对待。

治疗程序:在治疗时如果上下前后都有配穴,应先灸阳经,后灸阴经;先灸上部,后灸下部,即先背部,后胸腹,先头身,后四肢。《千金方》上曾记载:"凡灸当先阳后阴……先上后下。"

灸法的疗程:急性病一般一天可灸 2~3 次;慢性病可隔日灸,10~30 次为一疗程。临床上可根据患者的具体情况,决定隔天的多少,以便取得最好的疗效。此外,还要告知患者,施灸法治疗要有耐心,灸同久,必须长期坚持下去,长期灸才能收效。

隔姜灸要注意所使用的艾炷先小后大,壮数先少后多,逐渐增加,不可突然大剂量施灸,否则患者会感觉痛苦。另外,隔姜灸在治疗后要避风寒,注意休息,这样有利于治疗。

温和灸在施灸时要注意,艾卷积灰过多时,要离开人体吹去后再灸,以免造成烫伤。患者的体位要舒适,这样才能坚持到治疗结束。同样治疗后要防止冷风直吹。施灸后患者觉温热舒畅,温热感直达深部,经久不消,停灸多时,尚有余温为宜。灸后要把火闷灭,以防复燃。

五、放血宜忌

1. 放血的注意事项

（1）取穴准确：取穴准确与否，直接影响疗效。不应因是放血疗法就忽略其重要性。在取反应点时，应注意与毛囊炎、色素斑等鉴别。

（2）消毒严格：操作时因针具直接刺入血管内，很容易引起感染，又因三棱针及火针等针具相对粗大，针孔不易闭合，所以针前、针后部位都应严格消毒，预防感染。针具的消毒可采用蒸汽锅、煮沸或药物浸泡等方式。消毒针刺部位时应注意方向，从其中心向四周环行擦拭。施术者的手指也应用75％酒精擦拭，操作时应尽量避免手指直接接触针体，如必须接触时，可采用酒精棉球作间隔物，以保持针身无菌。放血后，如针孔较细小，针刺部位较少，可分别用消毒干棉球擦拭即可；如针刺部位密集，针孔较粗大，皮肤无其他破损时，应用75％酒精涂擦消毒，最后再以干棉球按压。

（3）针具锋利：操作前应仔细检查针具，针尖、针刃锋利，方可治疗。皮肤针针尖必须平齐、无钩，针柄与针头连结处必须牢固，以防叩刺时滑动。若针具锈蚀、弯曲，应弃之不用。若针尖不正、有钩、过钝时，都会给患者造成不必要的痛苦，影响治疗效果。因此，针具应随时检查，经常维修。

（4）刺法娴熟：进针要快，持针要稳。操作时，应使全身力量贯注手臂，运于手腕，到达针尖，然后再针。应注意对指力和手法的锻炼，可在纸垫上练针，要熟练掌握后，才能做到心中有数，运用自如。

2. 放血禁忌

放血疗法属于强通法，不可妄施。从患者的选择，到操作手法、部位的选择等方面，都应格外注意。

（1）患者：阴血亏虚的患者应慎用此法，如重度贫血、低血压、有自发性出血倾向或扭伤后血不易止者等都不宜选用，大汗及水肿严重者亦禁用，孕妇及有习惯性流产患者，也不可贸然放血。大劳、大饥、大渴、大醉、大怒者，应使其在休息、进食或情绪稳定后再予治疗，以免发生意外。《灵枢·血络论》曰："脉气盛而血虚者，刺之则脱气，脱气则仆。"《灵枢·始终》指出："大惊大恐，必定其气乃治之；乘车来者，卧而休之，如食顷乃刺之；出行来者，坐而休之，如行十里顷乃刺之。"不仅毫针刺法如此，放血尤应注意。

（2）手法：针刺手法不宜过重，针刺深度应适宜，禁忌针刺过深，以免穿透血管壁，造成血液内溢，给患者增加痛苦。

（3）部位：在邻近重要内脏的部位，切忌深刺。《素问·刺禁论》曰："脏有要害，不可不查。"如胸、胁、腰、背、项部等处，应注意进针角度和深度，否则可造成生命危险。因动脉和大静脉不易止血，故应禁止放血。大血管附近的穴位也应谨慎操作，防止误伤血管。《素问·禁论》载："刺臂太阴脉，出血多立死"；"刺郄中大脉，令人仆脱色"。如果不慎刺中动脉，应立即用消毒干棉球按压针孔，压迫止血。

前人曾罗列出二十多个穴位禁针：脑户、囟会、神庭、玉枕、络却、承灵、颅息、角孙、承泣、神道、灵台、水分、神阙、会阴、横骨、膻中、气冲、箕门、承筋、手五里、三阳络、青灵等。孕妇的合谷、三阴交、石门以及腰骶部穴位等禁针。从现在看来，有些穴位并非绝对不可针刺，但在临床中还是应谨慎选择和操作，放血疗法尤为如此。

六、火针宜忌

1. 火针的注意事项　施行火针疗法时应注意施术前、施术中和施术后等几方面问题。

（1）在施术前要向患者耐心解释火针不痛的道理和治疗效果，消除顾虑，以解除患者怀疑和怕疼心理，使患者有信心接受治疗。对于精神过于紧张、饥饿、劳累的患者不宜火针。另一方面在施术前，还应指导患者采取适当的体位，使针刺局部充分暴露，便于术者操作，如体位不当则会产生疼痛，影响治疗。故选择体位以耐久舒服，不使疲劳为宜。一般有五种：① 仰卧位：适用于头面、胸腹及四肢前面的施术部位。② 伏卧位：适用于项背腰及四肢后面的施术部位。③ 侧卧位：偏头、侧胸及人体侧面的施术部位。④ 仰靠坐位：适用于头面五官部位。⑤ 伏卧坐位：适用于项肩及腰以上的施术部位等等。

（2）针刺时注意靠近内脏及五官和大血管及肌肉薄弱的部位，应慎用或浅刺，以免发生意外。火针疗法在操作时还应注意三个要点，即"红""准""快"，这是疗效好的关键，掌握这三点，也就掌握了火针疗法的技巧。所谓"红"是指乘针体烧至通红时，迅速刺入穴位或部位。这样可使火针具有穿透力强、阻力小的特点，并能缩短进针时间，减少患者痛苦。另一方面针体通红时施术，刺激最强，疗效最好。所谓"准"指进针要准，因火针进针后不能再变动，如针刺不准确也不能再调整，因此要取得好的效果，进针时必须准确，一般在针刺前可在要针刺的部位做个"十"字标志，这样有助于准确进针。"快"指进针要快，动作快可使患者不受痛苦或少受痛苦，而要做到这点，平时必须练好基本功，主要是指力和腕力，如再加上全身的气力和气功，将这些力气共同运用于针端，则可做到进针准确，快速敏捷，而不会拖泥带水。另外还应注意烧针时火源应靠近施术部位。做到以上三点就可以保证治疗顺利完成。

（3）针刺后对患者做好医嘱，如针后针孔出现红点并瘙痒，为针后的正常现象，不能搔抓，症状数天后可缓解，不需处理。在火针疗法当天还要嘱患者最好不要洗澡，保护针孔，以防感染。在行针后,术者还应注意用消毒干棉球揉按针孔,这样一方面可减轻患者的疼痛感,另一方面又起到保护针孔的作用。

除以上几方面外,在火针疗法中还要注意疗程问题,这与疗效也很有关系。一般来说患者每次就诊的间隔时间,可因病情的不同而有区别,如急性病,可连续每天行针,慢性病则需持久地治疗,可间隔二天、三天或一周,行针一般十二次为一疗程,休息1～2周后可继续治疗,直到病愈。

另外,在行火针时,应根据患者病情的需要,配合一般针灸或艾灸,以加强治疗效果,缩短治疗时间。

2. 火针的禁忌　火针注意事项:精神过于紧张、饥饿、劳累的患者,以及大醉之人都应禁用火针,以防止出现昏针等不适症状,给患者造成不必要的痛苦。待不适症状缓解再行治疗。

在行火针治疗时,应问清患者的既往史,如患有糖尿病的人,禁用火针,因其针孔不宜愈合,易造成感染。

人体的有些部位,如大血管、内脏以及主要的器官处,禁用火针。

面部应用火针需慎重。古人认为面部禁用火针,如《针灸大成·火针》记载:"人身诸处,皆可行火针,惟面上忌之。"又如《针灸聚英》上云:"人身之处皆可行针,面上忌之。"因火针后,局部有可能遗留小瘢痕,因此古人认为面部应禁用。但如我们在操作时选用细火针浅刺,则不但可以治疗疾病,而且不会出现瘢痕,因此在面部禁用火针不是绝对的。

在火针治疗期间应忌房事,忌食生冷食物。

火针治疗后还应禁止当天沐浴,以防针孔感染。

此外,针刺深浅与疗效也很有关系,《针灸大成·火针》中说:刺针"切忌太深,恐伤经络,太浅不能去病,惟消息取中耳。"火针针刺的深度要根据患者的病情、体质、年龄以及针刺部位的肌肉厚薄、血管深浅而定。一般四肢和腰腹稍深,胸背宜浅。

出针:火针进到一定深度迅速出针,然后用消毒干棉球揉按针孔,以使针孔闭合,防止出血或感染。如需排血或排脓,则应使血或脓出净后,用干棉球擦拭针孔即可。因为火针是经过加热烧红后刺入人体的,因此消毒很彻底。另一方面,火针能激发人体的防御功能,所以火针引起感染的可能性很小,针后不需要特殊处理。

下　篇

经络临床

第一章 厥 证

一、中医病名

厥证是以突然昏倒,不省人事,四肢逆冷为主要临床表现的一种病证。病情轻者,一般在短时间内苏醒,病情重者,则昏厥时间较长,严重者甚至一厥不复而导致死亡。

二、西医病名

西医学中多种原因所致之晕厥,如癔症、高血压脑病、脑血管痉挛、低血糖、出血性或心源性休克等,均可参考本节进行辨证论治。

三、病因病机

引起厥证的病因主要有情志内伤、体虚劳倦、亡血失津、饮食不节等方面。而其病机主要是气机突然逆乱,升降乖戾,气血阴阳不相顺接。

1. 病因

(1) 情志内伤:七情刺激,气逆为患,以恼怒致厥为多。若所愿不遂,肝气郁结,郁久化火,肝火上炎,或因大怒而气血并走于上等,以致阴阳不相顺接而发为厥证。此外,其人若平素体弱胆怯,加上突如其来的外界影响,如见死尸,或见鲜血喷涌,或闻巨响等,亦可使气血逆乱而致厥。

（2）体虚劳倦：元气素虚,复加空腹劳累,以致中气不足,脑海失养,或睡眠长期不足,阴阳气血亏耗,亦会成为厥证的发病原因。

（3）亡血失津：如因大汗吐下,气随液耗,或因创伤出血,或血证失血过多,以致气随血脱,阳随阴消,神明失主而致厥。

（4）饮食不节：嗜食酒酪肥甘,脾胃受伤,运化失常,以致聚湿生痰,痰浊阻滞,气机不畅,日积月累,痰愈多则气愈阻,气愈滞则痰更盛,如痰浊一时上壅,清阳被阻,则可发为昏厥。

2. **病机**　厥证的病机主要是气机突然逆乱,升降乖戾,气血阴阳不相顺接。正如《景岳全书·厥逆》所说："厥者尽也,逆者乱也,即气血败乱之谓也。"情志变动,最易影响气机运行,轻则气郁,重则气逆,逆而不顺则气厥。气盛有余之人,骤遇恼怒惊骇,气机上冲逆乱,清窍壅塞而发为气厥实证;素来元气虚弱之人,陡遇恐吓,清阳不升,神明失养,而发为气厥虚证。气为阳,血为阴,气与血阴阳相随,互为资生,互为依存,气血的病变也是互相影响的。素有肝阳偏亢,遇暴怒伤肝,肝阳上亢,肝气上逆,血随气升,气血逆乱于上,发为血厥实证;大量失血,血脱则气无以附,气血不能上达清窍,神明失养,昏不知人,则发为血厥虚证。由于情志过极、饮食不节以致气机升降失调,运行逆乱,或痰随气升,阻滞神明,则发为痰厥。

由于体质和病机转化的不同,病理性质有虚实之别。大凡气盛有余,气逆上冲,血随气逆,或夹痰浊壅滞于上,以致清窍闭塞,不知人事,为厥之实证;气虚不足,清阳不升,气陷于下,或大量出血,气随血脱,血不上达,气血一时不相顺接,以致神明失养,不知人事,为厥之虚证。

病变所属脏腑主要在于心、肝而涉及脾、肾。心为精神活动之主，肝主疏泄条达，心病则神明失用，肝病则气郁气逆，乃至昏厥。但脾为气机升降之枢，肾为元气之根，脾病清阳不升，肾虚精气不能上注，亦可与心肝同病而致厥。

四、主症

1. 临床表现为突然昏仆，不省人事，或伴四肢逆冷。

2. 患者在发病之前，常有先兆症状，如头晕、视物模糊、面色苍白、出汗等，而后突然发生昏仆，不知人事，"移时苏醒"，发病时常伴有恶心、汗出，或伴有四肢逆冷，醒后感头晕、疲乏、口干，但无失语、瘫痪等后遗症。

3. 应了解既往有无类似病证发生，查询发病原因。发病前有无明显的精神刺激、情绪波动的因素，或有大失血病史，或有暴饮暴食史，或有痰盛宿疾。

五、理化检查

血压、血糖、脑血流图、脑电图、脑干诱发电位、心电图、胸部X线摄片、颅脑CT、MRI等检查有助于明确诊断。

六、治则

醒神回厥。

七、取穴

主穴：人中、井穴、气海、关元。

随证加减：气虚加太渊、中脘；肝郁气滞加足临泣、四神聪；痰浊内阻加丰隆、内关；血虚加膈俞、血海。

八、施术

操作方法：井穴点刺放血；中脘、气海、关元可火针，余穴毫针刺，得气为度，留针 30 分钟。

九、预后

厥证的预后，主要取决于正气的强弱，病情的轻重，以及抢救治疗是否及时、得当。发病之后，若呼吸比较平稳，脉象有根，表示正气尚强，预后良好。反之，若气息微弱，或见昏聩不语，或手冷过肘，足冷过膝，或脉象沉伏如一线游丝，或如屋漏，或散乱无根，或人迎、寸口、趺阳之脉全无，多属危候，预后不良。

十、转归

厥证之病理转归主要有三：一是阴阳气血相失，进而阴阳离绝，发展为一厥不复之死证。二是阴阳气血失常，或为气血上逆，或为中气下陷，或气血痰浊内闭，气机逆乱而阴阳尚未离绝，此类厥证之生死，取决于正气来复与否及治疗措施是否及时、得当。若正气来复，治疗得当，则气复返而生，反之，气不复返而死。三是表现为各种证候之间的转化。如气厥和血厥之实证，常转化为气滞血瘀之证；失血导致的血厥虚证，严重者转化为气随血脱之脱证等。

十一、预防与调护

1. 加强锻炼，注意营养，增强体质。

2. 加强思想修养，陶冶情操，避免不良的精神和环境刺激。

3. 对已发厥证者，要加强护理，密切观察病情的发展变化，采取相应措施救治。

4. 患者苏醒后,要消除其紧张情绪,针对不同的病因予以不同的饮食调养。

5. 所有厥证患者,均应严禁烟酒及辛辣香燥之品,以免助热生痰,加重病情。

十二、结语

人中系督脉穴,为手足阳明经与督脉的交会穴,有开窍醒神、回阳救逆之功,阳明经多气多血,故而作用强烈,是常用的急救穴;十二井穴是经脉之气"始生始发"的部位,又是十二经根部之所在,《乾坤生意》:"凡初中风跌倒、暴卒昏沉、痰涎壅滞、不省人事、牙关紧闭、药水不下,急以三棱针刺手指十二井穴,当去恶血。又治一切暴死恶候,不省人事及肠痧,乃起死回生妙诀",可见井穴可协调阴阳、启闭开窍,在治疗各种昏厥方面应用广泛;气海、关元为任脉穴,功可回阳固脱。

十三、中药参考方

通关散。

第二章　中　暑

一、中医病名

中暑是指夏令在烈日下暴晒或高温度、高湿度的特殊环境下，骤然发生的以高热、汗出、烦渴、乏力或神昏、抽搐等为主要临床表现的一种急性热病。古称"中喝"，俗称"发痧"。但见头晕、头痛、懊侬、呕恶者称"伤暑"；猝然昏倒者称"暑厥"；兼见抽搐者称"暑风"。

二、西医病名

本病相当于西医学所说的热射病、热痉挛、日射病及高温损伤等。

三、病因病机

1. 病因

（1）**个体因素**：气候适应性差，脱水，训练不当，感染发热，肥胖，疲劳，衣着过多，老年。

（2）**环境因素**：高温天气、湿度高、通风不良。

（3）**身体条件**：酒精中毒、神经疾患、心血管病、皮肤或汗腺病、糖尿病、甲状腺功能亢进、慢性阻塞性肺病、精神病、低钾血症。

（4）**药物**：安非他明、抗胆碱能药、抗组胺药、抗抑郁药、巴比妥类、抗帕金森药、肾上腺素能受体阻滞剂、利尿剂、乙醇、酚噻嗪类。

2. 病机

本病的发生，多因体质虚弱，感受暑热、湿浊。轻则暑邪郁于肌表，汗出不畅，热不外泄，出现头晕、头痛、身热、少汗、懊恼、呕吐。重则暑热炽盛，内犯心包，出现汗闭、高热、神昏、抽搐、瘈疭。若热盛而致气阴两竭，出现汗出如珠、呼吸短促、四肢逆冷、脉微欲绝等虚脱症状，是为危候。

人体作为一个恒温机体，主要依靠神经内分泌系统来维持体温恒定。正常人体温在 $36.5\pm0.7℃$，保持体温稳定需取得产热和散热的平衡。下丘脑通过对肌张力、血管张力和汗腺功能的控制而进行调控。常温下散热的主要机制是辐射，其次是传导、对流和蒸发。当外界温度增高并超过皮肤温度时，人体散热仅依靠出汗以及皮肤和肺泡表面的蒸发。人体深部组织的热量通过循环血流至皮下组织，经扩张的皮肤血管散热。如果机体产热大于散热或散热受阻，则体内就有大量的热蓄积，引起组织、器官功能的损害。

四、主症

多发生在夏季。年老、体弱者或产妇易于发病；在高温 35℃ 以上作业，或烈日下暴晒史；有汗出口渴，头痛头晕，耳鸣眼花，恶心呕吐，胸闷心悸，四肢无力，精神疲乏等症；体温多在 40℃ 左右（其中脱证口温常低于正常，肛温微升）；皮肤干燥，昏迷抽搐。有的患者表现为突起发热无汗，恶心呕吐，剧烈腹痛，或小腿肌肉痉挛性疼痛，或呕泻肢冷，或剧烈头痛，眩晕耳鸣，烦躁不安，或见皮肤苍白，出冷汗，呼吸浅快，脉细微，血压下降。

中暑先兆：在高温环境下，有全身疲乏无力、头昏耳鸣、胸闷、恶心、心悸口渴、大量汗出等症状,体温正常或略升高,但一般不超过 38℃。

轻度中暑:有先兆中暑症状,体温在 38.5℃以上,并伴有面色潮红、皮肤灼热,或面色苍白、恶心呕吐、大汗淋漓、皮肤湿冷、血压下降和脉搏细数等。

重度中暑:多数患者突然剧烈头痛、眩晕,以至谵妄或出现昏厥,抽搐,皮肤干燥,灼热无汗,体温在 40℃以上,呼吸急促,脉率增快,血压下降。

五、理化检查

根据病情,可选择性进行检查,如血常规、尿常规、血气分析、肝肾功能等。

热痉挛常见实验室异常为血钠、血氯降低,尿肌酸增高。热衰竭实验室检查有低钠、低氯表现。

热射病患者实验室检查可发现高钾、高钙、血液浓缩,白细胞增多,血小板减少,肌酐、尿素氮、谷丙转氨酶、乳酸脱氢酶、磷酸肌酸激酶增高,代谢性酸中毒,蛋白尿,心电图示心律失常和心肌损害。

六、治则

轻者解表清暑,益气养阴;重者清泄暑热,开窍醒神。

七、取穴

主穴:曲泽、中冲、足三里。

随症加减:头痛加头维;呕吐加中脘;抽搐瘛疭加阳陵泉;汗出肢冷,脉微欲绝,加关元、气海、太渊、阴郄。

随证加减:阳暑加曲池、委中;阴暑加大椎、合谷;暑厥加人中、井穴放血。

八、施术

操作方法：中冲点刺出血，余穴毫针刺，得气为度，留针 30 分钟。轻者可快针，不留针。

九、预后

中暑若及时抢救，一般预后良好，年老体弱或病情严重者，预后不佳。

十、转归

若暑热蒙蔽心包，或引动肝风，以及气阴亡脱等引发危重病变。

十一、预防与调护

出现早期症状，及时撤离高温现场。避免高温下、通风不良处强体力劳动，避免穿不透气的衣服劳动，进食含盐饮料以不断补充水和电解质的丢失，忌肥甘厚味、油炸之品。当高温下作业无法避免时，需改善劳动条件，加强防护措施，尽可能大量补足丢失的水分和盐分。有易患倾向者应避免从事在高温下工作。

十二、结语

1. 曲泽为手厥阴心包经之合穴，具有宁心清热，和中降逆之功，中冲为心包经之井穴，功可开窍清心泻热，《循经考穴编》指出该穴善治中暑，两穴合用，共奏清热开窍之功；足三里为足阳明胃经之合穴、下合穴，合主逆气而泄，且五行属土，阳明亦属土，故本穴为土中之真土，有强壮脏腑、补气养血、疏通经络之功。

2. 中暑发病骤急,必须及时抢救,将患者移到通风阴凉的地方。施以针灸、刮痧等法。危重病例、应严密观察病情变化,采取综合治疗措施。

3. 中暑患者常有中指甲皱微循环减慢,可作为辅助诊断的方法之一。

十三、中药参考方

安宫牛黄丸(清开灵口服液)。

第三章　高　热

一、中医病名

高热是临床上的一种常见症状,凡体温超过 39℃ 均称为高热。本病属于中医的"发热"范畴,是邪正相争的全身性反应,阴阳失调的必然现象,多由感受六淫之邪和内伤所发。本章节所论述的高热均系外感发热。

二、西医病名

高热可由许多原因引起。西医学认为高热可由感染和非感染导致。外感而致的高热是急性感染性发热的一种,主要是感染病毒、细菌、支原体、立克次体等,在人体形成炎性病灶,大量的白细胞包裹、吞噬病菌直至杀灭使机体康复。

三、病因病机

1. 病因

(1) 外感六淫:外感发热,多由风、寒、暑、湿、燥、火六淫之邪,侵袭人体而发病。六淫之中,尤以火热、外湿、暑邪为主要病邪,而风、寒、燥邪入里皆可化火,但作为病因,多称之为热而不称为火。六淫所致的多种外感发热,又与气象、季节、时令密切相关,因此常呈明显的季节性与区域性,故六淫既可单独致病,又可两种以上邪气兼夹致病。

(2)感受疫毒:疫毒是一种传染性较强的致病邪气。疫毒为四时六气运化失常所引动而肆虐,其毒力强劲,更多夹当令时气,合而伤人,故传染性强。

(3)正气不足:素有宿疾,或年迈体弱,若气候变化,人体的卫外之气不能调节应变,或卫外功能减弱,肺卫疏懈,肌腠不密,感而发病。

2.病机

(1)发病:外感发热一般起病急骤。

(2)病位:外感导致发热,其入侵人体的途径,多由皮毛或口鼻而入,由皮毛肌腠而入者,循经由表而里,传至脏腑,发为热病。疫毒之邪,多由口鼻而入,充斥于人体,循卫气营血而分属于上、中、下三焦之脏腑。

(3)病性:以热毒为主,也可有温热夹湿及湿热者,伤寒次之。外邪入侵,人体正气与之相搏,正邪交争于体内,或热毒充斥于人体而发热,即所谓"阳胜则热"。

(4)病势:热为阳邪,其性炎上,外感发热早期多表现有头面咽喉热毒壅盛之症状,渐次邪热弥漫,由表入里,从上而下,易伤津耗液。

四、主症

急性发病,临床症状以发热为主。病程较短,传变迅速,若有传染性者,有明确的疫情接触史。体温在 39℃ 以上,可高达 39.5~40℃,并持续数小时以上不退者,或体温下降后又逐渐升高,伴有恶寒、寒战、口渴喜饮、舌红苔黄、脉数等症。

应掌握原发疾病的病史,明确外感发热常伴有的其他症状,分析两者之间的联系,有利于疾病的诊断。

具有不洁饮食史、输血史、职业病史等,注意询问,全面诊查,有利于诊断。

五、理化检查

结合病史及临床表现,进行全面的实验室检查,如血、尿、大便等常规,血沉,血、尿和骨髓培养,X 线检查,以及其他针对病因的检查。

六、治则

解表祛邪,退热解毒。

七、取穴

主穴:大椎、外关、合谷。

随证加减:风寒感冒加昆仑、风门;风热外感加曲池、列缺;暑热加中冲(放血)、曲泽、委中、足三里等。

八、施术

操作方法:毫针刺,泻法为主,留针 30 分钟。大椎需深刺 2 寸,对病情较轻者可予穴位贴敷。

九、预后

外感发热范围广泛,病情有轻重缓急的不同,病程有长短的区别,临床上转归预后亦有差别。一般说来,大部分外感发热者,由于正气未衰,邪正相搏,正气可以抗衡邪气,经过正确的治疗,均可及时痊愈。若原有痼疾,正气本虚,又遇新感,正不胜邪,邪气乖张者,或时行疫毒,邪毒之气太盛,耗伤人体阴津气血,或年事已高者,或幼儿阳气未充,复感邪毒致热者,预后多属不良。

卫分证患者虽然有时出现高热,但经正确治疗,预后良好。如果邪毒强盛,风寒之邪入里化热,风热之邪可入气分,或逆传心包。暑湿在表,如过食寒凉或滋腻之品,就会滞涩中焦不解,所以外感发热的早期治疗是十分重要的。

气分证可涉及肺、脾胃、肝胆、大肠、膀胱等多脏器,不仅邪热充斥于表里内外,还可有腑实结聚,湿热壅盛之机,如果治疗一旦有误,病势就会急转直下,由气入营入血,发生变证、坏病,出现痉、厥、闭、脱等危候。所以把握住气分关,截断病势,防止传变,直接决定着患者的预后。

十、转归

关于营分证的治疗,叶天士云:"入营犹可透热转气。"病至营分阶段,只要辨证治疗正确及时,病邪可由里出表而解。热灼营阴和热入心包,是两个不同的证型,有顺传至营和逆传入心之别。一般说来,逆传者症情更为凶险。

血分证,是热病的最后阶段,热盛可迫血妄行,热极可引动肝风,均系发热引起的危重证候,治疗必须当机立断。

十一、预防与调护

对于外感发热患者,饮食以清淡流食、半流食为宜,鼓励患者多饮水,多进新鲜水果如梨、苹果、西瓜、香蕉等。因发热患者脾胃一般较弱,煎炸、油腻、干硬食品不宜食用。忌烟酒,劳逸适度。神志昏迷的患者,可予鼻饲流食;出血的患者宜暂时禁食,尤其是消化道出血者更应禁食,病室应保持安静和空气流通,衣被不宜太厚太暖,要充分散热。避免邪毒和淫晦之气再袭。同时要劝说患者稳定情绪,不要持恐惧心理,树立战胜疾病的信心。

十二、结语

1. 大椎属督脉,与手三阳交会,可振奋全身阳气,关于其主治,医籍这样记载:《伤寒论》"太阳与少阳并病",《针灸甲乙经》"伤寒热盛",《医宗金鉴》"满身发热",常取之解表退热,清脑宁神;合谷为手阳明之合穴、原穴,手阳明大肠经与手太阴肺经相表里,有清肺退热之功;外关系手少阳三焦经之络穴、八脉交会穴,通阳维脉,"阳维为病苦寒热",故可达解表清热之效。

2. 发热为临床常见病症之一,分为外感发热和内伤发热。外感发热又分为风寒、风热、暑热等;内伤发热主要以阴虚发热和食积发热为主。其中阴虚发热选穴阴郄、复溜、三阴交、涌泉;食积发热则临床以小儿见症为多,选穴以中脘、手三里、丰隆为主。

3. 大椎拔罐对发热具有明显的疗效。

十三、中药参考方

防风通圣丸。

第四章 高血压

一、中医病名

风眩指因肝肾阴亏阳亢,风阳上扰,气血逆乱所致。以血压增高为主,或兼有眩晕,头痛,脉弦等为临床表现的疾病。

二、西医病名

本病相当于西医学所说的原发性高血压病。高血压是一种以循环动脉压增高为主要特点的临床综合征,动脉压的持续升高可导致靶器官如心、脑、肾和视网膜等脏器的损害。

三、病因病机

风眩之病位虽在心脉,影响脑神,但其因常与肝肾阳亢阴虚有关。素体阳盛,肝阳上亢,上扰清窍;或平素肾阴亏虚,水不涵木,肝阳偏亢;或长期忧郁恼怒,气郁日久化火,肝阴暗耗,风阳升动,皆可致气血逆乱,上扰清窍,发为风眩。

四、症状

根据起病和病情进展的缓急及病程的长短,高血压病可分为两型,缓进型和急进型。

1. **缓进型高血压病**　多为青中年起病,有家族史者发病年龄可较年轻。起病多数隐匿,病情发展慢,病程长。早期患者血压波动,血压时高时正常,为脆性高血压阶段,在劳累、精神紧张、情绪波动时易有血压升高,休息、去除上述因素后,血压常可降至正常。随着病情的发展,血压可趋向持续性升高或波动幅度变小。患者的主观症状和血压升高的程度可不一致,约半数患者无明显症状,只是在体格检查或因其他疾病就医时才发现有高血压,少数患者则在发生心、脑、肾等器官的并发症时才明确高血压病的诊断。

早期患者由于血压波动幅度大,可有较多症状,而在长期高血压后即使在血压水平较高时也可无明显症状,因此,无论有无症状,都应定期检测患者的血压。

(1)神经精神系统:头痛、头晕和头胀是高血压病常见的神经系统症状,也可有头部或颈项扳紧感。高血压直接引起的头痛多发生在早晨,位于前额、枕部或颞部。这些患者舒张压多较高,经降压药物治疗后头痛可减轻。部分患者有乏力、失眠、工作能力下降等。

(2)心血管系统:高血压时心脏最先受影响的是左室舒张功能。左心室肥厚时舒张期顺应性下降,松弛和充盈功能受影响,甚至可出现在临界高血压和临床检查没发现左心室肥厚时,这可能是由于心肌间质已有胶原组织增加之故,但此时患者可无明显临床症状。

出现临床心功能不全的症状多发生在高血压起病数年至十余年之后。在心功能代偿期,除有时感心悸外,其他心脏方面的症状可不明显。代偿功能失调时,则可出现左心衰竭症状,如阵发性夜间呼吸困难,在体力劳累、饱食和说话过多时发生气喘、心悸、咳嗽,严重时或血压骤然升高时发生肺水肿。

由于高血压可促进动脉粥样硬化,部分患者可因合并冠状动脉粥样硬化心脏病而有心绞痛、心肌梗死的表现。

（3）**肾脏系统**：表现肾血管病变的程度和血压高度及病程密切相关。实际上，血压未得到控制的本病患者均有肾脏的病变，但在早期可无任何临床表现。随病程的进展可先出现蛋白尿，但如无合并心力衰竭和糖尿病者，24 小时尿蛋白总量很少超过 1 g，控制高血压可减少尿蛋白。可有血尿，多为显微镜血尿，少见有透明和颗粒管型。肾功能失代偿时，肾浓缩功能受损，可出现多尿、夜尿、口渴、多饮等，尿比重逐渐降低，最后固定在 1.010 左右，称等渗尿。当肾功能进一步减退时，尿量可减少，血中尿素氮、肌酐常增高，酚红排泄试验示排泄量明显减低，尿素清除率或肌酐清除率可明显低于正常，上述改变随肾脏病变的加重而加重，最终出现尿毒症。但是，在缓进型高血压病，患者在出现尿毒症前多数已死于心、脑血管并发症。

（4）**血管系统**：出现急性大动脉夹层者根据病变的部位可有剧烈的胸痛或腹痛；合并冠状动脉粥样硬化心脏病者可有心绞痛、心肌梗死的表现，有下肢周围血管病变者可出现间歇性跛行。

2. 急进型高血压 在未经治疗的原发性高血压病患者中，约 1％可发展成急进型高血压，发病可较急骤，也可发病前有病程不一的缓进型高血压病，典型表现为血压显著升高，舒张压多持续在 130～140 mmHg 或更高。男女比例约 3∶1，多在青中年发病，近年来此型高血压已少见，可能和早期发现轻中度高血压患者并及时有效的治疗有关。其表现基本上与缓进型高血压病相似，但症状和头痛等明显，病情严重、发展迅速、视网膜病变和肾功能很快衰竭等。常于数月至 1～2 年内出现严重的脑、心肾损害，发生脑血管意外、心力衰竭和尿毒症。并常有视力模糊或失明，视网膜可发生出血、渗出物及视神经乳头水肿。由于肾脏损害最为显著，常有持续蛋白尿，24 小时尿蛋白可达 3 g，并可有血尿和管型尿，如不及时治疗最后多因尿毒症而死亡。

3. 高血压危象　高血压危象包括高血压急症和高血压重症。

高血压危象是指：① 加剧性的恶性高血压。舒张压常＞140 mmHg，伴眼底乳头水肿、出血、渗出，患者可出现头痛、呕吐、嗜睡、迷糊、失明、少尿甚至抽搐昏迷等。② 血压明显升高并有脑、心、肾等严重病变及其他紧急情况如高血压脑病、脑卒中、颅外伤、急性心肌梗死、急性心衰、急性动脉夹层、急性肾炎、嗜铬细胞瘤、术后高血压、严重烧伤、子痫等。高血压脑病可发生在缓进型或急进型高血压患者，当平均血压上升到约 180 mmHg 以上时，脑血管在血压水平变化时可自主调节舒缩状态以保持脑血流相对稳定的功能减弱甚至消失，由收缩转为扩张，过度的血流在高压状态进入脑组织导致脑水肿，患者出现剧烈头痛、头晕、恶心、呕吐、烦躁不安、脉搏多慢而有力，可有呼吸困难或减慢、视力障碍、黑蒙、抽搐、意识模糊，甚至昏迷，也可出现暂时性偏瘫、失语、偏身感觉障碍等。检查可见视神经乳头水肿，脑脊液压力增高、蛋白含量增高。发作短暂者历时数分钟，长者可数小时甚至数天。高血压急症的患者应静脉用药尽快地（以分钟、小时计）将血压控制到适宜的水平。高血压重症时虽然血压明显升高，但无上述重要器官功能迅速恶化的临床表现，如恶性高血压无眼底改变也无症状、烧伤、严重鼻衄、高血压药物停用后血压反跳等，这类患者一般不需要紧急静脉用药，但应立即口服给药控制血压，并随访数天，以防转变成高血压急症。

五、理化检查

1. 血常规　红细胞和血红蛋白一般无异常，但急进型高血压时可有 Coombs 试验阴性的微血管病性溶血性贫血，伴畸形红细胞，血红蛋白高者血液黏度增加，易有血栓形成并发症（包括脑梗死)和左心室肥大。

2. 尿常规 早期患者尿常规正常,肾浓缩功能受损时尿比重逐渐下降,可有微量尿蛋白、红细胞,偶见管型。随肾病变进展,尿蛋白量增多,在良性肾硬化者如 24 小时尿蛋白在 1 g 以上时,提示预后差。红细胞和管型也可增多,管型主要是透明和颗粒者。

3. 肾功能 多采用血尿素氮和肌酐来估计肾功能。早期患者检查并无异常,肾实质受损到一定程度可开始升高。成人肌酐>114.3 mmol/L,老年人和妊娠者肌酐>91.5 mmol/L 时提示有肾损害。内生肌酐清除率等可低于正常。

4. 胸部 X 线检查 可见主动脉,尤其是升、弓部迂曲延长,其升、弓或降部可扩张。出现高血压性心脏病时有左室增大,有左心衰竭时左室增大更明显,全心衰竭时则可左右心室都增大,并有肺淤血征象。

肺水肿时则见肺门明显充血,呈蝴蝶形模糊阴影。应常规摄片检查,以便前后检查时比较。

5. 心电图 左心室肥厚时心电图可显示左心室肥大兼有劳损。心电图诊断左心室肥大的标准不尽相同,但其敏感性和特异性相差不大,假阴性为 68%～77%,假阳性 4%～6%,可见心电图诊断左心室肥大的敏感性不很高。由于左室舒张期顺应性下降,左房舒张期负荷增加,心电图可出现 P 波增宽、切凹、PV 的终末电势负值增大等,上述表现甚至可出现在心电图发现左心室肥大之前。可有心律失常如房性、室性期前收缩、心房颤动等。

6. 超声心动图 目前认为,和胸部 X 线检查、心电图比较,超声心动图是诊断左心室肥厚最敏感、可靠的手段。可在二维超声定位基础上记录 M 型超声曲线或直接从二维图进行测量,室间隔和(或)左心室后壁厚度>13 mm 者为左室肥厚。高血压病时左心室肥大是对称性的,但有 1/3 左右以室间隔肥厚为主(室间隔和左室后壁厚度比>1.3),室间隔肥厚常上端先出现,提示高血压时最先影响左室流出道。超声心动图尚可观察其他心脏腔室、瓣膜和主动脉根部的情况并可做心功能检测。左室肥厚早期虽然心脏的整体功能如心排血量、左室射血分数仍属正常,但已有左室收缩期和舒张期顺应性的减退,如心肌收缩最大速率下降,等容舒张期延长、二尖瓣开放延迟等。在出现左心衰竭后,超声心动图检查可发现左室、左房心腔扩大,左室壁收缩活动减弱。

7. **动态血压监测**　可观察被测试者一天 24 小时的血压变化,一般白昼每 15～20 分钟,夜间每 20～30 分钟测定血压一次,并可将各时间点测得的血压值连成曲线观察。本项检查有助于:① 明确高血压的诊断。② 了解血压的昼夜变化,还可观察情绪、活动改变时血压的变化以指导治疗。③ 观察药物的疗效和安全性,评价抗高血压新药,可计算降压的谷/峰比值和平滑指数,分析高血压药物治疗时出现药物抵抗或低血压的原因等。④ 预后的判断。

8. **眼底检查测量**　视网膜中心动脉压可见增高,在病情发展的不同阶段可见下列的眼底变化。

Ⅰ级:视网膜动脉痉挛。

Ⅱ级 A:视网膜动脉轻度硬化。

Ⅱ级 B:视网膜动脉显著硬化。

Ⅲ级:Ⅱ级加视网膜病变(出血或渗出)。

Ⅳ级:Ⅲ级加视神经乳头水肿。

9. **其他检查**　患者可伴有血清总胆固醇、甘油三酯、低密度脂蛋白胆固醇的增高和高密度脂蛋白胆固醇的降低,及载脂蛋白 A-Ⅰ的降低。亦常有血糖增高和高尿酸血症。部分患者血浆肾素活性、血管紧张素Ⅱ的水平升高。

六、治则

滋阴潜阳,息风定眩。

七、取穴

四神聪、本神、内关、太渊、丘墟透照海、蠡沟、三阴交、风池、膈俞。

八、施术

操作方法：毫针刺,得气为度,留针 30 分钟。

九、预后

早期发现,早期治疗,预后良好。

十、转归

风眩日久不愈,可影响及心,并可导致中风,则病情危重。

十一、预防与调护

1. 胸怀开阔,精神乐观,注意劳逸结合,积极参加文体活动,脑力劳动者坚持做一定的体力活动等,有利于维持高级神经中枢的正常功能;不吸烟,少吃盐,避免发胖等都对预防本病有积极意义。

2. 开展群众性的防病治病工作,进行集体的定期健康检查,对有高血压病家族史而本人血压曾有过增高记录者,定期随访观察,则有利于对本病的早期发现和及早治疗。

3. 针对某些发病因素进行预防,同时对高血压导致的靶器官损害并发症进行二级预防。

4. 对高血压病患者进行长期随访。

5. 健康宣教:① 减轻体重。② 限制饮酒量。③ 限制钠盐摄入。④ 增加体育活动。⑤ 戒烟。⑥ 健康的饮食习惯(包括多吃水果、蔬菜、鱼类,以及减少总脂肪和饱和脂肪摄入),患者当以清淡食物为主,避免过食辛辣、过用烟酒等,以防风阳升散之虞。只要可能,对所有的高血压患者都应当给予非药物治疗,有助于控制血压和心血管病的其他危险因素。

十二、结语

1. 四神聪为经外奇穴,出自《太平圣惠方》,有宁心安神,明目聪耳之效。治疗眩晕、中风、失眠等症,针刺放血后可迅速改善头晕等症状,使血压降低;本神在神庭旁 3 寸,居头部,头部元神所在,具有宁心安神之功,《针灸甲乙经》指出其善治头痛目眩,颈项强急;内关为手厥阴心包经之络穴,络于三焦经,又是八脉交会穴,通阴维脉,具有宁心安神、调理三焦、理气和胃、镇静止痛、疏经活络的作用;太渊为手太阴肺经之输穴、原穴,又为八会穴之脉会,乃气血最旺盛之处,擅长通脉理血;丘墟为足少阳胆经原气经过和留止的部位,蠡沟为足厥阴肝经之络穴,二穴同用可疏肝降逆;三阴交为足三阴之交会穴,加之调补三阴之力大增;风池为胆经与阳维之会,起到平肝潜阳,泻胆降火之功;照海属肾经,通于阴跷,滋阴养心,诸穴共用有交通心肾,使阴阳平衡之效;膈俞为足太阳膀胱经的腧穴,也是八会穴之血会,具有补血、止血、活血化瘀、理气降逆之功,善治一切与血有关的病证。诸穴合用,调和阴阳,安神降压。

2. 血压升高与情志、劳累等因素相关,不建议发现血压升高后立即服用降压药,可调整生活方式、适度锻炼、放松心情,监测血压。

十三、中药参考方

羚角钩藤汤。

第五章 中 风

一、中医病名

中风是以卒然昏仆,不省人事,半身不遂,口眼㖞斜,语言不利为主症的病证。病轻者可无昏仆而仅见半身不遂及口眼㖞斜等症状。

二、西医病名

根据中风的临床表现特征,西医学中的急性脑血管疾病与之相近,包括缺血性中风和出血性中风,它如短暂性脑缺血发作、局限性脑梗死、原发性脑出血和蛛网膜下腔出血等,均可参照本节进行辨证论治。

三、病因病机

本病多是在内伤积损的基础上,复因劳逸失度、情志不遂、饮酒饱食或外邪侵袭等触引起脏腑阴阳失调,血随气逆,肝阳暴张,内风旋动,夹痰夹火,横窜经脉,蒙蔽神窍,从而发生猝然昏仆,半身不遂诸症。

1. *病因*

(1) 内伤积损:素体阴亏血虚,阳盛火旺,风火易炽,或年老体衰,肝肾阴虚,肝阳偏亢,复因将息失宜,致使阴虚阳亢,气血上逆,上蒙神窍,突发本病。

(2)劳欲过度:《素问·生气通天论》说:"阳气者,烦劳则张。"烦劳过度,耗气伤阴,易使阳气暴张,引动风阳上旋,气血上逆,壅阻清窍;纵欲过度,房事不节,亦能引动心火,耗伤肾水,水不制火,则阳亢风动。

(3)饮食不节:嗜食肥甘厚味,辛香炙煿之物,或饮酒过度,致使脾失健运,聚湿生痰,痰湿生热,热极生风,终致风火痰热内盛,窜犯络脉,上阻清窍。

(4)情志所伤:五志过极,心火暴甚,可引动内风而发卒中,其中以郁怒伤肝为多。平素忧郁恼怒,情志不畅,肝气不舒,气郁化火,则肝阳暴亢,引动心火,气血上冲于脑,神窍闭阻,遂致卒倒无知。或长期烦劳过度,精神紧张,虚火内燔,阴精暗耗,日久导致肝肾阴虚,阳亢风动。此外,素体阳盛,心肝火旺之青壮年,亦有遇怫郁而阳亢化风,以致突然发病者。

(5)气虚邪中:气血不足,脉络空虚,尤其在气候突变之际,风邪乘虚入中,气血痹阻,或痰湿素盛,形盛气衰,外风引动内风,痰湿闭阻经络,而致㖞僻不遂。

2.病机 中风的形成虽有上述各种原因,但其基本病机总属阴阳失调,气血逆乱。病位在心脑,与肝肾密切相关。《素问·脉要精微论》说:"头者,精明之府。"李时珍在《本草纲目》中亦指出脑为"元神之府"。"精明"、"元神"均指主宰精神意识思维活动功能而言,因此可以认为神明为心脑所主。病理基础则为肝肾阴虚。因肝肾之阴下虚,则肝阳易于上亢,复加饮食起居不当,情志刺激或感受外邪,气血上冲于脑,神窍闭阻,故猝然昏仆,不省人事。病理因素主要为风、火、痰、瘀,其形成与脏腑功能失调有关。如肝肾阴虚,阳亢化火生风,或五志化火动风。脾失健运,痰浊内生,或火热炼液为痰。暴怒血菀于上，或气虚无力推动，皆可致瘀血停滞。四者之间可互相影响或兼见同病，如风火相煽，痰瘀互结等。严重时风阳痰火与气血阻于脑窍，横窜经络，出现昏仆、失语，喝僻不遂。

病理性质多属本虚标实。肝肾阴虚，气血衰少为致病之本，风、火、痰、气、瘀为发病之标，两者可互为因果。发病之初，邪气鸱张，风阳痰火炽盛，气血上菀，故以标实为主；如病情剧变，在病邪的猛烈攻击下，正气急速溃败，可以正虚为主，甚则出现正气虚脱。后期因正气未复而邪气独留，可留后遗症。

由于病位浅深、病情轻重的不同，又有中经络和中脏腑之别。轻者中经络，重者中脏腑。若肝风夹痰，横窜经络，血脉瘀阻，气血不能濡养机体，则见中经络之证，表现为半身不遂，口眼歪斜，不伴神志障碍；若风阳痰火蒙蔽神窍，气血逆乱，上冲于脑，则见中脏腑重证，络损血溢。瘀阻脑络，而致猝然昏倒，不省人事。因邪正虚实的不同，而有闭脱之分及由闭转脱的演变，闭证之中腑者，因肝阳暴亢或痰热腑实，风痰上扰，见喝僻不遂，神志欠清，大便不通；中脏者，风阳痰火内闭神窍，脑络瘀阻，则见昏仆，不省人事，肢体拘急等闭证。因于痰火瘀热者，为阳闭；因于痰浊瘀阻者为阴闭。若风阳痰火炽盛，进一步耗灼阴精，阴虚及阳，阴竭阳亡，阴阳离决，则出现脱证，表现为口开目合，手撒肢冷，气息微弱等虚脱症状。由此可见，中风的发生，病机虽然复杂，但归纳起来不外虚（阴虚、血虚）、火（肝火、心火）、风（肝风、外风）、痰（风痰、湿痰）、气（气逆、气滞）、血（血瘀）六端。

四、主症

多急性起病，好发于 40 岁以上年龄。常有眩晕、头痛、心悸等病史，病发多有情志失调、饮食不当或劳累等诱因。发病之前多有头晕、头痛、肢体一侧麻木等先兆症状。发病时具有突然昏仆,不省人事,半身不遂,偏身麻木,口眼歪斜,言语謇涩等特定的临床表现。轻症仅见眩晕,偏身麻木,口眼歪斜,半身不遂等。

五、理化检查

临床可做脑脊液、眼底及 CT、MRI 等检查。短暂性脑缺血发作检查无明显异常。局限性脑梗死,患者脑脊液压力不高,常见在正常范围,蛋白质含量可高。头颅 CT 和 MRI 可显示梗死区;出血性中风在起病后 1 周 CT 能正确诊断大脑内直径在 1 cm 或更大的血肿,对于脑干内小的血肿或血块已变为和脑组织等密度时,MRI 的诊断比 CT 可靠。原发性蛛网膜下腔出血主要原因为动脉瘤破裂和动静脉血管畸形,早期 CT 扫描,可显示破裂附近脑池或脑裂内有无凝血块,脑内或硬膜下血肿及是否合并脑出血。MRI 对原发性蛛网膜下腔出血的诊断并不可靠,无 CT 条件下,可谨慎进行脑脊液检查。

六、治则

开窍启闭,疏通经络,调和气血。

七、取穴

主穴:

1. 中脏腑

(1)痰热内闭心窍:四神聪放血(放血仅用于急性期)、曲池、合谷、足三里、阳陵泉、太冲、中脘、天枢、丰隆。

(2)元气败脱,心神散乱:隔盐灸神阙。

2. 中经络

(1)肝阳暴亢,风火上扰:百会三棱针放血(放血仅用于急性期),四神聪、曲池、合谷、太冲。

(2)风痰瘀血,阻痹经络:金津、玉液、曲泽、委中三棱针放血(放血仅用于急性期),四神聪、中脘、曲池、天枢、合谷、丰隆、太冲。

(3)气虚血瘀:百会、气海、曲池、合谷、阳陵泉、足三里、太冲。

对症配穴:

(1)神志:昏蒙嗜睡甚至昏迷:血压正常者针刺人中;血压高者十二井放血、十宣放血交替使用;躁扰、失眠、乱语:本神。

(2)失语:通里、照海、哑门。

(3)头面五官:眩晕:急性期四神聪放血,血压高者灸神庭;头疼:合谷、太冲;目失灵动、视物成双:臂臑;饮水反呛、吞咽困难:天突、内关;牙关紧闭:下关、地仓、颊车;舌强语謇或伸舌歪斜:金津、玉液放血;舌体萎缩或卷缩:风府、风池、哑门;流涎:丝竹空。

(4)肢体:上肢不遂:条口;下肢不遂:环跳;足内收:绝骨、丘墟;强痉:火针局部取穴;抖颤难自止:少海、条口、合谷、太冲;麻木:十二井放血。

(5)二便:大便秘结:支沟、丰隆、天枢;小便癃闭:关元、气海;大、小便自遗:灸神阙。

八、施术

急性期:除气虚血瘀型外均用强通法,百会、四神聪、金津、玉液、十宣、十二井放血均采用三棱针速刺法;曲泽、委中采用三棱针缓刺法;余穴用毫针刺,穴取患侧为主,平补平泻,留针30分钟,每日治疗1次。恢复期、后遗症期:诸穴以细火针点刺,之后毫针留针治疗。穴取患侧为主,平补平泻,留针30分钟,每日治疗1次。

九、预后

脑出血病情重笃,极易发生闭脱之证,而危及生命。

缺血中风,多中经络,亦可兼中脏腑,急性期可危及生命,若急性期过后,可转化为风痱之病,不易完全恢复。

十、转归

恢复期因气血失调,血脉不畅而后遗经络形证。中脏腑者病情危重,但经积极抢救治疗,往往可使患者脱离危险,神志渐趋清醒,但因肝肾阴虚,气血亏损未复,风、火、痰,瘀之邪留滞经络,气血运行不畅,而仍留有半身不遂,口歪或不语等后遗症,一般恢复较难。

十一、预防与调护

关于中风的预防问题,在中医学也早有论述。如朱丹溪提出:"眩晕者,中风之渐也。"元代罗天益在《卫生宝鉴·巾风门》也提到:"凡大指、次指麻木或不用者,三年中有中风之患"明代李用粹在《证治汇补·预防中风》中也强调:"平人手指麻木,不时眩晕,乃中风先兆,须预防之。宜慎起居,节饮食,远房帏,调情志。"以上论述均表明,应识别中风先兆,及时处理,以预防中风发生。平时在饮食上宜食清淡易消化之物,忌肥甘厚味、动风、辛辣刺激之品,并禁烟酒,要保持心情舒畅,做到起居有常,饮食有节,避免疲劳,以防止卒中和复中。

十二、结语

1. 四神聪位于头之巅顶,令其出血,可使逆上气血下降,暴涨之阳得平,瘀滞经脉通畅。多以三棱针点刺出血,其出血量宜多。

太溪为肾经原穴,既可调补肾阴,又可补益肾阳,因此临床既可抑制阳亢,又可益气壮阳,促进气血的平调,是治疗中风的要穴;合谷为手阳明大肠经之原穴,与太冲合曰"四关",两穴一上一下,一阴一阳,一主气,一主血,相互协调,可共奏清热泻火、镇静安神、平肝潜阳和息风通络之效,用于中风闭证可以解郁开闭。

2. 急性期过后症状稳定时,据患者病情之虚实寒热,选用不同的腧穴给予微通法毫针治疗。持久治之不能操之过急。虚证多选太溪、太冲、气海、足三里等,以阴经腧穴为主。实证多用环跳、阳陵泉、曲池、合谷、绝骨、四神聪等。以阳经腧穴为主,加强通经活络之作用,同时施以补泻,给予适当的刺激量,宜守方而治。

3. 中风的产生,不论出血或是梗死虽然病因及机制各有不同,但究其根源,经络瘀而不通是最根本的病机所在。经络是运行气血的通路,气血是荣养四肢百骸、五脏六腑的物质。在生理上则是相互依存,"气为血帅、血为气母"相互为用。无论各种各样的病因,最终不外乎导致经络气血不通,经气瘀滞。因此,采用强通法强制经脉通畅的放血方法是治疗中风急性期发作的重要一环。气行则血行、血行则气畅,气血通畅而达到清心开窍、平肝潜阳、滋阴息风、通经活络的效果。

4. 中风后遗症患者患侧上下肢多为肌张力高,迈步困难,关节屈伸困难,手指不能伸开,形成"挎篮""划圈"姿态。中医学认为:四肢拘紧,屈伸不利实属经筋之病,多为寒凝脉阻、气血瘀滞,经筋失荣以致拘紧不伸、肿胀不用等。

5. 临床上治疗中风后遗症主要采用温通法和微通法。火针是治疗经筋病的最好方法,使用火针首先要根据其应刺部位选择粗细相当的火针,要求将针烧红、烧透,趁针具极热之时迅速刺入皮肤肌肉,随即拔出即可。其选用腧穴多以局部阿是穴为主,配用相应经穴。例如:肩关节疼痛僵硬,肘关节疼痛僵硬发紧,应用火针速刺阳明经循行部位,指关节肿胀僵硬不能伸屈,应用火针速刺掌指关节、指关节、八邪及阳经循行部位。不能抬步、膝关节活动不灵,可用犊鼻及局部腧穴。除火针温通外,酌情选用太溪、太冲、环跳、听宫、阳陵泉、合谷也是常用方法。太溪、太冲可培本补益肝肾,使气血有生化之源。环跳为人之躯体贯通上下阴阳气血之大穴。可疏导周身气血,以阳行阴,以中而行上下,是通畅气血经脉的主要腧穴。针刺时针感要麻窜至下肢,针感不宜过分强烈。听宫是手太阳腧穴,相续足太阳。太阳主筋,太阳经气通达,周身经脉得以充润。听宫穴与环跳合用可通畅全身气血经脉,是治疗中经络与中风后遗症的重要腧穴之一。

十三、中药参考方

补阳还五汤。

第六章　颤　证

一、中医病名

颤证是以头部或肢体摇动颤抖,不能自制为主要临床表现的一种病证。轻者表现为头摇动或手足微颤,重者可见头部振摇,肢体颤动不止,甚则肢节拘急,失去生活自理能力。本病又称"振掉""颤振""震颤"。

二、西医病名

根据本病的临床表现,西医学中震颤麻痹、肝豆状核变性、小脑病变的姿位性震颤、特发性震颤、甲状腺功能亢进等,凡具有颤证临床特征的锥体外系疾病和某些代谢性疾病,可参照本节辨证论治。

三、病因病机

1. 病因

(1)年老体虚:中年之后,脾胃渐损,肝肾亏虚,精气暗衰,筋脉失养;或禀赋不足,肾精虚损,脏气失调;或罹患沉疴,久病体弱,脏腑功能紊乱,气血阴阳不足,筋脉失养,虚风内动。

(2)情志过极:情志失调,郁怒忧思太过,脏腑气机失于调畅。

郁怒伤肝，肝气郁结不畅，气滞血瘀，筋脉失养；或肝郁化火生风，风阳暴张，窜经入络，扰动筋脉；若思虑太过，则损伤心脾，气血化源不足，筋脉失养；或因脾虚不运，津液失于输布，而聚湿生痰，痰浊流窜经络扰动筋脉。

（3）饮食不节：恣食膏粱厚味或嗜酒成癖，损伤脾胃，聚湿生痰，痰浊阻滞经络而动风；或滋生内热，痰热互结，壅阻经脉而动风；或因饥饱无常，过食生冷，损伤脾胃，气血生化乏源，致使筋脉失养而发为颤证。

（4）劳逸失当：行役劳苦，动作不休，使肌肉筋膜损伤疲极；虚风内动；或贪逸少动，使气缓脾滞而气血日减或房事劳欲太过，肝肾亏虚，阴血暗损，筋脉失于调畅而不得任持自主，发为颤。

2.**病机**　颤证病在筋脉，与肝、肾、脾等脏关系密切。上述各种原因，导致气血阴精亏虚，不能濡养筋脉；或痰浊、瘀血壅阻经脉，气血运行不畅，筋脉失养；或热甚动风，扰动筋脉，而致肢体拘急颤动。

本病的基本病机为肝风内动，筋脉失养。"肝主身之筋膜"，为风木之脏，肝风内动，筋脉不能任持自主，随风而动，牵动肢体及头颈颤抖摇动。其中又有肝阳化风，血虚生风，阴虚风动，瘀血生风，痰热动风等不同病机。

肝肾乙癸同源，若水不涵木，肝肾阴亏，肾虚髓减，脑髓不充，下虚则高摇。若脾胃受损，痰湿内生，土不栽木，亦可致风木内动。

本病的病理性质总属本虚标实。本为气血阴阳亏虚，其中以阴津精血亏虚为主；标为风、火、痰、瘀为患。标本之间密切联系，风、火、痰、瘀可因虚而生，诸邪又进一步耗伤阴津气血。风、火、痰、瘀之间也相互联系，甚至也可以互相转化，如阴虚、气虚可转为阳虚、气滞，痰湿也可化热等。颤证日久可导致气血不足，络脉瘀阻，出现肢体僵硬，动作迟滞乏力现象。

颤证的病理因素为风、火、痰、瘀。风以阴虚生风为主,也有阳亢风动或痰热化风者。痰或因脾虚不能运化水湿而成,或热邪煎熬津液所致。痰邪多与肝风或热邪兼夹为患,闭阻气机,致使肌肉筋脉失养,或化热生风致颤。火有实火、虚火之分。虚火为阴虚生热化火,实火为五志过极化火,火热耗灼阴津,扰动筋脉不宁。久病多瘀,瘀血常与痰浊并病,阻滞经脉,影响气血运行,致筋脉肌肉失养而病颤。

四、主症

多发生于中老年人,一般呈隐袭起病,逐渐加重,不能自行缓解。头部及肢体颤抖、摇动,不能自制,甚者颤动不止,四肢强急。常伴动作笨拙,活动减少,多汗流涎,语言缓慢不清,烦躁不寐,神识呆滞等症状。部分患者发病与情志有关,或继发于脑部病变。

五、理化检查

颅脑 CT、MRI 等影像学检查,有助于因脑部疾病引起颤证的诊断。眼底角膜色素环(K-F 环)检查,血铜、尿铜的测定和肝功能的检查,有助于因铜代谢异常性疾病引起颤证的诊断;检测 T_3、T_4 及甲状腺功能,有助于内分泌疾病的诊断。

六、治则

滋水涵木,益气养血,息风止颤。

七、取穴

主穴:百会、四神聪、关元、太溪、三阴交、蠡沟。

随证加减:气血亏虚加中脘、气海;肝郁化火加本神、太渊、丘墟；痰热动风加丰隆、少海、长强。

八、施术

操作方法：关元火针，余穴毫针刺，得气为度，留针 30 分钟。

九、预后

临床多呈缓慢进展加重，一般治疗不易，患者预后欠佳。

邪实为主，正气尚无大亏的阶段，经积极治疗，使肝风得息，痰瘀得祛，气血阴液得以充养，尚可减轻。反之，颤证日久，气血阴阳受损，肝脾肾多脏功能俱伤，病久入络，痰瘀互阻更甚，病多不治。此外，因先天禀赋不足，年老体衰，肝肾精亏所致颤证，病初即见真阴亏耗，肝脾肾俱损者，亦多难根治，预后不良。

十、转归

但若病情迁延久治不愈，致气血大衰，脏器虚损，多难奏效，每多并发他证而不治。

十一、预防与调护

首先注意精神调养，使患者尽量保持安定的情绪，切忌忧思郁怒等不良的精神刺激。若发现患者暴躁、愤怒时，要进行劝慰。在生活起居方面，应尽量使环境保持安静舒适，居处通风良好，避免受风、受热、受潮，生活有规律，节制房事。饮食调摄方面，应以清淡饮食为主，进食尽可能定时定量，勿暴饮暴食及嗜食肥甘厚味之品，戒除烟酒。此外，应加强功能锻炼，对颤证较重者，应帮助患者做适量被动运动，按摩肢体，以促进气血的运行。下地行走时，应注意走路姿势、技巧、持久力和速度，注意安全。

十二、结语

1. 关元为足三阴经与任脉之会,是为小肠募穴,以补肾培元,益气和血;督脉循行于脊里,"入属于脑",为诸阳之会,百病皆主,有调和脏腑阴阳,化生气血津液之效,选用督脉之百会穴,取其养脑髓而止震颤之功;四神聪为经外奇穴,功如其名,针之能调节阴阳、脑髓充养,具有健脑宁神益智之功效,与百会同用,以健脑益髓、开窍息风;太溪为肾经之原穴,育阴潜阳,息风止痉;三阴交为肝脾肾三经交会穴,滋补肝肾之阴以生化气血;《素问·至真要大论》"诸风掉眩,皆属于肝",蠡沟穴首载于《灵枢·经脉》,为足厥阴肝经之络穴,功可疏肝利胆,以泻肝之邪气;诸穴合用共奏滋补肝肾,填精益髓,息风止颤作用。

2. 此病多起于过用。《素问·经脉别论》:"饮食饱甚,汗出于胃;惊而夺精,汗出于心;持重远行,汗出于肾;疾走恐惧,汗出于肝;摇体劳苦,汗出于脾。故春夏秋冬,四时阴阳,生病起于过用,此为常也。"

十三、中药参考方

地黄饮子。

第七章 脑萎缩

一、中医病名

《灵枢·口问》:"故上气不足,脑为之不满,耳为之苦鸣,头为之苦倾,目为之眩。"本病可表现为痴呆、脑鸣、耳鸣、健忘、眩晕等,可参考中医学"呆病""愚痴""眩晕""耳鸣"等治疗。

二、西医病名

脑萎缩是许多疾病的神经影像学表现,弥漫性脑萎缩可见于正常老年人,亦见于许多疾病,如阿尔茨海默病、亨廷顿病、帕金森病及代谢性疾病。脑组织丰富区域脑萎缩较明显,如额叶、颞叶相对较大,脑萎缩较明显,表现为侧脑室额、颞角扩大,侧裂池和脑沟增宽。

弥漫性脑萎缩是脑实质弥漫性减少、容积缩小,可见蛛网膜下腔扩大,脑池脑沟增宽。由于脑室周围脑组织均匀减少,脑室周围受牵拉而扩大,因此脑室正常形态不改变;脑实质的减少可以先累及白质或灰质,通常是灰、白质同时受累,但灰质受累为主时表现为脑沟增宽较明显,而脑室扩大稍次之;白质受累为主时,则情况相反。

弥漫性脑萎缩可以是生理性萎缩,由于随着年龄的增加,脑组织逐渐退化而发生,如老年也可以病理性萎缩。一般说生理性萎缩较轻微,且与年龄呈正相关,年龄越大,脑萎缩越明显;病理性脑萎缩年龄较前者轻,萎缩较明显。但另一方面随着年龄的增加,机体发生疾病的机会亦增大,如高血压、脑动脉硬化等均可造成脑组织的缺血缺氧,导致脑萎缩的发生。因此两者之间无明显界限,在CT上难以区别。

三、病因病机

脑萎缩多由年老体衰,或用脑过度,使气血不足,阴精暗耗,髓海空虚,或经脉失养,痰浊瘀血阻滞,气血运行不畅,以致脑失所养,日久而成脑萎。

四、主症

1. 起病隐微,进展缓慢,主要是渐近性的高级智能障碍,最终发展到完全痴呆。

2. 大脑皮质萎缩初期的症状,因病变始于额叶或颞叶或两者同时发生而有所不同。当病变主要以额叶为主时,表现注意力不集中,记忆力下降,兴趣减退,不想活动,懒惰,联想力差,抽象思维困难,对衣着等生活细节不注意,道德观念混乱。在神经系统局限体征方面,则表现语言障碍以至完全性运动性失语。当颞叶损害为主时,主要表现为健忘性失语和难于理解复杂的语句。当疾病发展,甚至侵及顶叶时即可出现失认、失用和书写、诵读的困难。

3. 小脑萎缩可出现眩晕,吞咽困难,声音嘶哑,小脑性共济失调,站立行走不稳等。

4. 本病很少有妄想、幻觉,真正的锥体束征也少见,癫痫发作也少见。

五、理化检查

脑脊液化验正常，头颅 CT 及 MRI 可显示脑沟增宽，脑室扩大，对本病的诊断有重要价值。脑电图有弥漫性 θ 波和 δ 波。核素脑血流图测定可有脑血流量减少。

六、治则

补肾填精，祛邪通络。

七、取穴

主穴：百会、太溪、悬钟、关元、气海。

随证加减：脾虚加中脘、章门；肺虚加太渊；心虚加神门；痰浊加内关、丰隆。

八、施术

操作方法：中脘、气海、关元火针，余穴毫针刺，得气为度，留针 30 分钟。

九、预后

病程长，治疗难以取效。

十、转归

可并发或转变成痴呆、癫狂等病。

十一、预防与调护

1. 应早期诊断，及时治疗以望获取较好的疗效。

2. 应培养豁达开朗的性格，保持饱满的心情和愉快的情绪，避免忧思郁怒等不良的精神刺激。

3. 注意劳逸结合，生活起居有节。

4. 饮食宜清淡，常食低脂食物、蔬菜、水果；忌碳酸饮料、油炸之品。

5. 应适当参加一些力所能及的体育活动，如太极拳、散步等。

6. 呆滞患者需鼓励其适当活动；抑郁患者要严防自杀；兴奋妄动者要预防发生意外。

十二、结语

督脉入属于脑，为阳脉之海，主一身之阳，而百会穴位居巅顶部，其深处即为脑之所在，能增神明，疏脑络，协调百脉；太溪穴是肾之精气输注于足跟的腧穴，肾藏精、生髓，为先天之本，且其经脉入络脑，与督脉互通，共主一身阳气，与百会同用，醒脑升阳、宁心安神；悬钟属足少阳胆经，髓之所会，有益肾填精之功效；关元为任脉与足三阴之会，三焦元气所出，联系命门真阳，乃阴中有阳之穴，针灸关元，既能补益气血精髓之亏，又可激发脏腑经络之能，是"益元"的关键；气海为元气生发之所，为"生气之海"，可以总调下焦气化，培补、振奋和升发元气；诸穴合用，共奏提神醒脑，益肾生髓，扶阳固本之功。

十三、中药参考方

还少丹。

第八章　眩　晕

一、中医病名

眩是指眼花或眼前发黑,晕是指头晕甚或感觉自身或外界景物旋转。二者常同时并见,故统称为"眩晕"。轻者闭目即止;重者如坐车船,旋转不定,不能站立,或伴有恶心、呕吐、汗出,甚则昏倒等症状。

二、西医病名

眩晕是临床常见症状,可见于西医的多种疾病。凡梅尼埃综合征、高血压病、低血压、脑动脉硬化、椎-基底动脉供血不足、贫血、神经衰弱等,临床表现以眩晕为主症者,均可参考本节辨证论治。

三、病因病机

眩晕的病因主要有情志、饮食、体虚年高,跌仆外伤等方面。其病性有虚实两端,属虚者居多,如阴虚易肝风内动,血虚则脑失所养,精亏则髓海不足,均可导致眩晕。属实者多由于痰浊壅遏,或化火上蒙,而形成眩晕。

1. 病因

(1)情志不遂:忧郁恼怒太过,肝失条达,肝气郁结,气郁化火,肝阴耗伤,风阳易动,上扰头目,发为眩晕。

(2)**年高肾亏**:肾为先天之本,主藏精生髓,脑为髓之海。若年高肾精亏虚,髓海不足,无以充盈于脑;或体虚多病,损伤肾精肾气;或房劳过度,阴精亏虚,均可导致髓海空虚,发为眩晕。如肾阴素亏,水不涵木,肝阳上亢,肝风内动,亦可发为眩晕。

(3)**病后体虚**:脾胃为后天之本,气血生化之源。若久病体虚,脾胃虚弱,或失血之后,耗伤气血,或饮食不节,忧思劳倦,均可导致气血两虚。气虚则清阳不升,血虚则清窍失养,故而发为眩晕。

(4)**饮食不节**:若饮食不节,嗜酒肥甘,损伤脾胃,以致健运失司,水湿内停,积聚生痰,痰阻中焦,清阳不升,头窍失养,故发为眩晕。

(5)**跌仆损伤,瘀血内阻**:跌仆坠损,头脑外伤,瘀血停留,阻滞经脉,而致气血不能上荣于头目,故眩晕时作。

2.**病机** 眩晕之病因虽有上述多种,但其基本病理变化,不外虚实两端。虚者为髓海不足,或气血亏虚,清窍失养;实者为风、火、痰、瘀扰乱清空。本病的病位在于头窍,其病变脏腑与肝、脾、肾三脏相关。肝乃风木之脏,其性主动主升,若肝肾阴亏,水不涵木,阴不维阳,阳亢于上,或气火暴升,上扰头目,则发为眩晕。脾为后天之本,气血生化之源,若脾胃虚弱,气血亏虚,清窍失养,或脾失健运,痰浊中阻,或风阳夹痰,上扰清窍,均可发为眩晕。肾主骨生髓,脑为髓海,肾精亏虚,髓海失充,或肝肾阴亏,水不涵木,阴不维阳,阳亢于上,亦可发为眩晕。

眩晕的病性以虚者居多,气虚血亏,髓海空虚,肝肾不足所导致的眩晕多属虚证;因痰浊中阻、瘀血阻络、肝阳上亢所导致的眩晕属实证。风、火、痰、瘀是眩晕的常见病理因素。

在眩晕的病变过程中,各个证候之间相互兼夹或转化。如脾胃虚弱,气血亏虚而生眩晕,而脾虚又可聚湿生痰,二者相互影响,临床上可以表现为气血亏虚兼有痰湿中阻的证候。如痰湿中阻,郁久化热,形成痰火为患,甚至火盛伤阴,形成阴亏于下,痰火上蒙的复杂局面。再如肾精不足,本属阴虚,若阴损及阳,或精不化气,可以转为肾阳不足或阴阳两虚之证。此外,风阳每夹有痰火,肾虚可以导致肝旺,久病入络形成瘀血,故临床常形成虚实夹杂之证候。

四、主症

头晕目眩,视物旋转,轻者闭目即止,重者如坐车船,甚则仆倒。严重者可伴有头痛、项强、恶心呕吐、眼球震颤、耳鸣耳聋、汗出、面色苍白等表现。多有情志不遂、年高体虚、饮食不节、跌仆损伤等病史。

五、相关检查

测血压、查心电图、超声心动、检查眼底、肾功能等,有助于明确诊断高血压病及高血压危象和低血压。

查颈椎 X 线片,经颅多普勒检查有助于诊断椎-基底动脉供血不足、颈椎病、脑动脉硬化,必要时做 CT 及 MRI 以进一步明确诊断。

检查电测听、脑干诱发电位等,有助于诊断梅尼埃综合征。检查血常规及血液系统检验有助于诊断贫血。

六、治则

依据辨证、辨病之不同,酌情采用补益气血,益肾添精,平肝潜阳,健脾化痰及活血通络等。

七、取穴

主穴:百会、四神聪、神庭、风池、中脘、气海、关元、内关、足三里。

随证加减：脾虚痰阻加丰隆、太白、商丘；气滞血瘀加丘墟、蠡沟、水泉；肾精不足加太溪、照海；肝肾阴虚加三阴交。

因颈椎导致的眩晕，以治疗颈椎病为主。

八、施术

操作方法：中脘、气海、关元火针，余穴毫针刺，得气为度，留针 30 分钟。

九、预后

眩晕的预后与病因相关。

十、转归

若中年以上，阴虚阳亢，风阳上扰，往往有中风晕厥的可能。

十一、预防与调护

1. 避免和消除能导致眩晕发生的各种内、外致病因素，如：饮食不节、劳倦过度、情志失调等因素。

2. 适当的体育锻炼，以增强体质。

3. 保持心情舒畅，情绪稳定，防止七情内伤。

4. 注意劳逸结合，避免体力和脑力的过度劳累。

5. 饮食有节，防止暴饮暴食，忌食酸冷、油炸之品，不宜过食肥甘醇酒及过咸伤肾之品，尽量戒烟戒酒。

十二、结语

1. 四神聪为经外奇穴，有宁心安神、开窍醒神之功；百会为诸阳之会，是治风验穴，具有升提之效，气海、关元补阳益气，三穴合用益气升阳,气充则能载血上行;中脘、足三里健脾和胃,补后天气血生化之源,使气血得充,清窍得养;风池祛外风;内关调气,血海理血,气血调理则风息眩止;神庭为督脉穴,为督脉、足太阳膀胱经、足阳明胃经交会穴,督脉"总督诸阳入属于脑",膀胱经"从巅入络脑",而脑为元神之府,脑宁则神安,《针灸甲乙经》谓神庭"风眩善呕,烦满";内关、神庭相配以安神定志。诸穴相伍,则共奏益气养血、息风通络之效。

2. 治病求本,注重原发病的治疗。

十三、中药参考方

镇肝息风汤、天麻钩藤饮。

第九章　偏头痛

一、中医病名

偏头痛是由于神经、血管性功能失调所引起的疾病,以一侧头部疼痛反复发作,伴有恶心、呕吐,对光及声音过敏等特点。本病与遗传有关,部分患者可在头部外伤后出现,某些神经递质(如5-羟色胺)可诱发。头痛多为一侧,常局限于额部、颞部和枕部,疼痛开始时为剧烈的搏动性疼痛,后转为持续性钝痛。任何时间可发作,但以早晨起床时多发,症状可持续数小时到数天。

二、西医病名

本病相当于西医学所说的血管神经性头痛和偏头痛。

偏头痛是一类有家族发病倾向的周期性发作疾病。临床表现为阵发性发作的偏侧搏动性头痛,伴恶心、呕吐及畏光,经一段间隙期后可再次发病。在安静、黑暗环境内休息或睡觉后头痛会得到缓解。

三、病因病机

头侧为少阳胆经循行之部位。若起居不慎,坐卧当风,感受风寒或风火之邪,侵袭头侧经脉,清阳之气受阻,气血因之凝滞,阻遏脉道而发病。或由精神紧张,情志忧郁,肝气郁结,日久化火伤阴,阴伤则阳亢,气血逆乱于头侧经络而发病。亦可由痰瘀阻于头侧经络,则偏头不通而痛。

四、主症

1. **前驱期**　头痛发作前,患者可有激惹、疲乏、活动少、食欲改变、反复哈欠及颈部发硬等不适症状,但常被患者忽略,应仔细询问。

2. **先兆期**　先兆指头痛发作之前出现的可逆的局灶性脑功能异常症状,可为视觉性、感觉性或语言性。视觉先兆最常见,典型的表现为闪光性暗点,如注视点附近出现"之"字形闪光,并逐渐向周边扩展,随后出现"锯齿形"暗点。有些患者可能仅有暗点,而无闪光。其次是感觉先兆,表现为以面部和上肢为主的针刺感、麻木感或蚁行感。先兆也可表现为言语障碍,但不常发生。先兆通常持续 5~30 分钟,不超过 60 分钟。

3. **头痛期**　约 60% 的头痛发作以单侧为主,可左右交替发生,约 40% 为双侧头痛。头痛多位于颞部,也可位于前额、枕部或枕下部。偏头痛的头痛有一定的特征,程度多为中至重度,性质多样但以搏动性最具特点。头痛常影响患者的生活和工作,行走、登楼、咳嗽或打喷嚏等简单活动均可加重头痛,故患者多喜卧床休息。偏头痛发作时,常伴有食欲下降,约 2/3 的患者伴有恶心,重者呕吐。头痛发作时尚可伴有感知觉增强,表现为对光线、声音和气味敏感,喜欢黑暗、安静的环境。其他较为少见的表现有头晕、直立性低血压、易怒、言语表达困难、记忆力下降、注意力不集中等。部分患者在发作期会出现由正常的非致痛性刺激所产生的疼痛。

4. **恢复期**　头痛在持续 4~72 小时的发作后可自行缓解,但患者还可有疲乏、精疲力竭、易怒、不安、注意力不集中、头皮触痛、抑郁或其他不适。

（一）不伴先兆的偏头痛（普通型偏头痛）

最为常见。发作性中度到重度搏动性头痛，伴恶心，呕吐或畏光和畏声，体力活动时头痛加剧。发作开始时仅为轻到中度的钝痛或不适感，几分钟到几小时后达到严重的搏动性痛或跳痛。约2/3为一侧性头痛，也可为双侧头痛，有时疼痛放射至上颈部及肩部。头痛持续 4～72 小时，睡眠后常见缓解，发作间有明确的正常间隙期。部分女性患者偏头痛发作往往和月经有关，通常为经期前 2 天到经期的第 3 天之间发病，若 90% 的发作与月经周期密切相关，称月经期偏头痛。上述发作至少出现 5 次，除外颅内外各种器质性疾病后方可做出诊断。

（二）伴有先兆的偏头痛（典型偏头痛）。

可分为先兆和头痛两期

1. **先兆期**　视觉症状最常见，如畏光、眼前闪光、火花，或复杂视幻觉，继而出现视野缺损、暗点、偏盲或短暂失明。少数患者可出现偏身麻木，轻度偏瘫或语言障碍。先兆大多持续 5～20 分钟。

2. **头痛期**　常在先兆开始消退时出现。疼痛多始于一侧眶上、眶后部或额颞区，逐渐加重而扩展至半侧头部，甚至整个头部及颈部。头痛为搏动性，呈跳痛或钻凿样，程度逐渐加重，发展成持续性剧痛。常伴恶心、呕吐、畏光、畏声。有的患者面部潮红，大量出汗，眼结膜充血；有的患者面色苍白，精神萎靡，厌食。一次发作可持续 1～3 日，通常睡觉后头痛明显缓解，但发作过后可连续数日倦怠无力。发作间歇期一切正常。上述典型偏头痛可分为几种亚型：

（1）伴有典型先兆的偏头痛：包括眼型偏头痛，偏瘫型偏头痛，失语型偏头痛等。至少出现过 2 次上述典型发作，排除器质性疾患后诊断方可成立。

（2）伴有延长先兆的偏头痛（复杂型偏头痛）：症状同（1）。先兆在头痛发作过程仍持久存在，延续时间超过1小时而不到1周。神经影像学检查不能发现有颅内器质性病损。

（3）基底型偏头痛（原称基底动脉偏头痛）：有明确起源于脑干或双侧枕叶的先兆症状，如失明，双眼颞侧和鼻一侧视野的视觉症状，构音障碍、眩晕、耳鸣、听力减退、复视、共济失调、双侧性感觉异常、双侧轻瘫或精神错乱等。多在数分钟至1小时内消失，继而出现双侧枕区搏动性头痛。间隙期一切正常。

（4）不伴头痛的偏头痛先兆（偏头痛等位发作）：出现见于偏头痛发作的各种先兆症状，但有时并不随后出现头痛。当患者年龄渐老，头痛可完全消失而依然有发作性先兆症状，但完全表现为先兆症状而无头痛者则较少。40岁后首次发病者需做深入检查，除外血栓栓塞性TIA。

（5）眼肌麻痹型偏头痛：极少见，常有家族史。起病年龄大多在30岁以下，有多年固定于一侧的偏头痛发作史，但很少有"闪光""暗点"等先兆症状。在一次较剧烈头痛（眼眶或眶后痛）发作后，出现同侧的眼肌麻痹，通常在头痛减轻或消退后出现眼麻痹，也有在头痛发作时出现，个别在头痛前发生。眼麻痹主要累及动眼神经支配的肌肉（约占90％），尤其是以上睑下垂最多见。也可影响滑车神经、外展神经及三叉神经。眼麻痹持续数日或数周后恢复，开始几次发病麻痹完全恢复，但多次发作后可遗留部分眼肌麻痹而不恢复，发作可持续十几年，甚至几十年。至少有二次上述发作，且神经影像学检查排除颅内器质性病损，诊断才能成立。

（三）儿童偏头痛

亦不少见，患病率约为3％～5％，多见于5～10岁年龄段。儿童偏头痛的识别比较困难，因他（她）们不能或很难正确地描述所感受到的情况,比如很难表达复视、眩晕、视觉先兆,以及疼痛的性质及程度等各种情况。偏头痛发病时,儿童有时仅表现为全身无力如虚脱状,嗜睡或趴在课桌上睡觉,偶尔仅感到肚子不舒服,可伴有恶心或呕吐。这些情况易造成诊断上的困难。儿童可出现一种偏头痛的等位发作,即儿童期良性发作性眩晕。

儿童期良性发作性眩晕有偏头痛家族史,但儿童本人无头痛。表现为多次、短暂的眩晕发作,也可出现发作性平衡失调,焦虑,伴有眼球震颤或呕吐。神经系统及脑电图检查正常。间隙期一切正常。部分儿童成年后可转为偏头痛。

(四)偏头痛持续状态偏头痛

发作持续时间在 72 小时以上(其间可能有短于 4 小时的缓解期)的,称偏头痛持续状态。

五、理化检查

目前尚缺乏偏头痛特异性诊断手段,辅助检查的目的是为了排除继发性头痛或了解偏头痛患者合并的其他疾病。

1. *血液检查* 血液检查主要用于排除颅内或系统性感染、结缔组织疾病、内环境紊乱、遗传代谢性疾病等引起的头痛,如对 50 岁后新发头痛,需排除巨细胞动脉炎,则应进行红细胞沉降率和 C 反应蛋白的检查。

2. *脑电图* 偏头痛患者发作间期脑电图可有轻度异常。15％的患者可有局灶性慢波,0.2％～9％的患者可见棘波活动,但明确的异常脑电活动发生率不高,与正常人相当。脑电图无助于头痛的日常评估,但是可用于头痛伴有意识障碍或不典型先兆疑为痫性发作的情况。

3. *经颅多普勒超声* 经颅多普勒超声在偏头痛发作时可以观察到血流速度增快或减慢、血流速度不稳定、血流速度两侧不对称等种种表现。各个研究的报道结果相当不一致。

4. **腰椎穿刺**　腰椎穿刺主要用于排除蛛网膜下腔出血、颅内感染、脑膜癌病及异常颅压所导致的头痛。突然发生的严重头痛，如果 CT 正常，仍应进一步行腰椎穿刺以排除蛛网膜下腔出血的可能。

5. **CT 和 MRI 检查**　CT 和 MRI 检查是了解头痛是否源于颅内器质性病变的主要手段。临床中可以根据具体情况加以选择：CT 在急性颅内出血、脑外伤、颅骨病变方面有优势，MRI 则在后颅窝及颅颈交界病变、垂体病变、白质病变、缺血性病变、静脉窦血栓形成、动静脉畸形、硬膜外及硬膜下血肿、肿瘤、脑膜病变（包括低颅压引起的弥漫性脑膜增强）、小脑炎症、脑脓肿等方面更胜一筹。疑有静脉窦血栓时还应行 DSA 检查或磁共振静脉血管造影检查。

六、治则

疏泄肝胆，通经止痛。

七、取穴

主穴：风池、足临泣、中渚、蠡沟。

随证加减：外感：大椎、外关；痰浊：内关、丰隆；瘀血：水泉；气血不足：中脘。

八、施术

操作方法：毫针刺，得气为度，留针 30 分钟。

九、预后

本病虽预后一般良好，但常反复发作。

十、转归

偏头痛除疾病本身可造成损害外,还可以进一步导致其他损害。迄今为止已有多项基于大宗人群的关于偏头痛与脑卒中相互关系的研究,研究结果提示偏头痛是脑卒中的一项独立危险因素。偏头痛者发生缺血性卒中、不稳定心绞痛和短暂性脑缺血发作(TIA)均高于无偏头痛者。尤其是有先兆偏头痛者发生卒中的风险更高,还与冠心病的高风险有关。此外,偏头痛还可以导致亚临床的脑白质病变,偏头痛者后循环无症状性脑梗死的发病率升高,偏头痛者头颅 MRI 出现脑白质病变的风险比无偏头痛者升高,即使没有脑血管危险因素的年轻偏头痛者,该风险也升高。偏头痛的反复发作还可导致认知功能下降,主要为言语能力的下降。偏头痛还可与多种疾病共患,如癫痫、抑郁症及情感性精神障碍。女性有先兆偏头痛患者,出现抑郁以及抑郁伴发焦虑的比例较无先兆偏头痛者高。

十一、预防与调护

合理作息制度,劳逸结合;避免可诱使发作的药物和食物,调达情志,戒禁烟酒。肝阴虚者忌食姜、花椒。

十二、结语

风池出自《灵枢·热病》,属于足少阳胆经腧穴,是足少阳胆经、阳跷脉、阳维脉之交会穴。足少阳胆经与足厥阴肝经互为表里,胆经腧穴亦可以治疗肝经病变,具有通经活络,疏风解热,清热开窍,明目益聪,调和气血的功效。《针灸资生经》曰:"风池疗脑痛";《针灸大成》有"头风头痛灸风池"的记载,针刺风池能疏通经络、气血,使局部血液循环加快,从而调畅头颈部脉络之血运与气机,又能调整全身阴阳气血之平衡,使清阳之气上升入清窍,而使头颈部疼痛得以治愈,是治疗少阳头痛的主穴。

偏头痛的发病部位在头的一侧,经常累及的部位在额部、眶部、颞部,正是足少阳胆经和手少阳三焦经的循行部位,足临泣属于足少阳胆经的输穴,带脉之会,五行属木,其性善条达,功善疏泄,故其通经活络之力较强,自古为治疗头痛之要穴。清代《针灸逢源》言:"头半寒痛(偏头冷痛),先取手少阳阳明(刺丝竹空、中渚、合谷),后取足少阳阳明(刺头临泣、足临泣、头维)。"《灵枢·终始》的"病在上取之下""本经有病本经求"的原则,取足临泣调节整条经络的经气,平衡阴阳。

中渚为手少阳三焦经的输穴,穴性属木,"所注为输"、具有通调三焦气机,疏利少阳经气功效。三焦经从手走头,过肩背颈部,接足少阳胆经,在大椎穴与督脉、手足三阳经交会。"经脉所过,主治所及"。取中渚对头颈部疾病有远治作用。《针灸甲乙经》:"狂,互引头痛、耳鸣、目痛,中渚主之。嗌外肿,肘臂痛,五指瘈不可屈伸,头眩,颔、额颅痛,中渚主之。"《外台秘要》:"中渚主热病汗不出、头痛、耳鸣、目痛寒热,嗌外肿。"《铜人腧穴针灸图经》谓:"中渚,木也……手少阳脉之所注也,为腧。治:目眩头痛……"

蠡沟为足厥阴肝经的络穴。肝为风木之脏,喜条达而恶抑郁,肝气郁结,最易导致气机不宣,血行不畅,从而发生经脉痹阻而出现多种痛证。肝主疏泄,通调人体气机,疏泄功能正常,气机通畅,人的情志活动正常,既不过于兴奋,也不过于抑郁。故蠡沟既可以清泻肝胆湿热、平肝潜阳,又可以理气活血止痛。

十三、中药参考方

川芎茶调散。

第十章 面　瘫

一、中医病名

面瘫是以口眼向一侧歪斜为主要症状的一种疾病,故又称为"口眼歪斜"。本病可发生于任何年龄,无明显的季节性。

二、西医病名

本病相当于现代医学的面神经麻痹症,其主要临床表现为病侧面部肌肉运动障碍,发生口眼歪斜,亦称为"周围性面神经麻痹""面神经炎""Bell 麻痹"。

三、病因病机

面瘫一症在《黄帝内经》中已有明确记载,《灵枢·经脉》说:"胃足阳明之脉……是主血所生病者……口喎唇胗。"《灵枢·经筋》说:"足之阳明,手之太阳筋急,则口目为僻,目急不能卒视。"又说:"足阳明之筋,其病卒口僻,急者目不合,热则筋纵目不开,颊筋有寒,则急引口移颊,有热则筋弛缓不胜收,故僻。"《素问·风论》说:"风之为病也,或为寒热……散于分肉之间,或为偏枯,或为风也,其病各异。"又说:"风气与太阳俱入,行诸脉俞,与卫气相干,其道不利……卫气有所凝而不行,故其肉有不仁也。"可见本病以风邪为主因兼夹寒或热邪。

1. **风邪中络** 本病多由风寒之邪,侵犯阳明、少阳经络,邪气壅滞,经气阻塞,经筋失养而纵缓不收发为本病。

2. **热邪滞络** 多于素体阳盛,或五志过极,气郁化火,湿热内蕴被外感风热之邪引发,热邪壅滞阳明、少阳经筋,使筋肌纵缓不收而发本病。

3. **气血不足** 素体亏虚,脉络空虚,卫外不固,邪气乘虚而入,痹阻经络而发病。

四、主症

任何年龄均可发病。绝大多数为一侧性。有的在起病前1~2天有同侧耳区或面部的疼痛。患者往往是在清晨起床时发现闭目不全、口角歪斜。

病侧面部表情肌瘫痪,前额皱纹消失,眼裂扩大,鼻唇沟平坦,口角下垂,面部被牵向健侧。面肌运动时,因健侧面肌的收缩牵引,使上述体征更为明显。进食时,食物残渣常滞留于病侧的齿颊间隙内,并常有口水自该侧淌下。泪点随下睑外翻而致泪液外溢。可有病侧舌前 2/3 味觉减退或(和)听觉过敏。

五、理化检查

肌电图检查是周围性面神经麻痹的主要检查。发病时查面部肌电图有病理电位及运动电位减少。

血常规常可见到白细胞增多。

必要时结合 CT 以排除颅内病变所致的面神经麻痹。

六、治则

治疗上以疏散风寒、温经通络、行气活血为主。

七、取穴

主穴：太阳、翳风、人中、合谷、外关、条口、解溪、冲阳、阿是穴。

随证加减：初起亦可取翳风、完骨火针；恢复期患侧局部亦可酌选瞳子髎、承浆、地仓、颊车；脾胃虚弱加丰隆、太白。若男左女右发病，男性配太溪，女性配太冲、血海；风寒袭表可加大椎拔罐。

八、施术

操作方法：太阳、翳风、局部火针，余穴毫针刺，得气为度，留针 30 分钟。

九、预后

发病后 3 周内 85％的病例功能恢复较大，其余病例在 3～6 个月内也有功能恢复。经过治疗后，70％的病例在 1～2 个月内可完全恢复，20％的病例基本恢复，10％的病例功能恢复较差。

十、转归

面神经麻痹如恢复不完全时，常可遗留面肌瘫痪或（和）痉挛、病理性面肌联合运动和鳄泪综合征等后遗症状。

十一、预防与调护

1.《灵枢·经脉》："胃足阳明之脉……是主血所生病者……口喝。"说明面瘫与胃经受损关系密切，平素应注意顾护脾胃，少食酸冷，禁食碳酸饮料。

2. 患面瘫后，应注意休息，切忌劳累，治疗和恢复期间尽量避免夫妻性生活。

3. 要保证眼部清洁,可适当外用眼药水以保护球结膜,尤其应减少用眼时间,不宜长时间看电视和使用电脑。

4. 如有继发于风湿性或茎乳孔内骨膜炎等所致面神经麻痹,应消除病因及早治疗。

十二、结语

1. 穴解。由于面瘫为三阳经经筋,尤其是足阳明经筋发病,因此以祛风通络,疏调经筋为法,取手足阳明和手、足太阳经穴为主,配合局部取穴。太阳为经外奇穴,《银海精微》中指出其善治风牵喎斜,可针可灸;翳风出自《针灸甲乙经》,因其在耳后凹陷中能治风邪所致疾患,犹云翳处之风穴,故而得名,既可疏散风邪,又可祛风止痛,用于治疗口僻不正;水沟功善开窍醒神,可激活神经系统恢复;合谷、外关为疏风散寒常用组合,且有"面口合谷收"之说;条口穴属于足阳明胃经,阳明经多气多血,如其平调,内外得养,五脏皆安。针刺条口穴,能鼓舞脾胃中焦之气,令其透达四肢,驱除风寒湿邪,促使滞涩之经脉通畅;解溪为足阳明经之经穴,冲阳为足阳明经之原穴,取其二者健脾和胃之意;阿是穴、局部取穴可疏调三阳经经筋。

2. 阳明主面。据临床观察,面瘫患者中80%以上存在脾胃虚弱。治疗时应注意顾护胃气,选取足阳明经穴位。

3. 面瘫患者进针宜浅,尤其在发病早期不宜施以重手法,病程长者可配合火针点刺局部以濡润肌肉、温通经络。

4. 面瘫早期不宜针刺局部,待局部有感觉后再行针刺治疗。

5. 不建议热敷,可酌情冷搓面部或阿是穴(肩井与大椎之间的反应点)。

6. 治法失当,可致肌肉挛缩,口角反牵向患侧,形成"倒错"现象,可加用缪刺法。

7. 面瘫应把握治疗时机,尽早针灸治疗,不建议待急性期后再行针灸治疗。

十三、中药参考方

牵正散。

第十一章　面　风

一、中医病名

面风是以面部肌肉呈阵发性、不规则、不自主的抽搐为主症的一种病证,通常局限于眼颊或颊部、口角,严重者可波及整侧面部,属"筋惕肉瞤""面瞤""目瞤"范畴。

二、西医病名

现代医学称为面肌痉挛或原发性面肌抽搐,是指面肌阵发性不自主的抽搐。

三、病因病机

该病的发生与风寒之邪客于少阳、阳明,其邪留滞而经气运行不畅、筋脉收引而致面部肌肉拘挛瞤动,或素体脾胃虚弱,或因病致虚,脾胃受纳功能失常,津液气血之源不足,气血亏虚,肌肉失养而发;或因年老久病体弱,肾精不足,阴液亏耗,水不涵木,阴虚阳亢,风阳上扰而发。

四、主症

本病多在中年起病,女性多于男性。以一侧面肌受累多见,仅 5%患者累及两侧。多自眼轮匝肌开始,呈轻微的肌肉不自主的小抽搐,常可使眼裂缩小。病程十分缓慢地进展。数年后累及下面部肌肉,出现下面部肌和口角抽搐。每次抽搐持续数秒钟或数分钟不等。可因紧张、疲劳、面部自主运动而加重,睡眠后消失。

五、理化检查

无特异性理化检查。部分患者与脑动脉硬化、颈椎病有关,可做脑超、颈椎影像学检查以明确诊断。

六、治则

濡养经筋,息风止痉。

七、取穴

局部、四神聪、本神、风池、中脘、天枢、太渊、合谷、内关、丘墟、蠡沟、丰隆。

八、施术

操作方法:局部、中脘、天枢可火针,亦可毫针刺,余穴毫针刺,得气为度,留针 30 分钟。

九、预后

经治疗后症状可得到缓解,部分患者有复发的可能。一般而言,病程在 6 个月以内的患者,预后较好。病程过长,预后不良。

十、转归

个别患者日久出现肌肉萎缩。

十一、预防与调护

1. 患者日常应保持精神乐观,情绪稳定,避免面部受寒冷刺激,并注意劳逸结合,保证充足睡眠,不要过于疲劳。面肌痉挛治疗效果较慢,应持之以恒,并与医生密切配合。

2. 忌食油炸、酸冷、碳酸饮料。

十二、结语

1. 选取局部穴,只要方法得当,深浅适宜,刺激量得当,有止痉的作用;中脘、天枢可疏通腑气,调畅中焦;四神聪、本神安神定志,联合风池穴息风止痉;面口合谷收,取合谷穴以疏通面部经络;丘墟、蠡沟为疏肝理气之常用穴;肺主治节,取太渊以通调血脉;内关为手厥阴心包经之络穴,功可镇静安神,祛邪息风;阳明主面,取足阳明胃经之络穴丰隆以化痰通络。

2. 面肌痉挛中医称之为眴动,是一种以面部肌肉阵发性痉挛或跳动为表现的顽固性疾病,轻者只是眼角周围抽动,重者牵涉口角和面部,甚者面颊耳角以至头皮等均有强烈牵拉感,可导致面部歪斜、肌肉拘紧萎缩,患者非常痛苦。本病多因情志所伤,阴血暗耗,或劳累日久、耗伤气血,气血不荣面部,经脉失养所致,治疗本病常选用细火针速刺局部,以发挥温阳散寒、疏通气血的作用。气血调畅,正气充实则邪散风息而痉挛自止。治疗本病非火针莫属,用一般的药物及针灸方法很难奏效。疗效的产生与火针的功效特点分不开。正如《针灸聚英》云:"火针亦可行气,火针惟假火力,无补泻虚实之害。"因此,尽管对本病的认识有气血虚实之分,就火针治疗而言,尽可应用不得拘泥。需注意的是操作要"准、稳、快"。针要烧红、烧透,刺之要准确。所刺部位首选痉挛跳动局部阿是穴,次选面部疼痛压痛点及面部腧穴。

3. 据临床观察，面肌痉挛多与脑动脉硬化相关。

十三、中药参考方

天麻钩藤饮。

第十二章　面　痛

一、中医病名

面痛是以眼、面颊部出现放射性、烧灼样抽掣疼痛为主症的疾病，又称"面风痛""面颊痛"。多发于 40 岁以上，女性多见，以右侧面部为主（占 60% 左右）。面部主要归手、足三阳经所主，尤其是内外因素使面部手足阳明及手足太阳经脉的气血阻滞，不通则痛，导致本病。

二、西医病名

本病相当于西医学的三叉神经痛。

三、病因病机

面痛多与外感邪气、情志不调、外伤等因素有关。风寒之邪侵袭面部阳明、太阳经脉，寒性收引，凝滞筋脉，气血痹阻；或因风热毒邪，浸淫面部，经脉气血壅滞，运行不畅；外伤或情志不调，或久病成瘀，使气血瘀滞。上述因素皆可导致面部经络气血痹阻，经脉不通，产生面痛。正如《张氏医通》所云："面痛……不能开口言语，手触之即痛，此是阳明经络受风毒，传入经络，血凝滞而不行。"

四、主症

为骤然发生的剧烈疼痛,严格限于三叉神经感觉支配区内。发作时患者常紧按病侧面部或用力擦面部以减轻疼痛,可致局部皮肤粗糙,眉毛脱落。有的在发作时不断做咀嚼动作,严重者可伴有同侧面部肌肉的反射性抽搐,所以又称"痛性抽搐"。每次发作仅数秒钟至1~2分钟即骤然停止。间歇期正常。发作可由1日数次至1分钟多次。发作呈周期性,持续数周,可自行缓解数月或更长。病程初期发作较少,间隔期较长。随病程进展,缓解期越易缩短。通常自一侧的上颌支(第2支)或下颌支(第3支)开始,随病程进展而可影响其他分支。由眼支起病者极少见。个别患者可先后或同时发生两侧三叉神经痛。

患者面部某个区域可能特别敏感,稍加触碰即引起疼痛发作,如上下唇、鼻翼外侧、舌侧缘等,这些区域称之为"触发点"。此外,在三叉神经的皮下分支穿出骨孔处,常有压痛点。发作期间面部的机械刺激,如说话、进食、洗脸、剃须、刷牙、打呵欠,甚至微风拂面皆可诱致疼痛发作,患者因而不敢大声说话、洗脸或进食,严重影响患者生活,甚至导致营养状况不良,有的产生消极情绪。

五、理化检查

典型的原发性三叉神经痛,根据疼痛发作部位、性质、触发点的存在,检查时无阳性体征,结合起病年龄,不难做出诊断。早期易误认为牙痛,一部分病员常已多次拔牙而不能使疼痛缓解。副鼻窦炎、偏头痛、下颌关节炎、舌咽神经痛等也应与三叉神经痛相鉴别。继发性三叉神经痛发病年龄常较轻,有神经系统阳性体征。应做进一步检查以明确诊断。对部分患者,尚需做葡萄糖耐量试验以排除糖尿病性神经病变的可能。

六、治则

解郁泻火，通经活络。

七、取穴

主穴：合谷、内庭、二间、下关、天枢。

随证加减：风寒夹痰阻滞经络者加风池、外关；风热夹痰阻滞经络者加曲池、丰隆；阴虚阳亢者加三阴交、内关；肝郁化火者加行间、丘墟、蠡沟；瘀血阻络者加厉兑放血；面部"扳机点"用火针点刺以温通。

八、施术

毫针刺，得气为度，留针 30 分钟。

九、预后

三叉神经痛是顽固性疾病，易反复发作。

十、预防与调护

1. 饮食要有规律：宜选择质软、易嚼食物。因咀嚼诱发疼痛的患者，则要进食流食，切不可吃油炸物、花椒、姜等，不宜食用刺激性、过酸过甜食物以及寒性食物等；饮食要营养丰富，平时应多吃些含维生素丰富及有清火解毒作用的食品；多食新鲜水果，蔬菜及豆制类，少食肥肉多食瘦肉，食品以清淡为宜。

2. 吃饭漱口，说话，刷牙，洗脸动作宜轻柔，以免诱发扳机点而引起三叉神经痛。

3. 注意头、面部保暖，避免局部受冻、受潮，不用太冷、太热的水洗面；平时应保持情绪稳定，不宜激动，不宜疲劳熬夜，常听柔和音乐,心情平和,保持充足睡眠。

4. 保持精神愉快,避免精神刺激;尽量避免触及"触发点";起居规律,室内环境应安静,整洁,空气新鲜。同时卧室不受风寒侵袭。适当参加体育运动,锻炼身体,增强体质。

十一、结语

1. 二间、内庭为阳明经荥火穴,可清热泻火,通利阳明。下关为足阳明胃经穴位,有祛风止痛、消肿活络之效。合谷为手阳明之原穴可使气血两清,疏通阳明经脉,为上半身开关。天枢为治疗面痛之效穴,以调理阳明,补益中焦脾胃使阳明经气充盛,以利局部阳明瘀滞通行。如有风寒拘紧之象,可在面部阿是穴以细火针点刺。如面部扳机点明显,痛不可触者,可取颜面痛处的相应健侧,以毫针刺,即缪刺法。

2. 面痛从病因病机来看,多为肝郁化火、灼伤阳明所致。从经络循行看,颜面为手足阳明循行所过。手阳明"从缺盆上颈贯颊,入下齿中",足阳明"起于鼻,交颈中,旁约太阳之脉,下循鼻外,入上齿中,还出挟口环唇"。临床以取阳明经脉为主。选用阳明经荥火穴二间、内庭以清热泻火,通利阳明。

十二、中药参考方

大柴胡汤。

第十三章 胁 痛

一、中医病名

胁痛是指以一侧或两侧胁肋部疼痛为主要表现的病证,是临床上比较多见的一种自觉症状。胁,指侧胸部,为腋以下至第十二肋骨部的总称。如《医宗金鉴·卷八十九》所言:"其两侧自腋而下,至肋骨之尽处,统名曰胁。"

二、西医病名

胁痛是临床的常见病证,可见于西医学的多种疾病之中,如急慢性肝炎、胆囊炎、胆系结石、胆道蛔虫、肋间神经痛等,凡上述疾病中以胁痛为主要表现者,均可参考本节辨证论治。

三、病因病机

胁痛的病因主要有情志不遂、饮食不节、跌扑损伤、久病体虚等多种因素。这些因素导致肝气郁结,肝失条达;瘀血停着,痹阻胁络;湿热蕴结,肝失疏泄;肝阴不足,络脉失养等诸多病理变化,最终导致胁痛发生。

1. 病因

(1) 情志不遂:肝乃将军之官,性喜条达,主调畅气机。若因情志所伤,或暴怒伤肝,或抑郁忧思,皆可使肝失条达,疏泄不利,气阻络痹,可发为肝郁胁痛。

(2)跌仆损伤:气为血帅,气行则血行。或因跌仆外伤,或因强力负重,致使胁络受伤,瘀血停留,阻塞胁肋,亦发为胁痛。

(3)饮食所伤:饮食不节,过食肥甘,损伤脾胃,湿热内生,郁于肝胆,肝胆失于疏泄,可发为胁痛。

(4)外感湿热:湿热之邪外袭,郁结少阳,枢机不利,肝胆经气失于疏泄,可以导致胁痛。

(5)劳欲久病:久病耗伤,劳欲过度,使精血亏虚,肝阴不足,血不养肝,脉络失养,拘急而痛。

2. **病机** 胁痛的基本病机为肝络失和,其病理变化可归结为"不通则痛"与"不荣则痛"两类。其病理性质有虚实之分,其病理因素,不外乎气滞,血瘀、湿热三者,其中,因肝郁气滞,瘀血停着,湿热蕴结所导致的胁痛多属实证,是为"不通则痛"。而因阴血不足,肝络失养所导致的胁痛则为虚证,属"不荣则痛"。

一般说来,胁痛初病在气,由肝郁气滞,气机不畅而致胁痛。气为血帅,气行则血行,故气滞日久,血行不畅,其病变由气滞转为血瘀,或气滞血瘀并见。气滞日久,易于化火伤阴;因饮食所伤,肝胆湿热,所致之胁痛,日久亦可耗伤阴津,皆可致肝阴耗伤,脉络失养,而转为虚证或虚实夹杂证。

胁痛的病变脏腑主要在于肝胆,又与脾胃及肾有关。因肝居胁下,经脉布于两胁,胆附于肝,其脉亦循于胁,故胁痛之病,当主要责之肝胆:脾胃居于中焦,主受纳水谷,运化水湿,若因饮食所伤,脾失健运,湿热内生,郁遏肝胆,疏泄不畅,亦可发为胁痛。肝肾同源,精血互生,若因肝肾阴虚,精亏血少,肝脉失于濡养,则胁肋隐隐作痛。

胁痛病证有虚有实,而以实证多见。实证中以气滞、血瘀、湿热为主,三者又以气滞为先。虚证多属阴血亏损,肝失所养。虚实之间可以相互转化,故临床常见虚实夹杂之证。

四、主症

以一侧或两侧胁肋部疼痛为主要表现者,可以诊断为胁痛。胁痛的性质可以表现为刺痛、胀痛、灼痛、隐痛、钝痛等不同特点。部分患者可伴见胸闷、腹胀、嗳气呃逆、急躁易怒、口苦纳呆、厌食恶心等症。常有饮食不节,情志内伤,感受外湿,跌仆闪挫或劳欲久病等病史。

五、理化检查

临床上,胁痛以右侧胁肋部疼痛为主者,其病多与肝胆疾患相关。检测肝功能指标可以判断是否属各类肝炎,检测血清中的甲、乙,丙、丁、戊型肝炎的病毒指标,有助于肝炎的诊断和分型。B型超声检查及 CT、MRI 可以作为肝硬化、肝胆结石、急慢性胆囊炎、脂肪肝等疾病的诊断依据。血生化中的血脂、血浆蛋白等指标亦可作为诊断脂肪肝、肝硬化的辅助诊断指标。检测血中胎甲球蛋白、碱性磷酸酶等指标,可作为初步筛查肝内肿瘤。

六、治则

疏肝活络止痛。

七、取穴

主穴:内关、支沟、丘墟(透照海)、蠡沟、足临泣、三阴交。
随证加减:肝气郁结加太冲;气滞血瘀加中都;肝胆湿热加阳陵泉。

八、施术

操作方法：毫针刺，得气为度，留针 30 分钟。

九、预后

胁痛一般预后较好。部分可因正虚邪毒滞留，或因失治、误治而渐转为癥积、臌胀病，则预后不佳。

十、转归

肝血瘀阻证，初期症情较轻者，经治病情可痊愈，较重者经合理调治，病情可控制、稳定，部分因痰瘀互结或瘀血经久不消，正气渐衰可转为癥积、臌胀。

十一、预防与调护

1. 针灸治疗胁痛效果较好，具有迅速止痛及帮助止痛药发挥作用的功效。

2. 患者应心情舒畅，切勿急躁大怒。

3. 避免体力和脑力的过度劳累，保证充足睡眠。

4. 饮食：宜以清淡饮食为主，忌食酒、姜、花椒、油炸之品。

5. 如系传染性肝炎，应注意隔离。

6. 如胆囊炎急性发作，则必须辅予禁食、抗炎和支持疗法。

十二、结语

内关穴是手厥阴心包经的络穴，心包经起于胸中，属心包络三焦，又是八脉交会穴之一，通于阴维"胸胁内关谋"，具有和血行气、通经止痛的作用；《景岳全书·胁痛》说"胁痛之病，本属肝胆二经，因二经之脉皆循胁肋故也"，所以取手少阳三焦经之经穴支沟，为足少阳之同名经,肝胆互为表里,经脉相通,布于胁肋,且支沟穴有理气活血,通络止痛之功,故对胁痛有特效;丘墟为足少阳之原穴,具有清宣少阳郁热,清泻肝胆火热,疏利肝胆之功,擅长治疗肝胆疾患和少阳经分布区域内的病变,如:胆囊炎、胆结石、带状疱疹、疝气等病,同时治疗因肝胆功能失调所致的胸胁胀满疼痛、目痛、耳鸣耳聋等症。《针灸甲乙经》:"目视不明……目䁾……两胁痛,脚废转筋,丘墟主之";"寒热颈肿,丘墟主之";"大疝腹坚,丘墟主之"。《医宗金鉴》:"胆原主治胸胁满,痛不得息,牵引腰腿……足胫难行等症。"该穴为原穴,《灵枢·九针十二原》云:"五脏有疾也,应出十二原,而原有所出,明知其原,睹其应,而知五脏之害矣。"原穴可以反映脏腑气血的变化,脏腑出现病理变化后在原穴出现反应,根据这个特点我们不仅可以用该穴进行治疗,还可以用于诊察,可通过触压患者的丘墟穴,以感知病情变化。丘墟为足少阳经脉之原穴,照海为足少阴经穴,阴跷脉所生,八脉交会穴之一,与丘墟分别位于内、外踝下。肝胆为表里关系,肝肾为母子关系。母能令子实,亦能令子虚,由丘墟向照海方向透刺,以在照海穴处触摸到皮下针尖为宜。采用先泻后补的手法,具有疏肝解郁,调气止痛的作用,达到少阳经气疏通以利转枢、阴经气血充濡的效果。一针刺二穴,可减少患者疼痛,又可增强穴位作用,事半而功倍;蠡沟为足厥阴肝经之络穴,善于沟通肝胆两经,功可泻肝调经,清热消肿,缓解紧张,与丘墟相配,通利三焦,疏调气机;足临泣为足少阳胆经之输穴,配同名经经穴支沟,同达疏利少阳,通络止痛之目的。三阴交扶助脾胃,以资气血生化之源,充益精血,濡养肝络。

十三、中药参考方

柴胡疏肝散、一贯煎。

第十四章　健　忘

一、中医病名

健忘是指记忆力减退，遇事善忘的一种病证，亦称"喜忘""善忘""多忘"等。自宋代《圣济总录》中称"健忘"后，沿用至今。

二、西医病名

西医所称之神经衰弱、神经官能症、脑动脉硬化等疾病出现健忘症状者，可参照本病证治疗。

三、病因病机

健忘始见于《黄帝内经》，称为"善忘"和"喜忘"。《素问·调经论》说："血并于下，气并于上，乱而善忘。"《素问·五常政大论》说："太阳司天，寒气下临，心气上从……善忘。"《灵枢·本神》篇说："志伤则喜忘其前言。"《灵枢·大惑论》说："上气不足，下气有余，胃肠实而心肺虚，虚则营卫留于下，久之不以时上，故善忘也。"

《诸病源候论》专设"多忘候"。所谓"若风邪乘于血气，使阴阳不和，时相并隔，乍虚乍实，血气相乱，致心神虚损而多忘"。

后世医家大多责之虚实两端，而以心、脾、肝、肾四脏为辨证论治的核心。如《备急千金要方》认为"此为土克水，阳击阴，阴气伏而阳气起"。《圣济总录》认为"健忘之病,本于心虚,血气衰少"。《医宗必读》指出"心不下交于肾,则必乱其神明;肾不上交于心,精气伏而不用"是健忘的成因。《辨证录》则指出:"老人之善忘,此乃肝气之滞"。

现将本病的病因病机分述如下:

1. **心脾两虚** 思虑过度,劳伤失养,耗心损脾,致心脾亏虚而成健忘。

2. **心肾不交** 年迈精衰,或大病体虚或恣情纵欲,导致肾精暗耗,肾水不能上奉于心,心火不能下通于肾,而致健忘。

3. **痰浊阻心** 情志郁结,喜食肥甘,导致脾失健运,痰浊内生,上扰神明,而致健忘。

4. **瘀血攻心** 肝郁气滞,瘀血内停,脉络阻遏,气血不行,神失职守,发为健忘。

总之,健忘以虚证居多,如思虑过度,劳伤心脾,阴血耗伤,生化乏源,脑失濡养,或房劳过度、久病年迈、损伤气血阴精,致肾精亏虚,导致健忘。实证则见于七情所伤,久病入络,致瘀血内停,痰浊上蒙。但临床以本虚标实,虚多实少,虚实兼杂者多见。

四、主症

记忆力减退,遇事善忘。健忘指善忘前事,而思维意识仍属正常。

五、理化检查

必要时,可考虑做脑血流图、脑电图、头颅 X 线平片及 CT 扫描等检查。

六、治则

补精填髓,养脑益智。

七、取穴

主穴：百会、中脘、关元、心俞。

随证加减：痰浊加丰隆、内关、太白；肾虚加太溪、肾俞；心虚加神门；瘀血加水泉。

八、施术

操作方法：中脘、关元可火针，亦可毫针刺，得气为度，留针30分钟。

九、预后

本病经过治疗，一般可以好转或治愈；年迈者之健忘，属生理现象，难以收效。

十、转归

记忆力减退，严重程度可有不同，其中相当部分是随年龄增长而致的生理反应，轻者表现为对一些不太重要的细节的遗忘，重者则有相当程度的记忆消失。

正常人在中老年后出现的"良性健忘症"系人脑老化的自然现象，又称年龄相关性记忆减退，不属病态。此外，短暂脑缺血可影响边缘系统结构功能导致紊乱，可出现短暂性遗忘，表现为一过性记忆丧失，持续数小时到数天不等，部分患者可反复发作。

十一、预防与调护

1. 患者宜清心节劳，恬愉为务，注意心理卫生和精神调摄，若采用气功、推拿来配合，疗效更佳。

2. 年迈老人之健忘属正常衰退现象，治疗殊非易事，应以调养为主。

3. 忌酸冷、禁食碳酸饮料。

十二、结语

百会：出自《针灸甲乙经》，属于督脉，位于巅顶，督脉入属于脑。脑又为髓之海，脑窍充养与神明息息相关。百会穴为"三阳五会"，头为诸阳之会，针刺百会让督脉调动经气，安神定志，健脑通窍，为治脑病要穴。

中脘：出自《针灸甲乙经》。为上、中、下三焦之枢纽，取其穴旨在通调三焦气机，打通人体枢纽，使气血调达，阴阳调和而神有所安。同时中脘为胃之募穴、腑之会，脾胃为后天之本、气血生化之源，还可使脾胃得以健运化生气血，补充生命活动所需的物质基础。

关元：出自《针灸甲乙经》。为足三阴经、任脉的交会穴，又为小肠募穴，是治疗真阳不足、脏腑虚弱、肾阳虚衰的常用穴，灸之可振奋一身之阳气，使气血生化之源充足，精气得生。

心俞：心之背腧穴，经气输注之所，《素问·灵兰秘典论》，"心者，君主之官，神明出焉"，取之以养心安神，补脑益智。

十三、中药参考方

柏子养心丸。

第十五章　不　寐

一、中医病名

不寐是以经常不能获得正常睡眠为特征的一类病证,主要表现为睡眠时间、深度的不足,轻者入睡困难,或寐而不酣,时寐时醒,或醒后不能再寐,重则彻夜不寐,常影响人们的正常工作、生活、学习和健康。

二、西医病名

西医学的神经官能症、更年期综合征、慢性消化不良、贫血、动脉粥样硬化症(脑动脉)、脑震荡后遗症、高血压、甲亢、肝病、慢性中毒、精神分裂症早期患者出现的失眠可参照本病辨证论治。

三、病因病机

人之寤寐,由心神控制,而营卫阴阳的正常运行是保证心神调节寤寐的基础。每因饮食不节,情志失常,劳倦、思虑过度及病后、年迈体虚等因素,导致心神不安,神不守舍,不能由动转静而致不寐病证。

1. 病因

(1) 饮食不节:暴饮暴食,宿食停滞,脾胃受损,酿生痰热,壅遏于中,痰热上扰,胃气失和,而不得安寐。《素问·逆调论》:"胃不和则卧不安。"此外，浓茶、咖啡、酒之类饮料也是造成不寐的因素。

（2）情志失常：喜怒哀乐等情志过极均可导致脏腑功能的失调，而发生不寐病证。或由情志不遂，暴怒伤肝，肝气郁结，肝郁化火，邪火扰动心神，神不安而不寐；或由五志过极，心火内炽，扰动心神而不寐；或由喜笑无度，心神激动，神魂不安而不寐；或由暴受惊恐，导致心虚胆怯，神魂不安，夜不能寐。

（3）劳逸失调：劳倦太过则伤脾，过逸少动亦导致脾虚气弱，运化不健，气血生化乏源，不能上奉于心，以致心神失养而失眠。或因思虑过度，伤及心脾，心伤则阴血暗耗，神不守舍；脾伤则食少，纳呆，生化之源不足，营血亏虚，不能上奉于心，以致心神不安。

（4）久病血虚：年迈血少，引起心血不足，心失所养，心神不安而不寐。亦可因年迈体虚，阴阳亏虚而致不寐。若素体阴虚，兼因房劳过度，肾阴耗伤，阴衰于下，不能上奉于心，水火不济，心火独亢，火盛神动，心肾失交而神志不宁。

2. **病机** 不寐的病因虽多，但其病理变化，总属阳盛阴衰，阴阳失交。一为阴虚不能纳阳，一为阳衰不得入于阴。其病位主要在心，与肝、脾、肾密切相关。因心主神明，神安则寐，神不安则不寐。而阴阳气血之来源，由水谷之精微所化，上奉于心，则心神得养；受藏于肝，则肝体柔和；统摄于脾，则生化不息；调节有度，化而为精，内藏于肾，肾精上承于心，心气下交于肾，则神志安宁。若肝郁化火，或痰热内扰，神不安宅者以实证为主。心脾两虚，气血不足，或由心胆气虚，或由心肾不交，水火不济，心神失养，神不安宁，多属虚证，但久病可表现为虚实兼夹，或为瘀血所致。

四、主症

1. 轻者入寐困难或寐而易醒，醒后不寐，连续 3 周以上，重者彻夜难眠。

2. 常伴有头痛,头昏,心悸,健忘,神疲乏力,心神不宁,多梦等症。

3. 本病证常有饮食不节,情志失常,劳倦、思虑过度,病后体虚等病史。

五、理化检查

临床采用多导睡眠图来判断:

1. 测定其平均睡眠潜伏时间延长(长于 30 分钟)。

2. 测定实际睡眠时间减少(每夜不足 6.5 小时)。

3. 测定觉醒时间增多(每夜超过 30 分钟)。眼快动睡眠期相对增加。

六、治则

治疗当以补虚泻实,调整脏腑阴阳为原则。

七、取穴

主穴:百会、神庭、通里、照海。

随证加减:气虚者加太渊;心气不足加神门;邪扰心神加内关;胃不和加中脘、天枢、解溪、丰隆;肝郁气滞加丘墟、蠡沟;阴虚阳亢加三阴交。

随症加减:躁扰不宁者加本神。

八、施术

操作方法:毫针刺,得气为度,留针 30 分钟。

九、预后

不寐的预后,一般较好,但因病情不一,预后亦各异。病程短,病情单纯者,治疗收效较快;病程较长,病情复杂者,治疗难以速效。且病因不除或治疗不当,易产生情志病变,使病情更加复杂,治疗难度增加。

十、转归

病因不除或治疗失当,可产生变证和坏证,使病情更加复杂,治疗更加困难。心脾两虚证者,如饮食不当或过用滋腻之品,易致脾虚加重,生化源不足,气血更虚,食滞内停,往往致虚实错杂,如温燥太过,易致阴虚火旺。心肾不交证,如病因不除或失治易致心肾阴虚,心火更盛,如过用寒凉则易伤阳,致阴阳两虚,亦可因治疗不当,阴损及阳而致阴阳俱损。痰热扰心证者,如病情加重有成狂或癫之势。肝郁化火证治疗不当,病情加重,火热伤津耗气,由实转虚,病程迁延。心胆气虚日久不愈,亦有成癫之虑。

十一、预防与调护

1. 不寐属心神病变,重视精神调摄和讲究睡眠卫生具有实际的预防意义。

积极进行心理情志调整,克服过度的紧张、兴奋、焦虑、抑郁、惊恐、愤怒等不良情绪,做到喜怒有节,保持精神舒畅,尽量以放松的、顺其自然的心态对待睡眠,反而能较好地入睡。

睡眠卫生方面,首先帮助患者建立有规律的作息制度,从事适当的体力活动或体育锻炼,增强体质,持之以恒,促进身心健康。其次养成良好的睡眠习惯。晚餐要清淡,不宜过饱,更忌浓茶、咖啡及吸烟。睡前避免从事紧张和兴奋的活动,养成定时就寝的习惯。另外,要注意睡眠环境的安宁,床铺要舒适,卧室光线要柔和,并努力减少噪音,去除各种可能影响睡眠的外在因素。

2. 阴虚者忌食姜、花椒。

十二、结语

1. 不寐病位在心，通里出自《灵枢·经脉》，为手少阴心经之络穴，功可祛邪安神；取督脉百会充荣髓海，神庭镇静安神，三穴共奏养心安神之效；照海属肾经，通于阴跷，滋阴养心，诸穴共用有交通心肾，使阴阳平衡之效。

2. 失眠是指睡眠不正常，轻者入睡困难，或睡眠不实，或醒后不能入睡；重者彻夜不眠。常伴有头痛、头晕、健忘等症状。现代社会，由于生活节奏明显加快，工作竞争激烈，家庭不稳定因素增多等，各种压力越来越大，大脑长期处于紧张和过度疲劳的状态，最终因大脑皮质的兴奋和抑制功能失调导致了失眠。

不少患者在服药疗效不太理想的情况下，也越来越多地到针灸科来治疗。而针灸对这种由压力导致的失眠，疗效比较理想。

针灸治疗失眠的机制和作用，在于能协调阴阳，扶正祛邪，疏通经络，直接调节神经系统，从而达到改善睡眠的目的。又因其无毒性，副作用少，且不会导致成瘾性，易被患者接受。

3. 部分患者失眠是因脑动脉硬化而引发，必要时结合脑超检查，以明确诊断，增强治疗的针对性。

十三、中药参考方

酸枣仁汤。

第十六章　多　寐

一、中医病名

多寐指不分昼夜,时时欲睡,呼之即醒,醒后复睡的病证,又称"嗜睡""多卧""嗜眠""多眠"。

二、西医病名

西医学的发作性嗜睡病、神经官能症、某些精神病,其临床症状与多寐类似者,可参考本病治疗。

三、病因病机

本病病位在心、脾,与肾关系密切,多属本虚标实。本虚主要为心、脾、肾阳气虚弱,心窍失荣;标实则为湿邪、痰浊、瘀血等阻滞脉络,蒙塞心窍。《灵枢·口问》明确叙述了睡眠的基本生理,说:"阳气尽,阴气盛,则目瞑"。而对多寐的病机,《灵枢·大惑论》:"人之多卧者,何气使然?岐伯曰:此人肠胃大而皮肤湿,而分肉不解焉……故肠胃大,则卫气行留久;皮肤湿,分肉不解,则行迟。留于阴也久,其气不清,则欲瞑,故多卧矣。"明确指出阳气受阻,久留于阴,是造成多寐的主要病机。汉·张仲景《伤寒论·辨少阴病脉证并治》:"少阴之为病,脉微细,但欲寐也。"意指阳虚阴盛是多寐的主要病机。李东垣在《脾胃论·卷上》中指出："脾胃之虚,怠惰嗜卧"。《丹溪心法·中湿》指出："脾胃受湿,沉困无力,怠惰好卧"。指出脾胃亏虚合脾胃受湿均可导致多寐。

久居卑湿之地,感受湿浊之邪,束遏阳气;或过食生冷、肥甘之品,脾胃受损,痰湿内生,清阳不升;或思虑劳倦,损伤脾气,运化无权,阳气虚弱;头部外伤,血脉瘀滞,阻塞清窍,以上皆可发生多寐。

总之,多寐的病机关键是湿、浊、痰、瘀困滞阳气,心阳不振,或阳虚气弱,心神失荣。病变过程中各个病理机制相互影响,如脾气虚弱,运化失司,水津停聚而成痰浊,痰浊、瘀血内阻,又可进一步耗伤气血,损伤阳气,以致心阳不足,脾气虚弱,虚实夹杂。

四、主症

儿童至成年人早期起病,男、女性均可发生,发生率相近。常常表现为清醒时精神低迷,在活动、工作和学习中在正常人不可能出现睡眠的条件下,出现难以抗拒的睡眠状况。因此,患者往往在乘坐公共汽车时、进食时、发言时、行走时等突然入睡,每次持续时间数分钟至数小时,每日发作一至数次。这种睡眠与正常睡眠相同。发作性睡病患者体态均稍胖,胃纳亢进,约 70% 的发作性睡病伴有猝倒症,常在发作性睡病起病数年至十年后出现。突然的情感激动、大笑、恐惧或愤怒等可诱发突然全身肌肉无力,肌张力降低而跌倒,且不能活动,每次发作时间持续数分钟。

五、理化检查

实验室检查中脑脊液正常。脑电图发作时可有阵发慢波,清醒时正常。头颅 CT 或头颅 MRI 多数正常,若由丘脑病变引起者,可出现内部占位或局部萎缩。

六、治则

益气升清,醒脾开窍。

七、取穴

主穴:中脘、太渊、太白、丰隆、公孙。

随证加减:湿盛困脾加脾俞;瘀血阻滞加阴郄;脾气虚弱加章门;阳气虚衰加命门。

八、施术

操作方法:中脘火针,余穴毫针刺,得气为度,留针 30 分钟。

九、预后

多数患者预后良好。

十、预防与调护

1. 应选择合适的工作,以避免在发作时本人和他人遭受危险。
2. 忌食酸冷、牛奶、油腻之品。

十一、结语

中脘出自《针灸甲乙经》,属任脉,为胃之募穴,亦是腑会,具有和胃健脾之功;太渊为肺之原穴,亦是脉会;太白为脾之原穴,三穴合用,可健脾益气,使清阳得升,以消困意;丰隆为足阳明胃经之络穴,可健脾化痰,治疗一切痰证;公孙为足太阴脾经之络穴,具有健脾和胃,调理冲任之功;诸穴合用,共奏健脾益气,升清醒神之效。

十二、中药参考方

参苓白术散。

第十七章 伤 食

一、中医病名

伤食是因饮食不慎,进食过饱,或因脾胃不健,感受风寒,再加饮食失调,使食积胃肠,运化不及所致。以恶心厌食,嗳腐吐馊,脘腹胀痛等为主要表现的胃肠积滞性疾病。

二、西医病名

西医学的消化不良、急性胃肠炎、急性胰腺炎所见之腹部症状可参考本章治疗。

三、病因病机

1. 病因

(1) 正虚因素:素体脾阳不足,或因病后失调,脾气虚损,或过用寒凉攻伐之品,致脾胃虚寒,运化力弱,饮食易于停蓄不消而成。

(2) 食伤因素:脾常不足,饮食不节,饥饱不均,损伤脾胃。受纳运化失职,升降失调,积而不消乃成。

2. 病机

病变脏腑在脾胃,无论正虚或食伤。引起伤食的共同病理变化都是胃主受纳、脾主运化的功能失常。饮食不节,进食过饱,进食生冷油腻,过食五味腥荤,或食用坚硬难化之品,伤害脾胃;或脾胃素弱,感受风寒,复加饮食失调,使食积胃肠,运化传导不及,宿留而成。病情以实证居多,或虚实夹杂。

四、主症

常有饮食过饱或不慎史,起病较急,病程短。

脘腹胀满疼痛,恶心厌食,嗳腐或呕吐馊酸食物,腹痛肠鸣,大便臭秽如败卵。得吐泻后脘腹胀痛减轻,或伴头痛,恶寒发热,舌苔厚浊等。

五、理化检查

大便检查可见不消化食物或脂肪滴。

六、治则

健脾和胃,消食导滞。

七、取穴

主穴:手三里、天枢。

随证加减:伤于寒食加解溪、合谷;伤于油腻加丰隆;伤于热加足三里;伤于气加内关、公孙。

八、施术

操作方法:毫针刺,得气为度,留针 30 分钟。

九、预后

本病预后良好。

十、转归

一般无严重并发症。

十一、预防与调护

饮食有节,忌食酸冷、油腻之品。

十二、结语

1. 手三里出自《针灸甲乙经》,为手阳明脉气所发之处,脉气已盛,其疏通经络、调节肠腑的作用较强,故可用于治疗消化系统疾病。天枢穴,又名长溪、长谷、谷门等,为足阳明胃经穴、大肠募穴,可清胃宽肠,消食导滞。《针灸甲乙经》记载:"天枢……去肓俞一寸五分,侠脐两傍各二寸陷者中,足阳明脉气所发。"天枢穴临床主要用于治疗脾、胃、大肠相关疾病,包括腹胀、腹痛、便秘、腹泻、痢疾等。两穴同属阳明经,共奏健脾消食之功。

2. 遇有伤食时,可指针手三里治疗。

3. 古籍记载,治疗伤食可选取所伤食物,烧炭存性服用,可参考使用。

十三、中药参考方

保和丸。

第十八章　呃　逆

一、中医病名

呃逆是指胃气上逆动膈，以气逆上冲，喉间呃呃连声，声短而频，令人不能自制为主要表现的病证。明代程充校订的《丹溪心法》中称为"呃"。因指出本病气逆上冲，呃呃连声的临床特点，故病名逐渐统一而被称为"呃逆"。

二、西医病名

西医内科学中的单纯性膈肌痉挛即属呃逆。而其他疾病如胃肠神经官能症、胃炎、胃扩张、胸腹腔肿瘤、肝硬化晚期、脑血管病、尿毒症，以及胸腹手术后等所引起的膈肌痉挛之呃逆，均可参考本节辨证论治。

三、病因病机

呃逆的病因多由饮食不当，情志不遂和正气亏虚所致。胃失和降、气逆动膈是呃逆的主要病机。

1. 病因

（1）饮食不当：进食太快，过食生冷，或滥服寒凉药物，寒气蕴蓄于胃，循手太阴之脉上动于膈，导致呃逆。或过食辛热煎炒，醇酒厚味,或过用温补之剂,燥热内生,腑气不行,气逆动膈,发生呃逆。

(2)情志不遂:恼怒伤肝,气机不利,横逆犯胃,逆气动膈;或肝郁克脾,忧思伤脾,运化失职,滋生痰浊;或素有痰饮内停,复因恼怒气逆,逆气夹痰浊上逆动膈,发生呃逆。

(3)体虚病后:或素体不足,年高体弱,或大病久病,正气未复,或吐下太过,虚损误攻,均可损伤正气,或胃阴耗伤,胃失和降,发生呃逆。甚则病深及肾,肾气失于摄纳,浊气上乘,上逆动膈,均可发生呃逆。

2. **病机** 胃居膈下,其气以降为顺,胃与膈有经脉相连属;肺处膈上,其主肃降,手太阴肺之经脉,还循胃口,上膈,属肺。肺胃之气均以降为顺,两者生理上相互联系,病理上相互影响。肺之宣肃影响胃气和降,且膈居肺胃之间,上述病因影响肺胃时,使胃失和降,膈间气机不利,逆气上冲于喉间,致呃逆作。胃中寒气内蕴,胃失和降,上逆动膈致胃中虚冷证;燥热内盛伤胃,甚至阳明腑实,腑气不顺,胃失和降致胃火上逆证;肝失疏泄,气机不顺,津液失布,痰浊内生,影响肺胃之气,致气机郁滞证。此外,胃之和降,有赖于脾气健运和肝之条达,若脾失健运或肝失条达,则胃失和降,气逆动膈,亦成呃逆。肺之肃降和胃之和降,还有赖于肾的摄纳,若肾气不足,肾失摄纳,肺胃之气,失于和降,浊气上冲,夹胃气上逆动膈,亦可致呃。

病理性质有虚实之分,实证多为寒凝、火郁、气滞、痰阻,胃失和降;虚证每由脾肾阳虚,或胃阴耗损等正虚气逆所致。但亦有虚实夹杂并见者。病机转化决定于病邪性质和正气强弱。寒邪为病者,主要是寒邪与阳气抗争,阳气不衰则寒邪易于疏散;反之,胃中寒冷,损伤阳气,日久可致脾胃虚寒之证。热邪为病者,如胃中积热或肝郁日久化火,易于损阴耗液而转化为胃阴亏虚。气郁、食滞、痰饮为病者,皆能伤及脾胃,转化为脾胃弱证。亦有气郁日久或手术致瘀者,血瘀而致胃中气机不畅,胃气上逆者。

四、主症

呃逆以气逆上冲,喉间呃呃连声,声短而频,不能自止为主症,其呃声或高或低,或疏或密,间歇时间不定。常伴有胸膈痞闷,脘中不适,情绪不安等症状。多有受凉、饮食、情志等诱发因素,起病多较急。

五、理化检查

1. 单纯性膈肌痉挛无须做理化检查。

2. 胃肠钡剂、X 线透视及内窥镜检查可诊断与鉴别诊断胃肠神经官能症、胃炎、胃扩张、胃癌等。

3. 肝、肾功能及 B 超、CT 等检查可诊断与鉴别诊断肝硬化、尿毒症、脑血管病以及胸、腹腔肿瘤等。

六、治则

通调经脉,和胃降逆。

七、取穴

主穴:内关、解溪、内庭、膈俞、太白。

随证加减:中气不足加中脘(火针);肝郁气滞加足临泣、蠡沟;年老体弱者加章门。

随症加减:腹胀便秘加天枢、支沟。

八、施术

操作方法:毫针刺,得气为度,留针 30 分钟。

九、预后

本病预后一般良好,多能经治而愈。少数可因病情复杂或失治误治而久延难愈。

十、转归

若呃逆出现在急、慢性疾病过程中,病情多较重。如见于重病后期,正气甚虚,呃逆不止,呃声低微,气不得续,饮食不进,脉沉细伏者,多属胃气将绝,元气欲脱的危候,极易生变。

十一、预防与调护

1. 保持精神舒畅,避免暴怒、过喜等不良情志刺激。
2. 注意寒温适宜,避免外邪侵袭。
3. 宜清淡饮食,忌吃酸冷、辛辣、肥腻之食,避免饥饱无常,发作时应进食易消化食物。

十二、结语

1. 内关为手厥阴心包经的络穴,又为奇经八脉与十二经脉脉气相通之处,故《百症赋》云"建里、内关扫尽胸中之苦闷",《四总穴歌》谓"心胸内关应"。而中医学认为,呃逆的病机为胃气上逆动膈,所以有宽胸理气、和胃降逆之功的内关穴,是治疗呃逆的要穴之一。内庭穴最早记载于《灵枢·本输》:"胃出于厉兑……溜于内庭。内庭,次指外间也,为荥。"内庭穴是足阳明胃经之荥穴,具有通降腑气之功,有降逆止呕,理气止痛,和胃化滞之效,主治腹痛、腹胀等证,而且六腑以通为用,通则不痛;解溪,足阳明胃经之经穴,功可清胃降逆;膈俞属足太阳膀胱经,八会中之血会,利膈镇逆、理气止呃、养血和营效果明显;太白为足太阴脾经"脉气所发"

的输土穴,阴经以输代原故,也是脾经的原穴,《景岳全书·论治脾胃》中说:"脾胃有病自宜治脾,然脾为土脏灌溉四旁,是以五脏中皆有脾气……故善治脾者能调五脏……能治脾胃而使食进胃强即所以安五脏也。"而太白最善健脾益气,调和脏腑;诸穴合用,共奏理气和胃,降逆止呃之功。

2. 呃逆产生的原因虽然很多,但归纳起来以肝与胃最为重要。肝主疏泄,性喜条达,属木。胃主受纳腐熟,其气主降,属土。凡肝旺横逆克土或胃弱肝气乘之均可导致胃气受阻,不能下降而致呃逆;凡饮食不节,阻遏胃气,也可使胃气不降而致呃逆。因此,针灸治疗中多选用厥阴及阳明之腧穴。

3. 攒竹对呃逆有即刻效应。

十三、中药参考方

丁香柿蒂散。

第十九章 胃 痛

一、中医病名

胃痛，又称胃脘痛，是指以上腹胃脘部近心窝处疼痛为主症的病证。

胃位于膈下，上口为贲门，接于食道，下口为幽门，连于小肠；脘即胃腔，胃之上口贲门为上脘，胃之中部为中脘，胃之下口幽门为下脘。故胃痛也称胃脘痛，所谓"胃脘当心而痛"(《素问·至真要大论》)。

二、西医病名

现代西医学指的急性胃炎、慢性胃炎、胃溃疡、十二指肠溃疡、功能性消化不良、胃黏膜脱垂等病以上腹部疼痛为主要症状者，属于中医学胃痛范畴，均可参考本篇进行治疗。

三、病因病机

胃痛发生常因外邪犯胃、饮食伤胃、情志不畅和脾胃素虚等方面，致胃气阻滞，胃失和降，不通则痛。

1. *病因*

(1) *外邪犯胃*：外感寒、热、湿诸邪，内客于胃，致胃脘气机阻滞,不通则痛。

（2）饮食伤胃：饮食不节,或过饥过饱,损伤脾胃,胃气壅滞,致胃失和降,不通则痛。五味过极,辛辣无度,肥甘厚腻,饮酒如浆,则蕴湿生热,伤脾碍胃,气机壅滞。

（3）情志不畅：忧思恼怒,伤肝损脾,肝失疏泄,横逆犯胃,脾失健运,胃气阻滞,均致胃失和降,而发胃痛。

（4）素体脾虚：脾胃为仓廪之官,主受纳和运化水谷,若素体脾胃虚弱,运化失职,气机不畅,或中阳不足,中焦虚寒,失其温养而发生疼痛。

2.病机　胃痛的病变部位在胃,但与肝、脾的关系极为密切,还与肾有关。肝与胃是木土乘克的关系。若忧思恼怒,气郁伤肝,肝气横逆,势必克脾犯胃,致气机阻滞,胃失和降而为痛。肝气久郁,既可出现化火伤阴,又能导致瘀血内结,病情至此,则胃痛加重,每每缠绵难愈。脾与胃同居中焦,以膜相连,一脏一腑,互为表里,共主升降,故脾病多涉于胃,胃病亦可及于脾。若禀赋不足,后天失调,或饥饱失常,劳倦过度,以及久病正虚不复等,均能引起脾气虚弱,运化失职,气机阻滞而为胃痛。脾阳不足,则寒自内生,胃失温养,致虚寒胃痛;如脾润不及,或胃燥太过,胃失濡养,致阴虚胃痛。阳虚无力,血行不畅,涩而成瘀;或阴虚不荣,胃失濡养,可致血瘀胃痛。肾为胃之关,脾胃之运化腐熟赖肾阳之温煦。肾阳不足,脾失于温煦,脾胃虚寒,胃失温养,亦可致虚寒胃痛。

胃痛早期多由外邪、饮食、情志所伤,多为实证;后期常为脾胃虚弱,但往往虚实夹杂,如脾胃虚弱夹湿、夹瘀等。

胃痛的病理因素主要有气滞、食积、血瘀。病理变化为胃气郁滞,和降失常。

胃为阳土,喜润恶燥,为五脏六腑之大源,主受纳、腐熟水谷,其气以和降为顺,不宜郁滞。上述病因如寒邪、饮食伤胃等皆可引起胃气阻滞,胃失和降而发生胃痛,正所谓"不通则痛"。

四、主症

以上腹胃脘部近心窝处发生疼痛,其疼痛有胀痛、刺痛、隐痛、剧痛等性质的不同。

常伴食欲不振,恶心呕吐,嘈杂泛酸,嗳气吐腐等上消化道症状。

发病特点:以中青年居多,多有反复发作病史,发病前多有明显的诱因,如天气变化、恼怒、劳累、暴饮暴食、饥饿、饮食生冷干硬、辛辣烟酒,或服用有损脾胃的药物。

五、理化检查

1. 电子胃镜、上消化道钡餐造影 可做急慢性胃炎、胃十二指肠溃疡病、胃黏膜脱垂等的诊断,并可与胃癌做鉴别诊断。内镜窥视结合活检可确定溃疡的部位、形态、大小、数目以及判定良恶性。X线直接征象是龛影,胃小弯溃疡常可显示腔外龛影,十二指肠溃疡则龛影不易显示,常表现为球部变形、激惹和压痛,但球部炎症及溃疡愈合也可有此征象。

2. 幽门螺杆菌(Hp)检测 慢性胃炎、消化性溃疡常见阳性。胃液分析、血清胃泌素含量测定、血清壁细胞抗体测定、胃蛋白酶测定及内因子等检查有利于慢性胃炎的诊断。

3. 胆红素、转氨酶、淀粉酶化验和B超、CT等检查 可与肝、胆、胰疾病做鉴别诊断。

4. 腹部X线检查 可与肠梗阻、肠穿孔做鉴别诊断。

5. 血常规 可协助与阑尾炎做早期鉴别。

6. 心肌酶谱、肌钙蛋白、心电图检查 可与冠心病、心绞痛、心肌梗死做鉴别诊断。

六、治则

理气和胃止痛。

七、取穴

主穴：内关、足三里、梁丘、天枢、中脘。

随证加减：寒邪客胃配神阙（拔罐）、合谷、解溪；饮食伤胃配手三里、丰隆；肝气犯胃配丘墟、蠡沟；脾胃虚弱配太白、胃俞。

随症加减：胃脘胀痛加内庭。

八、施术

操作方法：中脘、天枢火针，亦可毫针刺；余穴毫针刺，平补平泻，留针 30 分钟。

九、预后

本病预后一般良好，多能治愈，但可因严重并发症而危及生命。

十、转归

胃痛的病理变化比较复杂，病机可以演变，产生变证。胃热炽盛，迫血妄行，或瘀血阻滞，血不循经，或脾气虚弱，不能统血，致便血、呕血。大量出血，可致气随血脱，危及生命。若脾胃运化失职，湿浊内生，郁而化热，火热内结，导致腑气不通，腹痛剧烈拒按，大汗淋漓，四肢厥逆的厥脱危证；或日久成痰，气机壅塞，胃失和降，胃气上逆，致呕吐反胃。若胃痛日久，由气分深入血分，久痛入络致瘀，瘀结胃脘，可形成癥积。

十一、预防与调护

本病发病,多与情志不遂、饮食不节有关,故在预防上要重视精神与饮食的调摄;患者要注意有规律的生活与饮食习惯,忌暴饮暴食、饥饱不匀,忌食酸冷、饮料及辛辣油腻之品;胃痛持续不已者,应在一定时期内进流质或半流质饮食,以清淡饮食易消化的食物为宜;忌粗糙多纤维饮食,尽量避免食用浓茶、咖啡、烟酒等诱发因素,进食宜细嚼慢咽,慎用水杨酸、肾上腺皮质激素等西药。同时保持乐观的情绪,避免过度劳累与紧张也是预防本病复发的关键。

十二、结语

1. 治疗胃脘痛,通其经脉及调其血气为主要指导思想,体现了"以通为顺"的学术思想,因此选穴要注意从整体出发,以中脘、内关、足三里为主穴。中脘为胃之募穴,居于胃脘部,具有和胃疏理中焦气机之功;内关为手厥阴心包之络穴,通于少阳经,少阳乃气机之枢纽,有助于脾胃之气升降;足三里为胃经合穴,是治疗脾胃消化不良的要穴;梁丘为足阳明胃经之郄穴,阳经的郄穴长于止痛,故其理气和胃,通经止痛的效果颇佳;天枢穴其经脉属胃络脾,大肠之募穴,为大肠经气输注于腹部的腧穴,同足三里通过经络与胃肠联系紧密,可振奋脾胃阳气,调节胃肠气机;诸穴相合,有健脾和胃、理中止痛之功。

2. 胃脘痛为急症范畴,治宜"急则治标",待痛止后据病之寒热虚实,体质强弱之不同,选用不同的治疗原则和方法,继续调治,进而治愈疾病。

3. 平素点按手三里,对因受寒或饮食所引起的胃痛可起到缓解或止痛的效果。方法简单、安全,家庭人员或自己都可操作,在身边无药的情况下，不妨一试。方法是：用双手大拇指指腹稍用力分别对准手三里穴点揉既可。

十三、中药参考方

良附丸合理中丸。

第二十章　呕　吐

一、中医病名

呕吐是指胃失和降,气逆于上,迫使胃中之物从口中吐出的一种病证。一般以有物有声谓之呕,有物无声谓之吐,无物有声谓之干呕。

二、西医病名

神经性呕吐、急性胃炎、心源性呕吐、胃黏膜脱垂症、幽门痉挛、幽门梗阻、贲门痉挛、十二指肠壅积症、肠梗阻、急性胰腺炎、急性胆囊炎、尿毒症、颅脑疾病以及一些急性传染病早期,当以呕吐为主要表现时,可参考本节辨证论治,同时结合辨病处理。

三、病因病机

呕吐的病因是多方面的,外感六淫、内伤饮食、情志不调、禀赋不足均可影响于胃,使胃失和降,胃气上逆,发生呕吐。

1. 病因

(1) 外邪犯胃:感受风、寒、暑、湿、燥、火六淫之邪,或秽浊之气,侵犯胃腑,胃失和降,水谷随逆气上出,发生呕吐。

（2）饮食不节：饮食过量、暴饮暴食、多食生冷、醇酒辛辣、甘肥油腻及不洁食物，皆可伤胃滞脾，每易引起食滞不化，胃气不降，上逆而为呕吐。

（3）情志失调：恼怒伤肝，肝失条达，横逆犯胃，胃气上逆；忧思伤脾，脾失健运，食停难化，胃失和降，均可发生呕吐。亦可因脾胃素虚，运化无力，水谷易于停留，偶因气恼，食随气逆，导致呕吐。

（4）禀赋不足：脾胃素虚，或病后脾弱，劳倦过度，耗伤中气，胃虚不能盛受，脾虚不能化生，食滞胃中，上逆成呕。

2. 病机 呕吐的病因是多方面的，外邪所犯，饮食、情志所伤，脾胃虚弱等均可引起本病，但总的发病机制为胃失和降，胃气上逆。胃居中焦，主受纳和腐熟水谷，其气下行，以和降为顺。邪气犯胃或胃虚失和，气逆于上则出现呕吐。

病变脏腑主要在胃，但与肝脾胆有密切的关系：胃为仓廪之官，受纳水谷，以和降为顺，若为外邪、饮食所伤，胃失和降则上逆为吐，故其病位在胃。脾主运化，以升为健，与胃互为表里，若脾阳素虚或饮食伤胃则脾不能运，饮食难化；或水谷不归正化，聚湿为痰饮，停蓄于胃，胃失和降而为吐。肝主疏泄，有调节脾胃升降的功能，若情志不畅，肝气郁结或气郁化火，横逆犯胃，胃气上逆亦可致吐。

四、主症

本病常有饮食不节，过食生冷，恼怒气郁，或久病不愈等病史。初起呕吐量多，吐出物多有酸腐气味，久病呕吐时作时止，吐出物不多，酸臭气味不甚。常伴有恶寒、发热、脉实有力。久病则伴精神萎靡，倦怠乏力，面色萎黄，脉弱无力等症。

五、理化检查

可用胃镜、上消化道钡透了解胃黏膜情况及贲门、幽门口关闭情况及十二指肠黏膜的改变。若呕吐不止，伴有腹胀、矢气减少或无大便，应做腹部透视、B 超，以了解有无肠梗阻。若患者面色萎黄，呕吐不止，伴有尿少、浮肿，应及时检查肾功能，以排除急性肾功能衰竭、尿毒症所致呕吐。若患者暴吐，呈喷射状，应做头部 CT或 MRI，以排除颅脑占位性病变。也可做腹部 B 超，了解胰腺及胆囊的情况，必要时结合化验血常规、尿淀粉酶、血淀粉酶。若呕吐不止，需要检查电解质，可了解有无电解质紊乱。育龄妇女应化验小便，查妊娠实验。

六、治则

和胃降逆。

七、取穴

主穴：内关、手三里、丰隆、商丘、脾俞。

随证加减：肝郁犯脾加魄户；寒证加中脘（火针）、神阙（拔罐）；热证加内庭；脾胃虚寒加脾俞。

八、施术

操作方法：毫针刺，得气为度，留针 30 分钟。

九、预后

暴病呕吐，多属邪实，治疗较易，预后良好；久病呕吐，多属正虚或虚实夹杂，病程较长，易反复发作，较为难治；若呕吐不止，饮食难进，易变生他证，预后不良。

十、转归

如久病、大病之中,呕吐而食不得入,面色苍白,肢厥不温,脉微细欲绝,为阴损及阳,脾胃之气衰败,真阳欲脱之危象。

十一、预防

1. 起居有常,生活有节,避免风寒暑湿秽浊之邪的入侵。

2. 保持心情舒畅,避免精神刺激,对肝气犯胃者,尤当注意。

3. 饮食方面也应注意调理。脾胃素虚患者,饮食不宜过多,同时勿食生冷瓜果等,禁服寒凉药物。若胃中有热者,忌食肥甘厚腻、辛辣、香燥、烟酒等物品,禁服温燥药物。

4. 对呕吐不止的患者,应卧床休息,密切观察病情变化。服药时,尽量选择刺激性气味小的,否则随服随吐,更伤胃气。服药方法,应少量频服为佳,以减少胃的负担。根据患者情况,以热饮较宜,并可加入少量生姜或姜汁,以免格拒难下,逆而复出。

十二、结语

产生呕吐的原因很多,不外是脾气不升、胃气不降所致。而脾气不升,胃气不降乃是经脉不通的具体病机转化,呕吐则是其外在症状表现。因此,和胃降逆止呕仍以通调经脉为大法。手厥阴与阴维脉相通而共主心胸腹之病,足阳明连于胃,主治本经及脾胃之病。内关为本经之络穴,通于阴维,善理气宽胸止呕降逆,是治疗呕吐的主穴。手三里为足阳明胃经穴,临近五腧穴中的"合"穴,脉气已盛,其疏通经络、调节肠腑的作用较强;丰隆穴首见于《灵枢·经脉》,为足阳明胃经络穴,具有调理脾胃、和胃降逆、调理气血、健脾化痰、利气宽胸,针刺丰隆穴可调理脾胃升降之气机;《素问·厥论》:"太阴之厥,则腹满腹胀,后不利,不欲食,食则呕,不得卧",取脾之背俞穴以健脾和胃,利湿化痰;商丘乃足太阴脾经之经穴,健脾和胃,利湿理气,善治消化系统疾病。诸穴合用,共奏和胃降逆止呕之功。

十三、中药参考方

实证加味保和丸;虚证香砂六君子。

第二十一章　哮　病

一、中医病名

哮病是一种发作性的痰鸣气喘疾患。发作时喉中有哮鸣声，呼吸气促困难，甚则喘息不能平卧。元代朱丹溪首创哮喘之名，《丹溪心法·哮喘》"哮喘必用薄滋味，专主于痰"。

二、西医病名

西医学的支气管哮喘、喘息性支气管炎、慢性阻塞性肺气肿、肺原性心脏病、嗜酸粒细胞增多症、心源性哮喘，及其他肺部过敏性疾病，均可参考本节辨证论治。

三、病因病机

哮病的发生为痰伏于肺，每因外邪侵袭、饮食不当、情志刺激、体虚劳倦等诱因引动而触发，以致痰壅气道，肺气宣降功能失常。

1. *病因*

（1）外邪侵袭：外感风寒或风热之邪，未能表散，邪蕴于肺，壅阻肺气，气不布津，聚液生痰。或因吸入烟尘、花粉、动物皮屑、异味气体等，影响肺气的宣降，津液凝聚，痰浊内生而致哮。

（2）饮食不当：过食生冷，寒饮内停，或嗜食酸咸甘肥，或进食海膻发物,以致脾失健运,痰浊内生,上干于肺,壅塞气道,而致诱发。

（3）体虚病后：素质不强,易受邪侵。病后体弱,肺气或肺阴不足均可导致痰浊滋生,影响肺的肃降。素质不强多责之于肾,病后体弱多责之于肺。

2. 病机　病理因索以痰为主,如朱丹溪说："哮喘专主于痰"。痰的产生主要由于人体津液不归正化,凝聚而成,如伏藏于肺,则成为发病的潜在"夙根",因各种诱因如气候、饮食、情志、劳累等诱发,这些诱因每多错杂相关,其中尤以气候变化为主。《景岳全书·喘促》曰："喘有夙根,遇寒即发,或遇劳即发者,亦名哮喘。"《脉因脉治·哮病》亦指出："哮病之因,痰饮留伏,结成巢臼,潜伏于内,偶有七情之犯,饮食之伤,或外有时令之风寒束其肌表,则哮喘之症作矣。"进而论之,哮喘"夙根"论的实质,主要在于脏腑阴阳失调,素体偏盛偏虚,对津液的运化失常,肺不能布散津液,脾不能输化水精,肾不能蒸化水液,而致凝聚成痰,若痰伏于肺则成为潜在的病理因素。

发作时的基本病理变化为"伏痰"遇感引触,痰随气升,气因痰阻,相互搏结,壅塞气道,肺管狭窄,通畅不利,肺气宣降失常,引动停积之痰,而致痰鸣如吼,气息喘促。《证治汇补·哮病》说："哮即痰喘之久而常发者,因内有壅塞之气,外有非时之感,膈有胶固之痰,三者相合,闭拒气道,搏击有声,发为哮病。"《医学实在易·哮证》亦说："一发则肺俞之寒气,与肺膜之浊痰,狼狈相依,窒塞关隘,不容呼吸,而呼吸之气,转触其痰,鼾齁有声。"均扼要地指出病位主要在于肺系,发作时的病理环节为痰阻气闭,以邪实为主。若病因于寒,素体阳虚,痰从寒化,属寒痰为患,则发为冷哮;病因于热,素体阳盛,痰从热化,属痰热为患,则发为热哮;如"痰热内郁,风寒外束"引起发作者,可以表现为外寒内热的寒包热哮;痰浊伏肺,肺气壅阻,风邪触发者则表现为风痰哮;反复发作,正气耗伤或素体肺肾不足者,可表现为虚哮。

四、主症

多与先天禀赋有关,家族中可有哮病史。常由气候突变,饮食不当,情志失调,劳累等诱发,呈反复发作性。发时常多突然,可见鼻痒、喷嚏、咳嗽、胸闷等先兆。喉中有明显哮鸣声,呼吸困难,不能平卧,甚至面色苍白,唇甲青紫,约数分钟、数小时后缓解。平时可一如常人,或稍感疲劳、纳差。但病程日久,反复发作,导致正气亏虚,可常有轻度哮鸣,甚至在大发作时持续难平,出现喘脱。

五、理化检查

1. **血常规** 嗜酸性粒细胞可增高,如并发感染可有白细胞总数增高,中性粒细胞比例增高。外源性者血清 IgE 值增加显著,痰液涂片可见嗜酸细胞。

2. **肺功能检查** 发作期有关呼吸流速的全部指标均显著下降,重证哮喘气道阻塞严重,可使 $PaCO_2$ 上升,表现为呼吸性酸中毒。

3. **胸部 X 线或 CT 检查** 一般无特殊改变,久病可见肺气肿体征、呈过度充气状态并发呼吸道感染可见肺纹理增加及炎症性浸润阴影。

六、治则

当宗丹溪"未发以扶正气为主,既发以攻邪气为急"之说,以"发时治标,平时治本"的基本原则。宣肺祛风,顺气化痰或调补肺肾。

七、取穴

主穴：太渊、列缺、内关、肺俞、太溪、太白、解溪。

随证加减：体虚易感加神阙或大椎、风门、秉风、曲垣拔罐；痰浊内盛加丰隆。

八、施术

操作方法：毫针刺，平补平泻，留针 30 分钟。

九、预后

哮病是一种反复发作，缠绵难愈的疾病。

十、转归

若长期反复发作，寒痰伤及脾肾之阳，痰热耗灼肺肾之阴，则可从实转虚，在平时表现肺、脾、肾等脏气虚弱之候。肺虚不能主气，气不化津，则痰浊内蕴，肃降无权，并因卫外不固，而更易受外邪的侵袭诱发；脾虚不能化水谷为精微，上输养肺，反而积湿生痰，上贮于肺，则影响肺气的升降；肾虚精气亏乏，摄纳失常，则阳虚水泛为痰，或阴虚虚火灼津成痰，上干于肺，加重肺气之升降失常。由于三脏之间的相互影响，可致同病，表现肺脾气虚或肺肾两虚之象。在平时亦觉短气、疲乏，并有轻度喘哮，难以全部消失。一旦大发作时，每易持续不解，邪实与正虚错综并见。肺肾两虚而痰浊又盛，肺不能治理调节，有的随年龄增长而终止发作，有的则发作频繁，严重者可出现喘脱危候，长期不愈可导致肺胀。

十一、预防与调护

1. 注意保暖，防止感冒，避免因寒冷空气的刺激而诱发。

2. 根据身体情况，做适当的体育锻炼，以逐步增强体质，提高抗病能力。劳逸适当，防止过度疲劳。

3. 饮食清淡，忌肥甘油腻，辛辣甘甜，防止生痰生火，避免海膻发物；避免烟尘异味；忌食酸冷。

4. 保持心情舒畅，避免不良情绪的影响，戒嗔少郁。

5. 预防服药，减少发作。

十二、结语

太渊乃肺之原穴，功可补益肺阴，使肺气上充，上有主而能纳，气机得以升降；列缺为手太阴肺经的络穴，八脉交会穴通于任脉，"列缺任脉行肺系"，络穴为虚邪贼风易于留注之所，亦是调和经气的重要之处，功可祛风解表，宣肺利咽，与太渊同用，属原络配穴，善于治疗咳喘等呼吸系统疾病；外邪袭肺，肺气失宣，壅塞气道，取肺之背俞穴，以宣发太阳经气，祛邪外出；内关穴为手厥阴心包经的络穴，别走手少阳三焦经，又为八脉交会穴之一，通于阴维脉，阴维、冲脉合于胃、心、胸。根据经脉所通，主治所及的道理，故刺内关可宽胸理气，豁痰平喘。太溪为足少阴肾经之原穴，可充肾中真元之气，以纳气平喘。《医宗必读》："虽喘嗽不宁，但以补脾为急……脾有生肺之能……土旺而金生。"脾为后天之本，气血生化之源，为脏腑之本，气机升降之枢纽，脾虚可引起脏腑亏虚，痰瘀内生，易感外邪，故认为脾虚是哮喘发病的关键，因此，在哮喘的缓解期，从脾论治是防止哮喘复发的重要方法之一。太白为足太阴脾经的原穴，具有健脾益气、培土生金的功效，配合胃经之解溪，化痰通络；诸穴合用，共奏宣肺化痰、理气平喘之功。

十三、中药参考方

射干麻黄汤。

第二十二章　癃　闭

一、中医病名

癃闭是以小便量少，排尿困难，甚则小便闭塞不通为主症的一种病证。其中小便不畅，点滴而短少，病势较缓者称为癃；小便闭塞，点滴不通，病势较急者称为闭。《证治准绳·闭癃》说："闭癃合而言之一病也，分而言之有暴久之殊。盖闭者暴病，为溺闭，点滴不出，俗名小便不通是也；癃者久病，溺癃淋沥，点滴而出，一日数十次或百次。"由此可见，癃与闭都是指排尿困难，二者只是在程度上有差别，因此多合称为癃闭。

二、西医病名

根据本病的临床表现，类似于西医学中各种原因引起的尿潴留及无尿症，如神经性尿闭、膀胱括约肌痉挛、尿道结石、尿路肿瘤，尿道损伤，尿道狭窄、前列腺增生症、脊髓炎等病所出现的尿潴留以及肾功能不全引起的少尿、无尿症。对上述疾病，可参照本节内容辨证论治。

三、病因病机

癃闭的病因主要有外邪侵袭、饮食不节、情志内伤、瘀浊内停、体虚久病五种。基本病理机制为膀胱气化功能失调。

1. **病因**

（1）外邪侵袭：下阴不洁，湿热秽浊之邪上犯膀胱，膀胱气化不利则为癃闭；或湿热毒邪犯肺，热邪壅肺，肺气闭塞，水道通调失司，不能下输膀胱；亦有因燥热犯肺，肺燥津伤，水源枯竭，而成癃闭。

（2）饮食不节：久嗜醇酒、肥甘辛辣之品，导致脾胃运化功能失常，内湿自生，酿湿生热，阻滞于中，下注膀胱，气化不利，乃成癃闭；或饮食不足，饥饱失调，脾胃气虚，中气下陷，无以气化则生癃闭。

（3）情志内伤：惊恐、忧思、郁怒、紧张引起肝气郁结，疏泄失司，从而影响三焦水液的运送及气化功能，导致水道通调受阻，形成癃闭。

（4）瘀浊内停：瘀血败精阻塞于内，或痰瘀积块，或砂石内生，尿路阻塞，小便难以排出，即成癃闭。

（5）体虚久病：年老体弱或久病体虚，可致肾阳不足，命门火衰，所谓"无阳则阴无以生"，致膀胱气化无权，而溺不得生；或因久病、热病，耗损津液，导致肾阴不足，所谓"无阴则阳无以化"，乃致水府枯竭而无尿。

2. **病机**　癃闭虽病因多端，但基本病理变化为膀胱气化功能失调，其病位主要在膀胱与肾。肺、脾、肾、肝功能失调，亦可致癃闭。肾主水，与膀胱相表里，共司小便，体内水液的分布与排泄，主要依赖肾的气化，此外膀胱的气化，亦受肾气所主，肾与膀胱气化正常，则膀胱开阖有度，小便藏泄有序。若肾阳不足，命门火衰，气化不及州都，则膀胱气化无权，亦可发生癃闭。此外，肺位上焦，为水之上源；脾居中焦，为水液升降之枢纽；肝主疏泄，协调三焦气机之通畅。如肺热壅盛，气不布津，通调失职，或热伤肺津，肾失滋源；又如湿热壅阻，下注膀胱，或中气不足，升降失度；再若肝气郁结，疏泄不及，以及砂石、痰浊、瘀血阻塞尿路，均可导致膀胱气化失常，而成本病。由此可见，癃闭的病位虽在膀胱，但与肺、脾、肾、肝密切相关，其病理因素有湿热、热毒、气滞及痰瘀。

由于癃闭的病因不同，故其病理性质有虚实之分。膀胱湿热，肺热气壅，肝郁气滞，尿路阻塞，以致膀胱气化不利者为实证。脾气不升，肾阳衰惫，导致膀胱气化无权者为虚证。但各种原因引起的癃闭，常互相关联，或彼此兼夹。如肝郁气滞，可以化火伤阴；若湿热久恋，又易灼伤肾阴；肺热壅盛，损津耗液严重，则水液无以下注膀胱；脾肾虚损日久，可致气虚无力运化而兼夹气滞血瘀，均可表现为虚实夹杂之证。

四、主症

多见于老年男性或产后妇女及腹部手术后患者，或患有水肿、淋证、消渴等病，迁延日久不愈之患者。起病急骤或逐渐加重，主症为小便不利，点滴不畅，甚或小便闭塞，点滴全无，日尿量明显减少。触叩小腹部可发现膀胱明显膨隆等水蓄膀胱证候，或查膀胱内无尿液，甚或伴有水肿、头晕、喘促等肾元衰竭证候。

五、理化检查

首先应通过体格检查与膀胱 B 超判断有否尿潴留，有尿潴留者，再做尿流动力学检查，以明确有否机械性尿路阻塞。有尿路阻塞者，再通过肛指检查、前列腺 B 超、尿道及膀胱造影 X 线摄片、前列腺癌特异性抗原等检查以明确尿路阻塞的病因，如前列腺肥大、前列腺癌、尿道结石、尿道外伤性狭窄等。无尿路阻塞的尿潴留者考虑脊髓炎、神经性膀胱，可相应做神经系统检查。对无尿潴留的癃闭者应考虑肾功能衰竭，可进一步查血肌酐、尿素氮、血常规、血钙、磷、B超、X线摄片查双肾大小,帮助鉴别急性或慢性肾功能衰竭。如属前者,还需查尿比重、尿渗透压、尿钠浓度、尿钠排泄分数、静脉肾盂造影等,以鉴别肾前、肾性或肾后性急性肾衰,慢性肾衰者还应进一步检查以明确慢性肾衰的病因。

六、治则

清热利水,行气活血,温阳启闭。

七、取穴

主穴:中极、水道、三阴交、蠡沟、太溪、水泉。

随证加减:气滞血瘀加涌泉;肾气亏虚加气海、关元;湿热内蕴加阴谷、委阳;肝气郁结加大敦;邪热壅肺加中府、俞府。

八、施术

操作方法:井穴点刺,余穴毫针刺,得气为度,留针30分钟。

九、预后

癃闭的预后取决于病情的轻重和是否及时有效的治疗。若病情轻浅,病邪不盛,正气尚无大伤,且救治及时者,则可见尿量逐渐增多,此为好转的标志,可能获得痊愈。若病情深重,正气衰惫,邪气壅盛者,则可由"癃"至"闭",变证迭生。

十、转归

尿闭不通,水气内停,上凌心肺,并发喘病、心悸;水液潴留体内,溢于肌肤则伴发水肿,湿浊上逆犯胃,则成呕吐。脾肾衰败,气化不利,湿浊内壅,则可导致关格,其预后多差。诚如《景岳全书·癃闭》所言:"小水不通是为癃闭,此最危最急症也。水道不通,则上侵脾胃而为胀,外侵肌肉而为肿,泛及中焦则为呕,再及上焦则为喘。数日不通,则奔迫难堪,必致危殆。"

十一、预防与调护

1. 锻炼身体,增强抵抗力,起居生活要有规律,避免久坐少动。

2. 保持心情舒畅,消除紧张情绪,切忌忧思恼怒。

3. 消除外邪入侵和湿热内生的有关因素,如过食肥甘、辛辣、醇酒,或忍尿,纵欲过度等。

4. 老年人尽量减少使用抗胆碱类药,如阿托品,颠茄等,以免癃闭的发生。

5. 早期治疗淋证、水肿、尿路肿块、结石等疾患。对疫斑热患者,要及时补充体液,维持体内液体的平衡。

6. 尿潴留需进行导尿患者,必须严格执行规范操作,避免外毒带入膀胱内。

7. 保留导尿管患者,应经常保持会阴部卫生,鼓励患者多饮水,保证患者每日尿量在 2500 毫升以上。宜每 4 小时开放一次。当患者能自动解出小便时,尽快拔除导尿管,切忌持续引流。

十二、结语

1. 中极是任脉与足三阴经交会穴,具有培元气,补助肾气之功,同时是膀胱募穴,能调膀胱之经气,促进气化利尿。水道有利水渗湿、疏通水道的作用,主治少腹胀满、二便不利,穴名即因其作用而得。且其位于膀胱附近,对膀胱气化有直接调整作用。气滞时通之,气虚时补之,经气既调,气运则水行,水道自然通畅。中极、水道 2 个穴位相邻,分布于腹正中线膀胱区域,是任脉本经穴,为治疗癃闭症之主要穴位。三阴交为足三阴经之交会穴,故一穴具备了治疗肝、脾、肾三经的作用;足三阴经均循行于少腹或阴器,故能健运脾气,以助利水,对膀胱逼尿肌有良性调整作用。太溪,肾之原穴,功可补肾通利;蠡沟为足厥阴肝经的络穴,"经脉所过,主治所及",清利肝胆湿热之力强,是临床治疗癃闭的常用穴;水泉,因属郄穴,是肾经气血深聚之处,是治疗本经循行所过部位及所属脏腑病症的要穴,凡涉及肾经阴精亏损,阴损及阳之虚证、急症、血证、水液病均可酌用,补之补肾生精、养血止血、温阳利水,泻之行气活血、通经止痛、利尿通淋,更可上病下取,阳病治阴。以上诸穴,共同起疏导气机,通利水道,促进排尿之作用。

2. 癃闭是指小便量少,排尿困难,甚则小便闭塞不通为主症的病证。基本病理变化为膀胱气化功能失调,且与肺、脾、肾、肝、三焦有密切关系。临床辨证首先要抓住主症,辨证求因;其次要根据证候区分虚实,掌握病情之缓急,病势之轻重。治疗原则应以通利为法。应标本同治,切忌一味利尿。对水蓄膀胱之急症,内服药缓不济急,应速用导尿、针灸等各种外治法急通小便。

癃闭病机转化迅速,病情稍有延误,常易并发水肿、喘促、心悸甚或关格等危重病证,临证应正确、及时诊治,以防变证的发生。

十三、中药参考方

癃闭丸。

第二十三章 遗 精

一、中医病名

遗精是指不因性生活而精液遗泄的病证。其中因梦而遗精的称"梦遗",无梦而遗精,甚至清醒时精液流出的谓"滑精"。必须指出,凡成年未婚男子,或婚后夫妻分居,长期无性生活者,一月遗精1～2次属生理现象。如遗精次数过多,每周2次以上,或清醒时流精,并有头昏,精神萎靡,腰腿酸软,失眠等症,则属病态。

二、西医病名

根据本病临床表现,西医学中的神经衰弱、神经官能症、前列腺炎、精囊炎,或包皮过长、包茎等疾患,造成以遗精为主要症状者,可参阅本节内容辨证治疗。

三、病因病机

本病的发生,多由劳心太过,欲念不遂,饮食不节,恣情纵欲诸多因素而致。其基本病机为肾失封藏,精关不固。

1. 病因

(1) 劳心太过:凡情志失调,劳神太过,则心阳独亢,心阴被灼,心火不能下交于肾,肾水不能上济于心,心肾不交,水亏火旺,扰动精室而遗精。

（2）欲念不遂：少年气盛，情动于中，或心有恋慕，所欲不遂，或壮夫久旷，思慕色欲，皆令心动神摇，君相火旺，扰动精室而遗精。清代尤怡《金匮翼·梦遗滑精》说"动于心者，神摇于上，则精遗于下也"，所指的就是这种情况。

（3）饮食不节：醇酒厚味，损伤脾胃，湿热内生，蕴而生热，湿热扰动精室，或郁于肝胆，迫精下泄均可致遗精。

（4）恣情纵欲：青年早婚，房事过度，或少年无知，频犯手淫，或醉而入房，纵欲无度，日久肾虚精脱，或相火扰动精室，或肾不固精乃成遗精。

2. *病机*　遗精的基本病理变化总属肾失封藏，精关不固。其病位在肾，与心、肝、脾三脏密切相关。肾为封藏之本，受五脏六腑之精而藏之，正常情况下肾精不会外泄。如肾脏自病，或其他因素影响肾之封藏功能，则精关不固，精液外泄，发生遗精。精之藏制虽在肾，但精之主宰则在心，心为君主之官，主神明，性欲之萌动，精液之蓄泄，无不听命于心，神安才可精固。若劳心太过，心有欲念，以至君火摇于上，心失主宰，则精自遗。肝肾内寄相火，相火因肾精的涵育而守位听命，其系上属于心。若君火妄动，相火随而应之，势必影响肾之封藏。故君相火旺，或心、肝、肾阴虚火旺，皆可扰动精室而成遗泄。脾主运化，为气血生化之源，水谷入胃，脾气散精，下归于肾，则为肾中所藏精髓。若久嗜醇酒厚味，脾胃湿热内生，下扰精室，则迫精外泄；亦或劳倦思虑，脾气下陷，气不摄精而成遗精。由上可知，遗精一病虽为肾病，但与心、肝、脾相关，其病理因素不外乎湿与火。

遗精的病理性质有虚实之别，且多虚实夹杂。因君相火旺、湿热下注，扰动精室，精关不固而遗者多属实；肾脏亏损，封藏失职，精关不固而泄者多属虚。

四、主症

男子梦中遗精,每周超过 2 次以上;或清醒时,不因性生活而排泄精液者。常伴有头昏,精神萎靡,腰腿酸软、失眠等症。本病常有恣情纵欲,情志内伤,久嗜醇酒厚味等病史。

五、理化检查

遗精一证在西医学中常可伴见于多种器质性疾病中。为查明病因,体格检查有无包茎、包皮过长、包皮垢刺激。直肠指诊、前列腺 B 超、前列腺液常规检查有助于前列腺疾病的诊断。精液抗原检查可帮助发现精囊炎。

六、治则

养心益肾,固摄精关。

七、取穴

主穴:关元、大赫、三阴交、蠡沟。
随证加减:气虚加气海;肝气郁结加足临泣。
随症加减:失眠加照海;盗汗加阴郄。

八、施术

操作方法:关元火针,余穴毫针刺,得气为度,留针 30 分钟。

九、预后

遗精病证虽病及多个脏器,但初起大多轻浅,若调理得当,多可痊愈。

十、转归

初起多因于火旺、湿热，以实证为主，久病则相火、湿热灼伤肾阴，而致肾阴亏虚，甚或阴损及阳而成阴阳两虚、肾阳衰惫等各种虚证。且在病理演变过程中往往出现阴虚火旺、阴虚湿热等虚实夹杂之证。

若是讳疾忌医，久病不治，或调治不当，日久肾精耗伤，阴阳俱虚，或命门火衰，下元衰惫，则会转变成早泄、阳痿、不育或虚劳等证。

十一、预防与调护

1. 注意精神调养，排除杂念，不接触黄色书刊、影像，不贪恋女色。

2. 避免过度脑力劳动，做到劳逸结合，丰富文体活动，适当参加体力劳动。

3. 注意生活起居，节制性欲，戒除手淫，夜晚进食不宜过饱，睡前用温水洗脚，被褥不宜过厚、过暖，衬裤不宜过紧，养成侧卧习惯。

4. 少食醇酒厚味及辛辣刺激性食品。

十二、结语

关元是足三阴、任脉之会，为男子藏精之处，是人生之关要、真元之所存，元阴元阳交关之所，功可培肾固本、温阳通脉；大赫足少阴肾经穴，冲脉与足少阴之交会穴，内应胞宫精室，阴气盛大，亦是赫赫下焦元阳升发之处，水中之火，助阳生热，有补肾固精之功，辅助关元之效；三阴交以养阴血，鼓舞后天脾胃，气血得充，五脏得以调养；蠡沟为足厥阴肝经之络穴，别走少阳，与三焦相通，善于疏肝祛邪,清热利湿;诸穴合用,共奏交通心肾、补益固精之功。

遗精多因劳心太过,欲念不遂,饮食不节,恣情纵欲等引起,基本病机为肾失封藏,精关不固。病变脏腑责之于肾、脾、心、肝。临床辨证应分清虚实。始病以君相火旺、心肾不交为多,病机虚实参见,治宜清心安神,疏泄相火为先;湿热扰肾,肾气不藏,病机多为实证,应导湿利肾;气虚下陷,不能摄精,宜升清益气;久遗伤肾,下元滑脱,多由以上各型转化而成,其虚明显,当补虚固本,收摄精关。常用治法是"上则清心安神;中则调其脾胃,升举阳气;下则益肾固精"。

十三、中药参考方

桂枝加龙骨牡蛎汤、知柏地黄汤。

第二十四章　痛　经

一、中医病名

妇女正值经期或经行前后出现周期性小腹疼痛或痛引腰骶，甚剧痛晕厥者，称为痛经，又称"经行腹痛"。

二、西医病名

西医将痛经分为原发（功能）性痛经和继发性痛经。

三、病因病机

痛经病位在子宫、冲任，以"不通则痛"或"不荣则痛"为主要病机。其之所以伴随月经周期而发，又与经期及经期前后特殊生理状态有关。未行经期间，由于冲任气血平和，致病因素尚不足以引起冲任、子宫气血瘀滞或不足，故平时不发生疼痛。经期前后，血海由满盈而泄溢，气血盛实而骤虚，子宫、冲任气血变化较平时急剧，易受致病因素干扰，加之体质因素的影响，导致子宫、冲任气血运行不畅或失于煦濡，不通或不荣而痛。经净后子宫、冲任血气渐复则疼痛自止。但若病因未除，素体状态未获改善，则下次月经来潮，疼痛又复发矣。其常见病因病机有气滞血瘀，寒凝血瘀，湿热瘀阻与气血虚弱，肾气亏损。

1. **气滞血瘀** 素性抑郁或恚怒伤肝，气郁不舒，血行失畅，瘀阻子宫、冲任。经前、经期气血下注冲任，或复为情志所伤，壅滞更甚，"不通则痛"，发为痛经。

2. **寒凝血瘀** 经期产后，感受寒邪，或过食生冷，寒克冲任，与血相搏，以致子宫、冲任气血失畅。经前、经期气血下注冲任，子宫气血更加壅滞，"不通则痛"。

3. **湿热瘀阻** 素体湿热内蕴，或经期、产后摄生不慎感受湿热之邪，与血相搏，流注冲任，蕴结胞中，气血失畅。经前、经期气血下注冲任，子宫、冲任气血壅滞更甚，"不通则痛"，致使经行腹痛。

4. **气血虚弱** 脾胃素虚，化源匮乏或大病久病或大失血后气血不足，冲任气血虚少，行经后血海气血愈虚，不能濡养冲任、子宫；兼之气虚无力流通血气，因而发为痛经。

5. **肾气亏损** 禀赋素弱，或多产房劳伤损，精血不足，经后血海空虚，冲任、子宫失于濡养，"不荣则痛"发为痛经。

四、主症

1. **病史** 伴随月经的周期性小腹疼痛为主证，或有经量异常、不孕、放置宫内节育器、盆腔炎等病史。

2. **临床表现** 腹痛多发生在经前1～2天，行经第1天最重，可呈阵发性痉挛性或胀痛伴下坠感，甚者可放射到腰骶部、肛门、阴道、股内侧；伴见面色苍白、出冷汗、手足发凉等晕厥象。无论疼痛程度如何，一般不伴腹肌紧张或反跳痛，少数人于经血将净或经净后1～2天始觉腹痛或腰腹痛。

3. **妇科检查** 无阳性体征者属功能性痛经，如盆腔内有粘连、包块、结节或增厚者，可能是盆腔炎症、子宫内膜异位症等所致；子宫球形增大，需除外子宫腺肌症；部分患者可见子宫体极度屈曲或宫颈口狭窄。

五、理化检查

B超、腹腔镜、子宫输卵管碘油造影、宫腔镜检查有助于明确痛经原因。

六、治则

经前理气,经期活血,经后补虚。

七、取穴

主穴:神阙、次髎、中封、地机、蠡沟。

随证加减:气滞血瘀加血海、足临泣;湿热瘀阻加三阴交;寒凝气滞加太冲;气血虚弱加气海、归来;肾气亏虚加关元。

八、施术

操作方法:神阙拔罐,关元可艾灸;余穴毫针刺,得气为度,留针30分钟。

九、预后

功能性痛经,经及时有效治疗,常能痊愈;属器质性病变引起者,虽病程缠绵,难获速效,辨证施治,可取得较好消减疼痛作用,坚持治疗亦有治愈之机。

十、转归

少数患者长期气血瘀滞易发子宫肌瘤等器质性病变、继发性不孕症等。

十一、预防

注重经期产后卫生,经期保缓,精神愉快,注意调摄,忌过用寒凉或滋腻药物及服食生冷之品。

十二、结语

痛经发作时为实证,故治疗当用泻法,旨在通经止痛。针灸对痛经有较好的疗效,既能镇痛,又能改善全身症状,调整内分泌功能,一般经连续治疗可获痊愈。

次髎为膀胱经穴位,《素问·骨空论》云:"督脉者,起于少腹以下骨中央……其络循阴器……至少阴与巨阳中络者合……贯脊属肾。"《灵枢·经脉》篇云:"膀胱太阳之脉……络肾属膀胱。"《灵枢·五味》篇云:"冲脉任脉皆起于胞中,上行背里。"《类经·经络类》云:"故曰任脉冲脉督脉,一源而三歧也。"以上经文论述了任、冲、督脉一源三歧同起胞宫而主胞宫的生理;论述了肾经与督脉的相通联络;论述了膀胱经与肾经的表里相通,从而阐明了膀胱经与子宫的密切关系。故取次髎可激发督脉元阳与肾命真火温暖胞宫,能疏达冲任和通畅胞脉,活血破瘀,使之经行"通则不痛"。

地机为足太阴脾经郄穴,为血中之气穴,能活血祛瘀,调经止痛。《针灸甲乙经》卷十一:"溏瘕,腹中痛,脏痹,地机主之。"

蠡沟为足厥阴肝经的络穴,中封为肝之经穴,两穴同用功可疏肝利胆,调经止痛。《重广补注黄帝内经素问·刺腰痛》云"厥阴之脉令人腰痛,腰中如张弓弩弦","足厥阴之脉循阴股,环阴器,抵少腹","刺厥阴之脉在腨踵鱼腹之外,循之累累然,乃刺之,此正当蠡沟穴分"。

神阙穴居任脉上,出自《针灸甲乙经》:"脐中,神阙也。"《会元针灸学》曰:"神阙者,神之所舍其中也,脐居正中,如门之阙,神通先天。父母相交而成胎时先生脐带,形如荷茎,系于母之命门,天一生水而生肾,状如未放莲花,顺五行以生土,赖母气以相转,十月胎满,则神注脐中而成人,故名神阙"。任脉为"阴脉之海",有总任全身阴经脉气之作用,既有回阳救逆、培元固本、益气固脱之功,又有滋肾阴、调冲任、益精血之功。神阙既与十二经脉相连,也与五脏六腑和全身相通。其穴拔罐可调节元气,温补脾肾,调理冲任,温经散寒。

十三、中药参考方

温经汤。

第二十五章 脏 躁

一、中医病名

妇人无故悲伤欲哭,不能自控,精神恍惚,忧郁不宁,呵欠频作,甚则哭笑无常,称为脏躁。孕期发病者又称"孕悲"。

《金匮要略·妇人杂病脉证并治》首先将妇人脏躁的证候特点描述为:"喜悲伤欲哭,象如神灵所作,数欠伸。"其后历代医家多沿袭仲景的论述,并以甘麦大枣汤或淡竹茹汤治疗。王肯堂《证治准绳·女科》以红枣烧存性,米饮调服,治脏躁自悲、自哭、自笑。近代医家陆渊雷《金匮要略今释》:"此病有发作性。其证候之复杂变幻,一切病无与伦比。"认识到脏躁属情志异常。

二、西医病名

本病相当于西医学所说的更年期综合征、更年期抑郁症、癔症性急性发作等。

三、病因病机

"脏躁"的主要证候属精神情志的改变,甚至"象如神灵所作",不能自主。而精神情志的主宰首归于心。《黄帝内经》云"心者,君主之官也""心气虚则悲,实则笑不休""神有余则笑,神不足则悲",故心神失调是本病的主要病机。然而临证又有虚有实或虚实夹杂之别。本病多发于妇人,故与女性生理特点亦密切相关。

虚者多为忧思劳倦,心脾受损,或素体虚弱,气血不足,肝肾亏虚;实者常因情志不畅,肝气郁结。肝脾受伤,魂魄不藏。虚则心神失养,脏阴不足,心之阴阳失调而为患;实则气机逆乱,郁火内扰心神而不宁。至于肝肾不足,心肾不交,阴虚阳亢,水火不济,又常多虚实夹杂之证。女子以血为本,故于经期、孕期、产后,阴血亏虚尤甚,气火偏旺、神不得宁之时,尤易患此病证。

四、主症

1. 多有精神抑郁,所愿不遂,情志内伤等病史。平素性格多内向,常易受他人引导。常在绝经期缓慢起病,或见于中、青年。病情常与外界环境和情志因素相关。

2. 主要表现为情绪低落,呵欠频作,悲伤欲哭,哭后恢复如常为特征,或情绪不稳,哭笑无常,周期性发作。

3. 可伴有午寒午热,阵发性面部潮红,汗多,失眠多梦,头痛眩晕,胸闷心悸,食欲不振,月经紊乱,便秘等症。

4. 神志清楚,智能无障碍,具有自知自控能力。

五、理化检查

本病无相关器质性病变。可进行心理人格检测以及有关脑、神经系统、内分泌、代谢系统的检查,排除有关的器质性疾病,有助于本病诊断的成立。部分患者可有血压波动,可收缩压偏高,心电图、脑电图检查一般正常,血和尿中促卵泡激素(FSH)及促黄体生成素(LH)可明显升高。

六、治则

甘润滋养,宁心安神。

七、取穴

主穴:照海、本神、内关、阴郄、太冲、丘墟、蠡沟、三阴交。

随证加减:肝气郁结加肝俞、膈俞;痰气郁结加丰隆;心脾两虚加太白、神门;肝肾亏虚加太溪。

八、施术

操作方法:毫针刺,得气为度,留针 30 分钟。

九、预后

预后良好,多可在短期内治愈。

十、转归

致病因素未解除者,可反复发作。

十一、预防与调护

医护人员在药物治疗的同时,注重心理咨询疏导,解除患者的心理障碍,消除致病因素,使患者能正确对待疾病,以早日康复。

1. 加强妇女生理卫生的宣传及教育,普及妇女的科学知识,在有条件的地区及医院,开设心理卫生和心理咨询的专科,为广大妇女患者提供咨询,实为预防此类疾病发生之重要举措。培养健康的心理状态,形成良好的人际关系,防止情志内伤。

2. 对有既往发病史的患者,应针对其体质、病情进行预防性调治,阴虚者,育阴以平阳;血虚者,滋血以柔润;气郁者,养肝疏导;

津枯者,增液降火等,防止复发。

3. 本病重在心理护理、饮食护理及生活护理,医生护士必具耐心、爱心,与家属配合,多方指导,有预防复发和巩固疗效的双重作用。

4. 不宜进补太过。

十二、结语

丘墟为足少阳胆经原穴,蠡沟为足厥阴肝经之络穴,二穴同用可疏肝理气;内关为手厥阴心包经之络穴,络于三焦经,又是八脉交会穴,通阴维脉;照海,出自《针灸甲乙经》,亦是八脉交会穴,通于阴跷脉,善于调阴宁神,故与内关同用,可通畅心络,理气行血;太冲为肝经原穴,泻肝经之实热;阴郄为手少阴心经之郄穴,配之本神,有宁心安神、止汗之功;三阴交可增强其补气血、安神志、调阴经的作用;诸穴相伍,共奏疏肝解郁、理气畅中之效。

十三、中药参考方

甘麦大枣汤。

第二十六章　乳　癖

一、中医病名

乳癖是以乳房有形状大小不一的肿块,疼痛,与月经周期相关为主要表现的乳腺组织的良性增生性疾病。《疡科心得集·辨乳癖乳痰乳岩论》云:"有乳中结核,形如丸卵,不疼痛,不发寒热,皮色不变,其核随喜怒消长,此名乳癖。"好发于 25~45 岁妇女,约占全部乳腺疾病的 75%,是临床上最常见的乳房疾病。

二、西医病名

相当于西医的乳腺囊性增生症。

三、病因病机

1. **肝郁痰凝**　多由于忧郁忿怒,则肝气郁结,气血运行失常;或思虑伤脾,或肝病犯脾,脾失健运,痰湿内蕴,以致气滞、血瘀痰凝互结于乳房而成。《外科正宗》认为本病"多由思虑伤脾,恼怒伤肝,郁结而成也"。《疡科心得集·辨乳癖乳痰乳岩论》亦说:"良由肝气不舒郁结而成","肝气有所不舒,胃见木之郁,惟恐来克,伏而不扬,气不敢舒,肝气不舒,而肿硬之形成,胃气不敢舒,而畏惧之色现,不疼不赤,正见其畏俱也。"

2.**冲任失调**　多因肝肾不足,冲任失调,以致气血瘀滞,或阳虚痰湿内结,经脉阻塞,而见乳痛、结块,或月经紊乱等。宋《圣济总录》早有论述:"妇人以冲任为本,若失于调理,冲任不和,或风邪所客,则气壅不散,结聚乳间,或硬或肿,疼痛有核。"《马培之医案》中亦提出:"乳头为肝肾二经之冲"。《外证医案汇编·乳胁腋肋部》所述可谓提纲挈领,乳中结核"虽云肝病,其本在肾"。肾为五脏之本,肾气化生天癸,天癸激发冲任经脉通盛。若冲任失调,则下不能充胞宫,上无以滋乳房,经脉塞阻,气血不和,并可以影响肝气之疏泄条达;若情志内伤,肝气郁结不舒,气机阻滞则经隧不畅,亦可导致冲任二脉的气血失调;终因气滞、血瘀痰凝互结于乳房,导致乳癖的发生。因此,肝郁气滞和冲任失调二者,在乳癖的发病过程中,既可单独致病,又是相互关联、不能截然分开的。

四、主症

乳房疼痛以胀痛为主,可有刺痛或牵拉痛。疼痛常在月经前加剧,经后疼痛减轻,或疼痛随情绪波动而变化,痛甚者不可触碰,行走或活动时也有乳痛。乳痛主要以乳房肿块处为甚,常涉及胸胁部或肩背部。有些患者还可伴有乳头疼痛和作痒,乳痛重者影响工作或生活。

乳房肿块可发生于单侧或双侧,大多位于乳房的外上象限,也可见于其他象限。肿块的质地中等或硬韧,表面光滑或颗粒状,活动度好,大多伴有压痛。肿块的大小不一,直径一般在1~2 cm左右,大者可超过3 cm。

乳房肿块可于经前期增大变硬,经后稍见缩小变软。个别患者还可伴有乳头溢液,呈白色或黄绿色,或呈浆液状。

乳房疼痛和乳房肿块可同时出现,也可先后出现,或以乳痛为主,或以乳房肿块为主。患者常伴有月经失调、心烦易怒等症状。

五、理化检查

1. **乳腺钼靶 X 线摄影检查** 常表现为多发的、不规则的、均匀的密度增高区,腺体边缘有时呈牛角样。硬化性腺病可表现为散在的不规则的、边缘清楚的结节状密度增高影。

2. **B 型超声波** 乳房部回声欠均匀,增生区出现密度增高,反射增强区域,有时表现为粗大光点或光斑。如有囊性扩张,可出现多个小的液性暗区,后壁回声稍强。

3. **其他影像学检查** 还可选用红外线检查、CT 检查等。

4. **病理学检查**

(1)肿块细针穿刺细胞学检查:细胞量较少,呈典型良性上皮细胞,大小形态差异不大,核染色较均匀。有时可见到大汗腺样细胞、泡沫细胞等。不典型增生时,细胞可出现一定的核异质。

(2)肿块切除病理检查:对于可疑肿块或药物治疗效果不理想的肿块,可考虑切除活检。

六、治则

解郁散结。

七、取穴

主穴:局部、少泽、内关、蠡沟、足临泣、丰隆。
随证加减:冲任失调加公孙、三阴交;气滞血瘀加血海、支沟。

八、施术

操作方法:局部火针,少泽点刺,余穴毫针刺,得气为度,留针30分钟。

九、预后

本病预后良好。

十、转归

本病有一定的癌变危险，尤其是有乳腺癌家族史的患者，更应引起重视。

十一、预防

1. 保持心情舒畅，情绪稳定，生活起居有规律，注意劳逸结合。
2. 积极治疗妇科及其他内分泌疾病。
3. 多食新鲜水果和蔬菜，控制高脂肪食物摄入。
4. 患病后要正确认识疾病，医护人员应对患者进行说服教育工作，以免过分紧张、担忧。
5. 有乳腺癌家族史等乳腺癌危险因素的妇女，更应重视自我检查和定期体检。

十二、结语

少泽穴为手太阳小肠经的井穴，井穴对于周身脏腑、气血、经脉之气的调节有着十分重要的作用。手太阳小肠经"入缺盆，络心，循咽，下膈，抵胃，属小肠"，故取少泽穴点刺放血，能泻胃经之积热，具有通经活络、散瘀破结的作用。

内关穴为手厥阴经穴，此经脉循行过乳，此外内关穴又为八脉交会穴，通阴维脉，主治心胸疾病，四总穴歌云："心胸内关谋"，针刺内关可疏通气机，以达通乳之功。

足临泣为足少阳胆经之穴，肝胆相表里，刺此穴可调节肝经气机，解郁除滞；火针点刺条束状硬结中心，有散结除滞之功。

丰隆为足阳明胃经络穴,胃经经脉过乳房,其穴又具健脾化湿、祛痰之功,乃临床化痰之要穴,故运用该疗法可疏肝解郁,理气通络,化痰祛瘀,散结止痛。作为胃经络穴具有行血作用,特别是对妇女中的一些癥瘕、肿块有形之邪形成的疾病,丰隆穴活血化瘀,软坚散结作用尤佳。

蠡沟为足厥阴肝经之络穴,出自《灵枢·经脉》。乳房属胃经,乳头属肝经,故取之以疏通经络、调和气血、散郁止痛。

十三、中药参考方

逍遥蒌贝散。

第二十七章　子宫肌瘤

一、中医病名

妇人下腹结块，伴有或胀、或痛、或满、或异常出血者，称为癥瘕。癥者有形可征，固定不移，痛有定处；瘕者聚散无常，推之可移，痛无定处。一般以癥属血病，瘕属气病，但临床常难以划分，故并称癥瘕。癥瘕有良性和恶性之分，本节仅讨论良性癥瘕。

二、西医病名

子宫肌瘤是女性生殖器官中最常见的一种良性肿瘤，也是人体中最常见的肿瘤之一。又称为纤维肌瘤、子宫纤维瘤。由于子宫肌瘤主要是由子宫平滑肌细胞增生而成，其中有少量纤维结缔组织作为一种支持组织而存在，故称为子宫平滑肌瘤较为确切。简称子宫肌瘤。本病的发生可能与雌激素的刺激有关。

此病多发于中青年妇女，尤以 30 岁以上的妇女多见，为女性盆腔最多见的肿瘤，发病率很高，约占 10%～20%，并且肌瘤的恶变在 0.13%～0.39% 之间。

三、病因病机

癥瘕的发生，主要是由于机体正气不足，风寒湿热之邪内侵，或七情、房劳、饮食内伤,脏腑功能失调,气机阻滞,瘀血、痰饮、湿浊等有形之邪凝结不散,停聚小腹,日月相积,逐渐而成。

1. 气滞血瘀 情志内伤,肝气郁结,阻滞经脉,血行受阻,气聚血凝,积而成块;或经期产后,血室正开,风寒侵袭,血脉凝涩不行,邪气与余血相搏结,积聚成块,逐日增大而成癥瘕。

2. 痰湿瘀结 脾阳不振,饮食不节,脾失健运,水湿不化,凝而为痰,痰浊与气血互结,凝滞气血,痰湿瘀结,积聚不散,日久渐生癥瘕。

3. 湿热瘀阻 经行产后,胞脉空虚,正气不足,湿热内侵留滞冲任胞中,与余血互结,滞留于冲任胞宫,气血循行不利,湿热瘀阻不化,久而渐生癥瘕。

4. 肾虚血瘀 先天肾亏或后天伤肾,肾虚则气血瘀滞而为肾虚血瘀;或瘀血久积,化精乏源,亦可肾虚血瘀,阻滞冲任胞宫,日久渐成癥瘕。

四、主症

多数患者无症状,仅在盆腔检查或超声检查时偶被发现。如有症状则与肌瘤生长部位、速度、有无变性及有无并发症关系密切,而与肌瘤大小、数目多少关系不大。患有多个浆膜下肌瘤者未必有症状,而一个较小的黏膜下肌瘤常可引起不规则阴道流血或月经过多。临床上常见的症状有:

1. 子宫出血 为子宫肌瘤最主要的症状,出现于半数以上的患者。其中以周期性出血为多,可表现为月经量增多、经期延长或周期缩短。亦可表现为无一定月经周期性的不规则阴道流血。子宫出血原因与下列因素有关:① 随子宫的增大,宫腔内膜面积也随之增加,经时子宫内膜脱落面大,修复时间较长,以至经量增多,经期延长;② 肌壁间肌瘤影响子宫收缩,以至经量增多;③ 随肌瘤增大，肌瘤附近的静脉受压，导致子宫内膜及肌层内静脉丛扩张及充血，从而引起月经量多；④ 肌瘤患者常可合并子宫内膜增生过长；⑤ 黏膜下肌瘤表面常可发生溃疡、坏死，导致不规则子宫出血。

子宫出血以黏膜下肌瘤及肌壁间肌瘤较多见，而浆膜下肌瘤很少引起子宫出血。

2. **腹部肿块及压迫症状**　肌瘤逐渐生长，当其使子宫增大超过 3 个月妊娠子宫大小或为位于宫底部的较大浆膜下肌瘤时，常能在腹部扪到肿块，清晨膀胱充盈时更为明显。肿块呈实性，可活动，无压痛。肌瘤长到一定大小时可引起周围器官压迫症状，子宫前壁肌瘤贴近膀胱者可产生尿频、尿急；巨大宫颈肌瘤压迫膀胱可引起排尿不畅甚至尿潴留；子宫后壁肌瘤特别是峡部或宫颈后唇肌瘤可压迫直肠，引起大便不畅、排便后不适感；巨大阔韧带肌瘤可压迫输尿管，甚至引起肾盂积水。

3. **疼痛**　一般情况下子宫肌瘤不引起疼痛，但不少患者可诉有下腹坠胀感、腰背酸痛。当浆膜下肌瘤发生蒂扭转或子宫肌瘤发生红色变性时可产生急性腹痛，肌瘤合并子宫内膜异位症或子宫腺肌症者则有痛经。

4. **白带增多**　子宫腔增大，子宫内膜腺体增多，加之盆腔充血，可使白带增加。子宫或宫颈的黏膜下肌瘤发生溃疡、感染、坏死时，则产生血性或脓性白带。

5. **不孕与流产**　有些子宫肌瘤患者伴不孕或易发生流产，对受孕及妊娠结局的影响可能与肌瘤的生长部位、大小及数目有关。巨大子宫肌瘤可引起宫腔变形，妨碍孕囊着床及胚胎生长发育；肌瘤压迫输卵管可导致管腔不通畅；黏膜下肌瘤可阻碍孕囊着床或影响精子进入宫腔。肌瘤患者自然流产率高于正常人群，其比约 4∶1 左右。

6. **贫血** 由于长期月经过多或不规则阴道流血可引起失血性贫血,较严重的贫血多见于黏膜下肌瘤患者。

7. **其他** 极少数子宫肌瘤患者可产生红细胞增多症,低血糖,一般认为与肿瘤产生异位激素有关。

妇科检查:子宫增大超过3个月妊娠大小或较大宫底部浆膜下肌瘤,可在耻骨联合上方或下腹部正中扪及肿块,实性,无压痛,若为多发性子宫肌瘤则肿块之外形呈不规则状。妇科双合诊、三合诊检查可见子宫呈不同程度增大,欠规则,子宫表面有不规则突起,呈实性,若有变性则质地较软。妇科检查时子宫肌瘤的体征根据其不同类型而异,带蒂浆膜下肌瘤若蒂较长,子宫旁可扪及实质性肿块,活动自如,此种情况易与卵巢肿瘤混淆。黏膜下肌瘤下降至宫颈管口处,宫口松,检查者手指伸入宫颈口内可触及光滑球形的瘤体,若已脱出于宫颈口外则可见到肿瘤,表面呈暗红色,有时有溃疡,坏死。较大的宫颈肌瘤可使宫颈移位及变形,宫颈可被展平或上移至耻骨联合后方。

五、理化检查

1. **超声检查** B超显示子宫增大,失去正常形态,肌瘤区出现圆形低回声区或近似漩涡状结构的不规则较强回声。B超能较准确地显示肌瘤的数目、大小及部位。

2. **诊断性刮宫** 探测宫腔大小、宫腔形态及不规则突起。并将刮取所得的子宫内膜送病理检查,以除外并存的子宫内膜病变。

3. **宫腔镜检查** 直接窥视宫腔形态,可见突出在宫腔内的肌瘤,明确诊断并指导治疗方案。

4. **腹腔镜检查** 当肌瘤需与卵巢肿瘤或其他盆腔肿块鉴别时,可行腹腔镜检查,直接观察子宫大小、形态、肿瘤生长部位及性质。

5. **放射学检查**　子宫输卵管碘油造影可协助诊断黏膜下子宫肌瘤,有肌瘤者造影摄片显示宫腔内有充盈缺损。CT 与 MRI 亦有助于肌瘤的诊断,但一般不需使用此两项检查。

六、治则

活血化瘀,通经散结。

七、取穴

主穴:① 中极、归来、水道、三阴交、足临泣、丰隆。② 痞根、三焦俞、次髎、膏肓俞。

随证加减:肾虚加肾俞;血瘀加曲池、血海;肝郁加丘墟、蠡沟。

八、施术

操作方法:灸痞根,中极、关元、归来、水道、痞根火针,余穴毫针刺,得气为度,两组穴位交替使用,留针 30 分钟。

九、预后

中医药治疗良性肿瘤,大多有效。

子宫肌瘤要根据瘤体生长部位、大小及患者年龄、体质,对生育的要求等区别对待。中药治疗的优势在于不干扰周期。

十、转归

1. **感染**　肌瘤感染多为瘤蒂扭转或急性子宫内膜炎的后果,少数系因盆腔感染病灶累及子宫肌瘤,血源性感染甚罕见。黏膜下肌瘤最易发生感染,尤其是黏膜下肌瘤突入阴道者,易发生坏死,继以感染。临床常表现为不规则阴道流血,大量血性排液,伴发热。

2. **扭转** 浆膜下肌瘤可在蒂部发生扭转,引起急腹痛。瘤蒂扭转严重而又未能及时手术或复位者,可因瘤蒂断裂而形成游离肌瘤。

十一、预防

1. 坚持做好妇女卫生保健与宣教工作;定期开展以防癌为主的妇女病普查。

2. 40 岁以上者,宜每年普查一次;做到早期发现,早期治疗。

3. 调畅情志,保持良好的心理状态;劳逸结合,适当锻炼,增强体质。

4. 患病后及时采取有效的综合治疗措施,在治疗过程中定期复查,排除恶性病变。一经明确诊断为恶性肿瘤,按恶性肿瘤及早论治。

十二、结语

中极穴出自《素问·骨空论》,属任脉,为足太阳膀胱经的募穴,《针灸甲乙经》载本穴是足三阴与任脉之会,通于胞宫,可以调理冲任,通经活血,消瘀止痛。

归来穴是足阳明胃经下腹部的经穴,《会元针灸学》说:"归者,轨道;来,去而复来,男子妇人胃气归原,谷化阴精,精化阳气,气和化质,质和精血,如归去而又复来,故名归来也。"有人认为归来如当归,皆妇科之良方。该穴有调经带,理气,止痛的作用,与生殖疾病有密切关系。

任主胞胎,冲任二脉均起自胞中,胃为水谷之海,若冲任二脉运行失调,则与脾胃功能有密切关系,故治疗上以取足阳明经穴为主,水道穴其位于胃经,有通调水道,活血理气之功。

三阴交出自《针灸甲乙经》,属足太阴脾经,为足太阴、足厥阴、足少阴三阴经之交会穴。该穴统治脾、肝、肾三阴经所主疾病,而冲任又与肝脾肾关系密切,足三阴经与主胞宫的任脉、主一身气血的冲脉会与小腹。脾主统血、肝主藏血、肾主藏精,精血同源,因此,就决定了三阴交为精血之穴,有养肝益肾、调补冲任之功,被广泛用于妇科疾病。三阴交穴还与奇经八脉关系甚为密切。冲任督三脉皆起于胞中,带脉则环腰一周,络胞而过,与胞宫关系密切。且冲为血海,任主胞胎,而肝经过阴器,足太阴之筋聚于阴器,足少阴之筋并太阴之筋而上结于阴器,此三阴经通过三阴交和任脉之关元、中极穴相联系、沟通,且胞胎为肝肾所主,所谓"三脉隶于肝肾"是也。因此奇经八脉的病变均与三阴经关系密切,其在生理上互相调节,病理上互为影响,故在治疗上通过三阴交穴可调整冲任督带的病变。

足临泣系足少阳胆经之输穴,八脉交会穴之一,与带脉相通。带脉回腰一身故取足临泣穴以疏利肝胆之滞气,通调带脉,使冲任归顺,配合三阴交能够疏三阴之气而调通任脉。

丰隆穴为胃经的络穴,络穴的功能就是联络表里二经,所以丰隆通脾胃二经,既可健胃,又可运脾,故化痰必是首选。丰隆穴作为化痰要穴在肺、脾、胃病的临床方面应用广泛,但它作为胃经络穴具有行血作用,特别是对妇女中的一些癥瘕,肿块有形之邪形成的疾病,丰隆穴活血化瘀,软坚散结作用。

痞根穴之名出自《医经入门》,为经外奇穴。痞,就是痞块的意思,为治疗子宫肌瘤的特效穴。

背俞穴是脏腑之气在背部直接输注的穴位,取三焦俞通利三焦水道,化气利水,理气活血;膏肓俞扶正抑瘤。

次髎,出自《针灸甲乙经》。是足太阳膀胱经的腧穴,具有强腰补肾、调经活血、行气止痛的作用。归属八髎之一。可通调冲任,引经气下注,为治疗妇科疾病的经验效穴。

中医药着重整体调治,对改善症状,缩小瘤体,调经助孕、安胎有确切疗效,无明显毒副作用。用温通法治疗子宫肌瘤,经过观察证明此法不仅使症状改善,且可使肌瘤明显缩小,甚至消失,免除了患者的手术之苦。但治疗所需时间较长,需要患者的耐心配合。

十三、中药参考方

桂枝茯苓丸。

第二十八章 胎位不正

一、中医病名

胎位不正是指妊娠 30 周后,胎儿在子宫内的位置不居头位而言。妊娠后期,经产前检查发现枕后位、臀位、横位等胎位异常,称为胎位不正。又称胎位异常。本病是引起难产的一个重要因素,其中以臀位最为常见,横位对母婴危险性最大。故应高度重视,积极纠正。

二、西医病名

分娩时正常胎位占 90％,而胎位异常约占 10％。胎位异常包括胎头位置异常(如持续性枕横位及枕后位、面位、额位、高直位、前不均倾位等)、臀位、横位及复合先露等。胎头位置异常发生率约 6％~7％,臀位约 3％。

头先露时,胎头不以枕前位俯屈通过产道而分娩者,称为胎头位置异常。若胎头衔接异常,则为胎头高直位;若内旋转受阻则发生持续性枕横位或枕后位;若胎头姿势异常如胎头仰伸则呈前顶先露、额先露或面先露;若胎头侧屈则为不均倾位。以上胎头位置异常均可能使胎头下降受阻,宫颈扩张延缓或停滞,产程延长,母儿损伤、产后出血及感染的危险均显著增加。胎头位置异常还是导致发生胎膜早破,潜伏期延长、活跃期异常及第二产程延长的重要原因之一。

胎头位置异常,部分是由于母体骨盆形态异常之故,而胎头位置异常本身又进一步增大了胎头通过骨盆的径线,以致成为头位难产的首要因素。西医学认为胎位不正多由产妇腹壁松弛、早产儿等原因使胎儿在宫腔中活动度过大。或孕妇腹壁过紧、羊水过少,使胎儿转动不便。此外,子宫或胎儿畸形、肿瘤等原因也可使胎头固定受到影响。

三、病因病机

我国古代由于缺乏必要的产前检查,往往不能早期诊断胎位不正,以致临产时始发现,对其病因的认识,也多从产妇本身考虑,认为由虚、实两方面造成。中国古代妇产科专著多认为该病系导致难产的重要原因之一。宋代《妇人大全良方》引"杨子建十产论"中,将横产倒产、偏产列专篇讨论,清《傅青主女科》对"脚手先下难产"采用针刺和汤药并用之法治疗,均足资参考。结合历代医家论述总结其病因病机如下。

1. **气血亏虚** 产妇气血虚弱,胞中胎儿亦必弱,胎弱无力,欲转头朝下而不能,因致横生倒产。

2. **胎儿过大** 孕妇素体强健,孕期多食,胎儿过大,兼之产妇脏气郁滞,不能推动胎儿下移所致。

本病与肾、膀胱、女子胞最密切,并涉及冲、任脉。

四、主症

胎位不正在临床上多无自觉症状,在临产时常表现:① 胎膜早破。② 产力异常。③ 产程延长后,产妇常烦躁不安,血循环障碍,以致引起软产道等水肿。④ 肠胀气和尿潴留。⑤ 胎头下降延缓或阻滞。⑥ 某些严重胎头位置异常易发生胎头梗阻。⑦ 由于产程延长,胎头下降受阻可致胎儿缺氧,出现胎儿宫内窘迫。⑧ 胎头软组织不断受到产道的挤压,而出现胎头水肿及颅骨过度重叠,在此基础上即使手术助产,仍易发生新生儿颅内出血。

五、理化检查

胎位不正主要通过产科腹部、肛门、阴道检查确诊。另外根据 X 线侧位片的矢直像,可以确诊。

六、治则

调和气血,调理胎位。

七、取穴

主穴:至阴。

随证加减:气血虚弱加百会、太渊;气机郁滞加丘墟、蠡沟、支沟。

八、施术

操作方法:至阴灸法,余穴毫针刺,得气为度,留针 30 分钟。

九、预后

据国内大量文献报道,艾灸至阴矫正胎位的成功率较高,一般在 71%～95.95%。

十、转归

有的可发生子宫破裂或产道损伤。

十一、预防与调护

胎位异常经过治疗多可转正,故患者勿精神紧张,情绪宜乐观安定,建立健全的妇女保健组织,加强孕期保健及产前检查。

十二、结语

针灸转胎效果佳。但骨盆狭窄、子宫畸形、肿瘤或胎儿本身因素等引起的胎位不正,应首先治疗原发病,否则延误产期,后果严重。

至阴穴属足太阳膀胱经井穴,为治疗纠正胎位不正的要穴。灸治至阴穴可"上通巅脑,下调胎产",使经络疏通,气血调和。《针灸经纶》云:"治横逆难产,危在顷刻,符药不灵者,灸至阴穴三炷,炷如小麦,下火立产,其效如神。"《医宗金鉴》云:"妇人横产,子手先出,诸符药不效,灸此,灸三壮……"

针灸应注意治疗时机,妊娠 7～8 个月(30～32 妊娠周)是转胎最佳时机。

十三、中药参考方

寿胎丸。

第二十九章　小儿弱智

一、中医病名

五迟、五软是小儿生长发育障碍的病症。五迟指立迟、行迟、齿迟、发迟、语迟；五软指头项软、口软、手软、足软、肌肉软。五迟、五软病症既可单独出现，也可同时存在。

五迟、五软包括西医学之佝偻病、脑发育不全、脑性瘫痪、智能低下等病症。本章节仅就小儿脑发育不良、智力低下进行论述。

二、西医病名

包括现代医学的智能低下、脑发育不全等病。

智力低下也称智力落后或精神发育迟滞。系指发生在发育时期（18岁以下），一般智力功能明显低于同龄水平，同时伴有适应性行为缺陷的一组疾病。智力低下是发生在发育时期的智力残疾，主要表现感知、注意、记忆、语言、理解、洞察力、思维等各方面的缺陷，同时伴有情感和人格的发育落后。在幼儿时期主要表现为大运动、语言、精细动作和应人能力全面落后；学龄期主要表现学业成绩差，较轻的智力低下一般可接受小学教育，但很难接受初中教育。

导致智力低下的病因很多，皆为神经系统或大脑发育不全，或发育障碍而成。据出现症状的早晚可分成原发性和继发性。原发性又可分为产前、临产及产后三个方面。继发性多为产后各种因素导致。诸多因素均可造成儿童智力低下，据其与正常儿童智力的比较，分成三度：轻度患儿的智龄可达到 7～14 岁水平，中度患儿智龄仅达 3～6 岁的水平，重度则不足 3 岁。

除上述情况外，还有一部分神经系统疾病伴有或表现为智力落后，主要有癫痫、神经系统遗传性与进行性变性疾病。它们的特点是，在发病之前智力及行为运动可以是完全正常的，发病后较重的多伴有进行性智力障碍和运动障碍。

三、病因病机

五迟五软的病因多为先天禀赋不足，亦有属于后天失于调养者。

1. **先天因素** 父母精血虚损，或孕期调摄失宜，精神、起居、饮食、药物不慎等致病因素遗患胎儿，损伤胎元之气，或年高得子，或堕胎不成而成胎者，先天精气未充，髓海未满，脏器虚弱，筋骨肌肉失养而成。

2. **后天因素** 分娩时难产、产伤，使颅内出血；或生产过程中胎盘早剥、脐带绕颈，生后护理不当，发生窒息、中毒；或温热病后，因高热惊厥、昏迷造成脑髓受损；或乳食不足，哺养失调，导致脾胃亏损，气血虚弱，精髓不充，而致生长发育障碍。

五迟、五软的病机，可概括为正虚和邪实两个方面。正虚是五脏不足，气血虚弱，精髓不充；邪实为痰瘀阻滞心经脑络，心脑神明失主所致。

总之，小儿智力低下的病因病理较为复杂，非一因一脏所致，往往数因兼致，数脏合病。一般说来，肉眼能查出的脑病（包括遗传变性）以及原因不明的先天因素，染色体病可归属于先天不足，病多在肝肾脑髓;代谢营养因素所致者病多在脾;不良环境、社会心理损伤,伴发精神病者病多在心肝;感染、中毒、损伤、物理因素所致者,又多属于痰浊瘀血为患。

四、主症

患儿与同龄儿相比智力发育明显落后,同时伴有适应性行为缺陷。轻者表现为理解力差,运算能力差,吐字不清,精细动作困难,严重者智力低下,无言语或只能片语,无理解能力,不能行走,或可行走,但步态不稳。生活不能自理,容易恐惧。根据智力测验和适应行为评定两种检查结果,可将智力低下分为 4 级:轻、中、重、极重。

按美国《精神障碍诊断统计手册》第三版修订本(DSM－Ⅲ－R)的诊断要求,需符合下面三个标准:

1. 智能明显低于同龄水平,即智商低于均值以下二个标准差,在 70 以下(婴幼儿可根据临床判断其智能明显低于平均水平。因为现有智力测验不能提供婴儿的智商值)。

2. 同时存在适应功能缺陷或损害,即与其年龄和群体文化相称的个体功能,如社会技能,社会责任、交谈、日常生活料理、独立和自给能力的缺陷或损害。

3. 出现在发育年龄阶段,即 18 岁以下。

临床分型国际广泛采用将智力低下分为 4 型的方法。

(1)轻型:智商 50~70 间,即均值以下 2~3 个标准差,并有轻度适应缺陷。

(2)中型:智商 35~50 间,即均值以下 3~4 个标准差,有中度适应缺陷。

(3)重型:智商低于 35,即均值以下 4~5 个标准差,有重度适应缺陷。

（4）极重型：智商 20 以下，适应行为有严重缺陷。

近年来多采用 2 级标准，即轻型和重型。重型包括原来的中、重、极重三级。轻型智商在 50～70 间，严重型智商在 50 以下。

五、理化检查

根据诊断需要选择项目，必要时检查血液氨基酸和尿有机酸（当有婴儿期惊厥史、神经发育倒退、尿有异味、小头、毛发色淡、皮炎、酸中毒时）；尿还原糖（伴有白内障、肝大、惊厥者）；血氨（有阵发呕吐、代谢性酸中毒者）；血铅（贫血、异食癖者）；血锌（肢端皮炎者）；尿黏多糖（有面容粗犷、肝脾大、骨骼畸形、角膜浑浊、聋者）。血铜和铜蓝蛋白（有不自主运动、肝硬化、角膜环者）；染色体分析，包括脆性 X 综合征（有多发畸形、孤独症、家族智力低下史、母暴露于致畸物等情况者）；此外，来自缺碘地区者，检查甲状腺功能；有自残、暴怒发作、痛风、舞蹈病时，应查血尿酸；有代谢性酸中毒、肌阵挛发作、进行性肌无力、共济失调、眼肌麻痹、卒中发作时，应做血乳酸、丙酮酸和线粒体检查；伴癫痫、感觉性失语者，做脑电图；疑有脑畸形、脑瘤、神经皮肤综合征、神经功能倒退、局限性癫痫时，应做 CT、MRI 影像学检变；疑有先天性感染者，做病毒学检查。

六、治则

填髓通督，健脑益智。

七、取穴

主穴：百会、四神聪、心俞、照海、通里。

随证加减：先天不足者加关元、命门、太溪；痰浊加丰隆；言语不利加哑门；卫外不固加大椎、合谷；情感障碍加谚语。

八、施术

操作方法：用毫针快速点刺，不留针。

九、预后

若症状较轻，治疗及时，由后天调护失当引起者，常可康复；若证候复杂，病程较长，属先天禀赋不足引起者，往往成为痼疾，预后不良。

十、预防与调护

1. 大力宣传优生优育知识，禁止近亲结婚，婚前进行健康检查，以避免遗传性疾病。做好新生儿遗传代谢病筛查，遗传病杂合子检测、出生缺陷监测、产前诊断、高危儿随访。学前儿童健康筛查等，早期发现可能引起智力低下的疾病，或在症状尚未显现之前做出诊断，发现问题及时治疗。

2. 孕妇注意养胎、护胎，加强营养，不乱服药物。

3. 婴儿应合理喂养，注意预防各种急慢性疾病。

4. 忌酸冷，包括碳酸饮料。

十一、结语

1. 百会、四神聪：《灵枢·海论》："脑为髓之海，其输上在于其盖。"《素问·骨空论》："督脉者……交巅上络脑。"《灵枢·经脉》："膀胱足太阳之脉……其直者，从巅入络脑。"胆主决断，为中正之官，《素问·六节藏象论》："凡十一脏，取决于胆也。"故从经络脏腑角度分析，小儿弱智与督脉、膀胱经、胆经密切相关。百会为督脉之要穴，总督诸脉，协调阴阳。四神聪出自《太平圣惠方》属经外奇穴，《圣惠方》："神聪四穴，理头风目眩，狂乱疯痫，针入三分。"《针灸资生经》:"百会百病皆主。人身有四穴最急应,四穴百病皆能治之,百会盖其一也。"该穴位于头顶部,为与神有关的穴位,为各经脉之气会聚之处,功如其名,针之能使人神志聪明,能调节阴阳,使阳气壮、脑髓得充,有宁心安神、明目聪耳、醒脑益智、健脑益聪的功效。选百会、四神聪二穴醒神开窍,通调诸脉,具有百脉朝宗之功效。

心俞:出自《灵枢·背俞》。足太阳膀胱经穴,为心之背俞穴,是心气转输、转注之穴,心为五脏六腑之大主,精神之所舍。心俞具有养心宁神、调理气血的作用,为治心病之要穴。

通里:出自《灵枢·经脉》。手少阴心经络穴,《会元针灸学》"通里者,由手少阴络,通于手太阳也。与手厥阴邻里相通。手少阴心之经脉会于此。支走其络,连络厥阴、太阳,故名通里"。

照海:出自《针灸甲乙经》。足少阴肾经穴,为八脉交会穴之一,通于阴跷脉。功可滋补肝肾。取通里,心经络穴,调补心气心血,与照海相配,共奏补益心肾,使水火相济,心肾相交之功。

2. 治理小儿弱智,有以下几点体会。

(1) 本病治以"补"、"调"之法。即补先天以固本,调周身之阳气,通其混沌之清窍,使其脑神醒过来。

(2) 小儿为"纯阳"之体,生机蓬勃,活力充沛,反应敏捷,所以在生长发育过程中,从体格、智力以至脏腑功能,均不断向完善、成熟方面发展。相对而言,年龄越小,生长发育速度也愈快,这就提示我们:小儿弱智之病,要早发现,早治疗。在治疗中,因其病为痼疾,需耐心治疗,一般 3 个月为一个小疗程,应帮助家长树立信心。

(3) 本病患病率较高,病因复杂,临床表现多样,治疗较为棘手。所以积极预防显得格外重要,积极开展医学遗传的咨询工作,

加强婚姻指导和计划生育，预防孕妇婴幼儿各种传染病，以避免小
儿弱智的产生。

十二、中药参考方

三才封髓丹。

第三十章　遗　尿

一、中医病名

遗尿又称尿床,是指年满 3 周岁以上的儿童睡中小便自遗,醒后方觉得的一种病症。婴幼儿时期,由于生理上尚未建立排尿反射,功能发育尚不成熟。正常小儿 1 岁后白天已渐渐能控制小便,随着小儿经脉渐盛,气血渐充,脏腑渐实,知识渐开,排尿的控制与表达能力逐步完善。若 3 岁以后夜间仍不能自主控制排尿而经常尿床,就是遗尿。若学龄前儿童因白日游戏过度,精神疲劳,睡前多饮等原因,偶发遗尿,均不属病态。

二、西医病名

本病相当于西医学所说的习惯性遗尿。现代研究通过 X 线影像诊断,发现部分遗尿与隐性脊柱裂有关。

三、病因病机

遗尿多与膀胱和肾的功能失调有关,其中尤以肾气不足,膀胱虚寒为多见。

1. **肾气不足**　肾为先天,职司二便;膀胱主藏尿液,与肾相为表里。尿液能贮藏于膀胱而不漏泄,须靠肾气的固摄;尿液能排出体外,则是靠肾的通利。肾的这两种功能称为开阖。肾的开阖主要靠肾的气化功能来调节。肾气不足,就会导致下焦虚寒,气化功能失调,闭藏失司,不能约束水道而遗尿。正如《素问·宣明五气》说:"膀胱……不约为遗溺。"先天肾气不足,体质虚寒及有隐性脊柱裂的患儿多属此证。

2. **肺脾气虚**　肺主敷布津液,脾主运化水湿,肺脾二脏共同维持正常水液代谢。若肺脾气虚则水道制约无权,所谓"上虚不能制下"。《杂病源流犀烛·遗溺》说:"肺虚则不能为气化之主,故溺不禁也。"因此,此证又常见于屡受外感,哮喘频发,喂养不当,消瘦羸弱的患儿。

3. **心肾失交**　遗尿小儿多有睡眠较深,难以唤醒或醒后神志朦胧等现象,也有梦中尿床者。这与"心主神明"有关。因心肾失交,水火不济,夜梦纷纭,梦中尿床,或欲醒而不能,小便自遗。

4. **肝经郁热**　肝主疏泄,肝之经脉循绕阴器,抵少腹。肝经郁热,疏泄失司,或湿热下注,移热于膀胱,以致遗尿。诚如《证治汇补·遗尿》所说:"遗尿……又有挟热者,因膀胱火邪妄动,水不得宁,故不禁而频来。"

此外,尚有不良习惯而成者。若自幼缺乏教育,没有养成良好的夜间排尿习惯,或 3 岁以后仍用婴儿纸质尿裤,而任其自遗。《景岳全书·遗溺》说:"其有小儿从幼不加检束而纵肆常遗者,此惯而无弹,志意之病也,当责其神,非药所及。"

四、主症

1. 发病年龄在 3 周岁以上,亦可见于老人、妇女及大病之后。

2. 以睡眠中小便自遗为主症。一般睡眠较深,不易唤醒,每夜或隔几天发生尿床,甚则一夜尿床数次,醒后方知。

五、理化检查

1. 小便常规及尿培养多无异常发现。

2. X 线摄片于部分患儿可发现隐性脊柱裂,泌尿系造影可见其结构异常。

六、治则

温补下元,固摄膀胱。

七、取穴

主穴:① 气海、关元、中封、蠡沟。② 肾俞、命门、八髎。

八、施术

操作方法:气海、关元火针,余穴毫针刺(或点刺),得气为度,两组穴位可交替使用,留针 30 分钟。

九、预后

本病的预后一般良好。

十、转归

本病大多病程长,或反复发作,重症病例白天睡眠中也会发生遗尿,严重影响患儿的身心健康与生长发育。

十一、预防

1. 自幼儿期开始培养其按时排尿的习惯及合理的生活习惯,对较大儿童,勿使其过度疲乏,饭前及临睡前最好不给以流质饮食,少喝水。

2. 积极鼓励较大儿童消除顾虑,克服怕羞以及精神紧张等不良因素,建立治愈遗尿的信心。

3. 积极预防与治疗引起遗尿的原发性疾病。

4. 忌酸冷。

十二、结语

1.《诸病源候论》说:"遗尿者,此由膀胱虚冷不能约水也。"针刺治疗以足太阳膀胱经的背俞穴、任脉经穴为主。

关元是足太阴脾经、足少阴肾经、足厥阴肝经和任脉交会穴,故本穴可治疗四经关联病症。肾藏精,主生殖,开窍于二阴,与膀胱互为表里;肝藏血,主疏泄,其经脉循阴股入毛中,过阴器,抵小腹;脾主运化,为气血生化之源,脾可统血,使血液正常运行于脉内。若三脏功能失调,可导致生殖病、妇科病、泌尿系疾病,关元因其交会穴作用,又因其位于小腹,位于三焦之气所出的部位,脐下肾间动气之处,此处乃十二经之根、元气之所系、生气之源、五脏六腑之本。正如《难经·八难》云:"十二经脉者,皆系于生气之源,所谓生气之源者,谓十二经之根本也,谓肾间动气也,此五脏六腑之本,十二经之根,呼吸之门,三焦之原,一名守邪之神。"所以关元具有培肾固本、补益元气、回阳固脱的作用。关元又是小肠之募穴,具有调节小肠清浊分泌的功能,可治疗二便病症。总之依其所属经脉、穴下脏器、小肠募穴、穴位所在,关元主治下焦、中焦、小腹、小肠腑病以及男女生殖、泌尿系疾病。取本穴可以调和足三阴和任脉的经气,充益肾气,固摄下元的作用。使遗尿自止。

气海位于任脉之小腹,是"男子生气之海,元气之聚,生气之源"之处,为下焦的气会穴,元气要穴,主治脏气虚惫、真气不足和下焦气机失畅所致病症,所以有调气机、益元气、补肾虚、固精血的作用,取之可使"阳元在下者温暖",而溺自止。

中封为足厥阴之经穴,善主前阴、泌尿、生殖之症,是通达厥阴气血的常用腧穴。蠡沟为厥阴之络穴,别走少阳,可通利三焦,具有疏调气机,化气行滞之功效。经言:"经脉所过,主治所及",足厥阴经脉循行是"循阴股,入毛中,过阴器,抵小腹",其病候所主为"丈夫癥疝""妇人少腹肿""遗溺""闭癃"等,均以少腹、前阴疾患为主。

命门穴,又名"精宫",《脉经》中称之为"五脏六腑之本,十二经之根,呼吸之门,三焦之原,一名守邪之神也",具有很强的培元补肾的作用。《医贯》云:"命门为十二经之主……膀胱无此则三焦之气不化,水道不行。本穴能通调督脉气血,平调全身之阴阳,尤以强壮命门之火为治,刺是穴则命火充足,肾气自调,督脉平和百脉来应,故有便意时则自知,遗尿消矣。并配关元、气海、肾俞则充益肾气,固摄下元,相得益彰,功效自倍。"

肾俞是足太阳经的穴位,与肾脏有内外相应的联系,为肾经经气输注于背部之处。肾为先天之本,生殖发育之源。"男子以藏精,女子以系胞"(《难经·三十六难》)、"胞脉系于肾"(《素问·奇病论》)。与肾虚有关的胎、产、经、带、阳痿、遗精等,都属本穴主治范围。取之以培补肾气,兴助肾阳,从而温煦水都膀胱,化气升清,引水降浊,使人体水液代谢调节正常,遗尿即止矣。

八髎穴属足太阳膀胱经穴,和少阴肾经互为表里,并与足厥阴肝经、足少阴脾经、足少阳胆经互为会结,善于治疗遗尿、小便不通、带下、阴挺、小腹疼痛等病症。上髎穴系足太阳、少阳之络,次髎穴为足太阴所结,中髎穴是足厥阴、少阳之会,下髎穴是足太阳、厥阴、少阳所结。不但能够治疗本经的病症,还能调整肝经、胆经之经气旺盛,从而可以加强其宗筋之作用,使其膀胱恢复正常功能。

诸穴相配,使肾气固、脾气升,膀胱约束有权,则遗尿止。

2. 遗尿多由肾气虚弱所致,虽临床有脾气虚者,但皆以肾虚为根本。对此病的治疗原则是温补肾元,采用关元、中极、气海、三阴交等穴补之。亦可用艾灸关元,更加强温补肾阳的作用。

十三、中药参考方

菟丝子散。

第三十一章 疳 积

一、中医病名

疳积是指由于喂养不当,或因多种疾病的影响,导致小儿虚弱羸瘦、面黄发枯的常见慢性虚损性病证。临床以形体干瘦,面色萎黄,毛发焦枯,饮食反常,腹部膨胀,精神萎靡或烦躁,大便不调为主证。病久则易合并其他疾病而危及生命。所以,古代医家把疳病列为儿科四大要证(痧痘惊疳)之一。

"疳"之含义,自古有两种解释:其一曰"疳者甘也",是指小儿恣食肥甘厚腻,损伤脾胃,形成疳证;其二曰"疳者干也",是指气液干涸,形体羸瘦。前者言其病因,后者述其病机及主证。

二、西医病名

疳积可见于西医学的小儿营养不良和多种维生素缺乏症。

三、病因病机

引起疳证的病因较多,临床以饮食不节、喂养不当、营养失调、疾病影响,以及先天禀赋不足为常见。其病变部位主要在脾胃,可涉及五脏。胃主受纳,脾主运化,共主饮食物的消化、吸收及其水谷精微输布,以营养全身。脾健胃和,则气血津液化生有源,全身上下内外得以滋养。若脾胃失健，生化乏源，则气血不足，津液亏耗，肌肤、筋骨、经脉、脏腑失于濡养，日久则形成疳证。正如《小儿药证直诀·诸疳》所说："疳皆脾胃病，亡津液之所作也。"

1. 喂养不当　饮食不节，喂养不当是引起疳证最常见的病因，这与小儿"脾常不足"的生理特点密切相关。小儿神识未开，乳食不知自节，若喂养不当，乳食太过或不及，均可损伤脾胃，形成疳证。太过指乳食无度，过食肥甘厚味、生冷坚硬难化之物，或妄投滋补食品，以致食积内停，积久成疳。正所谓"积为疳之母"也。不及指母乳匮乏，代乳品配制过稀，未能及时添加辅食；或过早断乳，摄入食物的数量、质量不足；或偏食、挑食，致营养失衡，长期不能满足生长发育需要，气液亏损，形体日渐消瘦而形成疳证。

2. 疾病影响　多因小儿久病吐泻，或反复外感，罹患时行热病、肺痨诸虫，失于调治或误用攻伐，致脾胃受损，津液耗伤，气血亏损，肌肉消灼，形体羸瘦，而成疳证。此即《幼科铁镜·辨疳疾》所言："疳者……或因吐久、泻久、痢久、疟久、热久、汗久、咳久、疮久，以致脾胃亏损，亡失津液而成也。"

3. 禀赋不足　先天禀赋不足，或早产、多胎，或母亲孕期久病、药物损伤胎元，致出生后元气虚惫。脾胃功能薄弱，纳化不健，水谷精微摄取不足，气血亏耗，脏腑肌肤失于濡养，形体羸瘦，形成疳证。

综上所述，疳证的主要病变部位在脾胃，其基本病理改变为脾胃受损，津液消亡。因脾胃受损程度不一，病程长短有别，而病情轻重差异悬殊。初起仅表现脾胃失和，运化不健，或胃气未损，脾气已伤，胃强脾弱，肌肤失荣者，为病情轻浅，正虚不著的疳气阶段；继之脾胃虚损，运化不及，积滞内停，壅塞气机，阻滞络脉，则呈现虚中夹实的疳积证候；若病情进一步发展或失于调治，脾胃日渐衰败，津液消亡，气血耗伤，元气衰惫，形体枯瘦者，则导致干疳。

四、主症

有喂养不当或病后饮食失调及长期消瘦史。

形体消瘦,体重比正常同年龄儿童平均值低 15％ 以上,面色不华,毛发稀疏枯黄,严重者干枯羸瘦,体重比正常平均值低 40％ 以上。

饮食异常,大便干稀不调,或脘腹膨胀等明显脾胃功能失调症状。

兼有精神不振,或好发脾气,烦躁易怒,或喜揉眉擦眼;或吮指磨牙等症状。

五、理化检查

贫血者,血红蛋白及红细胞减少。出现肢体浮肿,属于疳肿胀(营养性水肿)者,血清总蛋白大多在 45g/L 以下,血清白蛋白常在 20g/L 以下。同时可以监测患儿血浆胰岛素生长因子、血浆必需氨基酸与非必需氨基酸的比值、多种血清酶活性、血糖水平、免疫指标及肝肾功能、血酸碱度、电解质变化。

六、治则

健运脾胃,消积补虚。

七、取穴

四缝、太白、丰隆。

八、施术

操作方法:四缝点刺挤出少量黄白色黏液或出血,余穴快针。

九、预后

针灸治疗疳积效果良好,病情重者可配合药物治疗。

十、转归

干疳及疳积重症阶段,因脾胃虚衰,生化乏源,气血亏耗,诸脏失养,必累及其他脏腑,因而易于出现各种兼证,正所谓"有积不治,传之余脏"也。若脾病及肝,肝失所养,肝阴不足,不能上承于目,而见视物不清,夜盲目翳者,则谓之"眼疳";脾病及心,心开窍于舌,心火上炎,而见口舌生疮者,称为"口疳";脾病及肺,土不生金,肺气受损,卫外不固,易于外感,而见咳喘、潮热者,称为"肺疳";脾病及肾,肾精不足,骨失所养,久致骨骼畸形者,称为"骨疳";脾虚不运,气不化水,水湿泛滥,则出现"疳肿胀"。若脾虚失摄,血不归经,溢出脉外者,则可见皮肤紫斑瘀点及各种出血证候。重者脾气衰败,元气耗竭,直至阴阳离决而猝然死亡。

十一、预防与调护

1. 提倡母乳喂养,乳食定时定量,按时按序添加辅食,供给多种营养物质,以满足小儿生长发育的需要。

2. 合理安排小儿生活起居,保证充足的睡眠时间,经常户外活动,呼吸新鲜空气,多晒太阳,增强体质。

3. 纠正饮食偏嗜、过食肥甘滋补、贪吃零食、饥饱无常等不良饮食习惯,忌食酸冷、碳酸饮料。

4. 发现体重不增加或减轻,食欲减退时,要尽快查明原因,及时加以治疗。

十二、结语

四缝穴为经外奇穴,系手三阴经所过之处,是治疗小儿疳积、厌食之特定穴,早在《针灸大成》中已有记载。点刺四缝穴可以健脾益胃、通调百脉。四缝穴可激发经气,调整脏腑气机,激活生化之源,使脾胃运化之气畅通,将水谷精微疏布四肢百骸,营养周身。脾胃健旺,水谷得以腐熟,精微得以运化,则食欲逐步恢复。有报道,针刺四缝穴可以使肠中胰蛋白酶和胰淀粉酶增加,从而使机体消化吸收功能增强;四缝穴放血(或放黄色黏液)可调整胃酸分泌,同时使肠内的胰蛋白酶、淀粉酶、脂肪酶的含量均有所提高,此外还可改善胃肠蠕动的状态;针刺四缝穴还可使胃蛋白酶活性升高,胃酸度偏高者降低,偏低者升高。以上研究结果均说明,通过针刺四缝穴,可以改善患者胃肠道消化吸收功能,增进食欲,达到治疗疾病的目的。

在治疗疳积时,首先应着重于脾胃方面的调治。根据《素问·咳论》"治脏者治其输,治腑者治其合"的方法,应取脾经的输穴太白以促进脾胃运化功能的恢复和加强。

丰隆穴首见于《灵枢·经脉》,为足阳明胃经络穴,别走于足太阴脾经,故调治脾胃二经疾患。可通调脾胃气机,使气行津布,中土得运,痰湿自化,所以能很好地改善消化不良的症状。

十三、中药参考方

肥儿丸。

第三十二章 惊 风

一、中医病名

惊风是小儿时期常见的急重病证,临床以抽搐、神昏为主要症状。惊风是一个证候,可发生在许多疾病之中,以 1～5 岁的儿童发病率最高,一年四季均可发生。临床抽搐时的主要表现可归纳为八种,即搐、搦、掣、颤、反、引、窜、视,古人称之为惊风八候。

惊风一般分为急惊风、慢惊风两大类。凡起病急暴、属阳属实者,称为急惊风;凡病久中虚,属阴属虚者,称为慢惊风;慢惊风中若出现纯阴无阳的危重证候,称为慢脾风。

急惊风痰、热、惊、风四证具备,临床以高热、抽风、昏迷为主要表现,多由外感时邪、内蕴湿热和暴受惊恐而引发。

慢惊风来势缓慢,抽搐无力,时作时止,反复难愈,常伴昏迷、瘫痪等症。

二、西医病名

西医将惊风称为小儿惊厥。

西医学的高热惊厥、急性中毒性脑病、各种颅内感染、食物或药物中毒及呼吸暂停等出现的惊厥,可参照急惊风辨证施治。

西医学的婴儿痉挛症、大脑发育不全、代谢与电解质紊乱以及各种脑炎、脑膜炎、中毒性脑病恢复期出现的惊厥,多与慢惊风的见证相似,均可参照本节进行辨证治疗。

三、病因病机

1. 急惊风

(1) 外感时邪:时邪包括六淫之邪和疫疠之气。小儿肌腠薄弱,卫外不固,若冬春之季,寒温不调,气候骤变,感受风寒或风热之邪,邪袭肌表或从口鼻而入,易于传变,郁而化热,热极生风;小儿元气薄弱,真阴不足,易受暑邪,暑为阳邪,化火最速,传变急骤,内陷厥阴,引动肝风;暑多夹湿,湿蕴热蒸,化为痰浊,蒙蔽心窍,痰动则风生;若感受疫疠之气,则起病急骤,化热化火,逆传心包,火急动风。

(2) 内蕴湿热:饮食不洁,误食污秽或毒物,湿热疫毒蕴结肠腑,内陷心包,扰乱神明,而致痢下秽臭,高热昏厥,抽风不止。甚者肢冷脉伏,口鼻气凉,皮肤花斑。

(3) 暴受惊恐:小儿元气未充,神气怯弱,若猝见异物,乍闻异声,或不慎跌仆,暴受惊恐,惊则气乱,恐则气下,致使心失守舍,神无所依,轻者神志不宁,惊惕不安;重者心神失主,痰涎上壅,引动肝风,发为惊厥。

2. 慢惊风

(1) 脾胃虚弱:暴吐暴泻,或他病妄用汗、下之法,导致中焦受损,脾胃虚弱。脾土既虚,则脾虚肝旺,阳亢化风,致成慢惊之证。

(2) 脾肾阳虚:若禀赋不足,脾胃素虚,复因吐泻日久,或误服寒凉,伐伤阳气,抑制脾阳式微,阴寒内盛,不能温煦筋脉,而致时时抽动之慢脾风。

(3) 阴虚风动:急惊风迁延失治,或温热病后期,阴液亏耗,肝肾精血不足,阴虚内热,灼烁筋脉,以致虚风内动而成慢惊。

总之,慢惊风患儿体质多赢弱,素有脾胃虚弱或脾肾阳虚,而致脾虚肝亢或虚极生风。此外,也有急惊风后驱邪未尽,而致肝肾阴虚,虚风内动。病位在肝、脾、肾,性质以虚为主,也可见虚中夹实证。

四、主症

急惊风多见于3岁以下婴幼儿,5岁以上则逐渐减少;有接触疫疠之邪,或暴受惊恐史;有明显的原发病,如感冒、肺炎喘咳、疫毒痢、流行性腮腺炎、流行性乙型脑炎等;以四肢抽搐,颈项强直,角弓反张,神志昏迷为主要临床表现;中枢神经系统感染者,神经系统检查病理反射阳性。

慢惊风患者具有反复呕吐、长期泄泻、急惊风、解颅、佝偻病、出生不啼等病史;多起病缓慢,病程长,症见面色苍白、嗜睡无神、抽搐无力、时作时止,或双手颤动、筋惕肉瞤、脉细无力。

五、理化检查

急惊风必要时可做大便常规、大便细菌培养、血培养、脑脊液等检查协助诊断。

慢惊风可根据患儿的临床表现,结合血液生化、脑电图、脑脊液、头颅CT等检查,以明确诊断原发病。

六、治则

清热解毒,平肝息风,镇惊安神,开窍。

七、取穴

急惊风:大椎、合谷、外关、井穴。
慢惊风:内关、丰隆、攒竹、太冲。

八、施术

操作方法：井穴放血，余穴毫针点刺，不留针。

九、预后

急惊风是一组临床症状，多由外感热病所引起，其预后与原发病证关系密切。因感冒而引起的高热惊厥，一般抽搐时间短暂，神昏较浅，热退抽止，预后良好；但若抽搐时间长，或热不甚高即抽搐，且反复发作者，亦可逐渐发展为痫证。因风温、暑温、春温、疫毒痢所致的惊厥，多抽搐反复不已，神昏严重，预后较差，若经积极抢救，或可转危为安，但常留有瘫痪、失语、痴呆等证而遗患终生。或因失治误治，演变成慢惊风，治疗较为棘手。此外，部分因气厥、食厥而引发者，若救治及时，一般发后如故，预后良好。急惊风病程中，若出现昏迷不醒，继发厥脱者，属内闭外脱之危候，预后急笃。

针灸治疗慢惊风有一定疗效，在条件允许的情况下，应进一步明确诊断，针对病因给予治疗。

十、转归

大多数患儿有良好的预后，但仍有部分患儿转化为癫痫。

十一、预防与调护

1. 急惊风

（1）加强饮食调理，增强体质，减少疾病。

（2）避免时邪感染；注意饮食卫生，不吃腐败变质食物；避免跌仆惊骇。

（3）按时免疫接种，预防传染。

（4）有高热惊厥史的患儿，在发热初期，及时给予解热降温药物，必要时加服抗惊厥药物。

（5）对于暑温、疫毒痢的患儿，要积极治疗原发病，防止惊厥反复发作。

2. 慢惊风

（1）患儿抽搐时，首先将身体平放，头侧卧，解开衣领，并用多层纱布包裹压舌板，置于上下齿之间，以防咬伤舌体。

（2）保持呼吸道通畅，随时吸出咽喉分泌物及痰涎，防止窒息。

（3）密切注意患儿体温、呼吸、血压、瞳孔、面色及脉搏变化。

（4）对于反复发作，体质虚弱的患儿，应注意饮食调养，增加抵抗力。

十二、结语

合谷为手阳明经原穴，大肠与肺相表里，可清宣肺气，以退身热。泻足厥阴太冲以平息肝风。刺井穴，可泻诸经之邪热，并能开窍醒神。大椎为督脉与诸阳之会，能宣通阳气，祛邪退热。丰隆为足阳明之络穴，能和胃安肠，导滞化痰，辟秽除湿。内关为手厥阴心包经络穴、八脉交会穴通阴维脉，共具宁心安神、调畅气机的作用。外关穴为八脉交会穴，通阳维脉，为手少阳三焦经络穴，有联络表里经脉气血的作用。攒竹穴属足太阳膀胱经，该脉起于目内眦，上巅与督脉交于百会穴。督脉络于脑，总督一身之阳，和主宰一身之阴的任脉相贯通。故刺激该穴可调畅全身之气机，顺接阴阳，开胸降逆，醒窍祛风。

十三、中药参考方

急惊风：安宫牛黄丸；慢惊风：远志丸。

第三十三章　腱鞘囊肿

一、中医病名

腱鞘囊肿是发生在关节或腱鞘内的囊性肿物,内含有无色透明或微呈白色、淡黄色的浓稠冻状黏液。古称"腕筋结""腕筋瘤""筋聚""筋结"等。任何年龄均可发病,以青壮年和中年多见,女性多于男性。临床表现为局部可见一个半球形隆起,肿物突出皮肤,表面光滑,皮色不变,触之有囊性感,不与皮肤粘连,日久囊液充满囊壁纤维化而变硬,一般无明显自觉症状,偶有轻微疼痛或压痛。

二、西医病名

腱鞘囊肿是发生在手部和足部关节或腱鞘内的结缔组织黏液变性所形成的囊肿。多数人认为是关节囊、韧带、腱鞘中的结缔组织发生退行性病变所致,部分与外伤有关。

三、病因病机

本病多为劳损所致。形成囊肿的原因与关节囊、韧带、腱鞘中的结缔组织营养不良,发生退行性变有关。腱鞘囊肿与关节囊或腱鞘密切相连,但并不一定与关节腔或腱鞘的滑膜腔相通。囊壁外层由致密纤维组织构成,内层为光滑之白色膜遮盖,囊腔多为单房,但也有多房者,囊内为无色透明胶冻样黏液。

中医认为,本病多因过度劳累,外伤筋脉,以致痰凝筋脉;或因经站立、扭伤等致筋脉不和、气血运行不畅,阻滞于筋脉络道而成。现代医学认为本病的发生与手或足的肌腱关节的慢性劳损有关。

四、主症

腱鞘囊肿最常见于腕背部,腕舟骨及月骨关节的背侧,拇长伸肌腱及指伸肌腱之间。起势较快,增长缓慢,多无自觉疼痛,少数有局部胀痛。局部可见一个半球形隆起,肿物突出皮肤,表面光滑,皮色不变,触之有囊性感,与皮肤不相连,周围境界清楚,基底固定或推之可动,压痛轻微或无压痛。部分患者囊肿经长期的慢性炎症刺激,囊壁肥厚变硬,甚至达到与软骨相似的程度。

腱鞘囊肿还可见于踝关节背部和腘窝部。发生于腘窝部者,伸膝时可见如鸡蛋大的肿物,屈膝时则在深处,不易触摸清楚。

五、理化检查

无特异性检查。

六、治则

舒筋活络,化痰散结。

七、取穴

阿是穴,缪刺法。

八、施术

操作方法:先固定囊肿,常规消毒,以粗火针速刺患处,挤压出囊肿内的胶冻状内容物。可配合缪刺法,毫针刺,留针 30 分钟。

九、预后

本病局部治疗有良好效果。

十、转归

当囊肿发生在腕管或小鱼际时,可压迫正中神经或尺神经,引起感觉障碍或肌肉萎缩。

十一、预防与调护

1. 治疗期间和治愈后1个月内,应注意休息,避免过劳,尽量减少劳损筋膜间的摩擦,否则易影响疗效,引起复发,如囊肿复发,可再予针灸治疗。

2. 囊壁挤破后,在患部放置半弧形压片(如纽扣等),适当加压保持1～2周,以使囊壁间紧密接触,形成粘连,避免复发。患部的活动应适当,避免使用不适当的按摩手法,以免增加滑液渗出,使囊肿增大。

3. 操作时应注意严密消毒。

十二、结语

缪刺法,首见《素问·缪刺论》,它是一种病左刺右,病右刺左,刺络出血的针刺方法,即所谓"交经缪刺,左有病而右畔取"。该法运用适当,确可收到"病立已""如食顷已"的效果。本法主要应用于经脉、络脉与经筋的局部病变,其特征为局限性疼痛与活动障碍病变机制为经脉阻滞,气血运行不畅。

腱鞘囊肿的治疗以火针行温通之法,助阳气而行气活血,消痰散结,畅通经脉,濡养筋脉而却病。治疗中以火针点刺肿物后,应当尽量将肿物内液体排出干净,以减少局部吸收,有利于尽快恢复。治疗期间患者应注意减少病灶处关节运动，有利于恢复，勿接触脏水等，以防局部感染。

十三、中药参考方

外用茴香酒、展筋丹、万应宝珍膏。

第三十四章　静脉曲张

一、中医病名

筋瘤是以筋脉色紫、盘曲突起如蚯蚓状、形成团块为主要表现的浅静脉病变。《外科正宗》云："筋瘤者，坚而色紫，垒垒青筋，盘曲甚者结若蚯蚓。"

二、西医病名

筋瘤好发于下肢，相当于西医的下肢静脉曲张交错所形成的静脉团块。

三、病因病机

由于长期从事站立负重工作，劳倦伤气，或多次妊娠，气滞血瘀，筋脉纵横，血壅于下，结成筋瘤；或骤受风寒或涉水淋雨，寒湿侵袭，凝结筋脉，筋挛血瘀，成块成瘤；或因外伤筋脉，瘀血凝滞，阻滞脉道而成。

四、主症

好发于长久站立工作或怀孕的妇女，多见于下肢的两小腿。

早期感觉患肢坠胀不适和疼痛，站立时明显，行走或平卧时消失。患肢筋脉逐渐怒张,消退静脉盘曲如条索状,色带青紫,甚至状如蚯蚓,瘤体质地柔软,抬高患肢或向远心方向挤压可缩小,但患肢下垂放手顷刻充盈回复。有的在肿胀处发生红肿、灼热、压痛等症状,经治疗后则条索状肿物较为坚韧。瘤体如被碰破,流出大量瘀血,经压迫或结扎后方能止血。患肢常感酸、沉、肿痛、易疲劳、乏力。可出现踝部轻度肿胀和足靴区皮肤营养性变化:皮肤色素沉着、皮炎、湿疹、皮下脂质硬化和溃疡形成。

大隐静脉和交通静脉瓣膜功能试验:患者平卧,高抬患肢使静脉血回流排空,以后在大腿根部上一个止血带,不能过紧,以能阻断浅静脉血流为度。让患者站起来,则原有曲张的静脉较空,但放开止血带后,下肢静脉立即充满,表示大隐静脉瓣膜功能不全。再让患者平卧,高抬患肢,上止血带后让患者站立,而止血带不放松。大隐静脉在 30 秒内出现曲张充盈,表示交通静脉瓣功能不全。

小隐静脉功能试验:同上法,上好止血带后,同时用拇指在腘窝内压迫小隐静脉的上端,让患者站起来,不放开止血带,而去除拇指压迫,小腿下部静脉立即充盈,则表示小隐静脉瓣膜功能不全。

交通静脉瓣功能试验:同大隐静脉和交通静脉膜功能试验,上好止血带,压好拇指,让患者站起,不除去止血带,亦不除去拇指压迫,而小腿静脉血在 30 秒内充盈,则表示深浅静脉交通支内瓣膜功能不全。

下肢深静脉畅通试验:让患者站立,上好大腿根部止血带,再让患者平卧,平伸屈膝关节 20～30 次。观察静脉曲张充盈情况,若消失或减轻,则表示下肢深静脉血流畅通。若静脉曲张更明显,则表示深静脉有梗阻,此时不论采用注射疗法或外科手术疗法,结果皆不佳。

五、理化检查

1. **容积描记** 容积描记有多种方法,临床上常用的是光电容积描记。它通过记录下肢静脉容积减少和静脉再充盈时间来反映静脉血容量的变化,判别深浅静脉和穿通静脉瓣膜功能情况和反流水平。

2. **超声多普勒检查** 多普勒超声探头置于曲张静脉上,在其近端用手加压可听到逆流的血流声。

3. **下肢静脉造影** 下肢深静脉造影虽然是一种创伤性检查,但是目前最可靠的诊断手段,可准确了解病变的性质、程度、范围和血流动力学变化,分为顺行和逆行造影。顺行造影主要用于观察下肢深静脉通畅度和穿通静脉瓣膜功能,而逆行造影主要用于观察下肢深静脉瓣膜功能。

(1)顺行造影:患者取半直立位,踝部缚止血带,经足背浅静脉注入造影剂,可见深静脉全程通畅,管腔扩张,瓣膜影模糊或消失,失去正常的竹节形态。做 Valsalva 屏气动作后可见造影剂向瓣膜远端反流。

(2)逆行造影:患者取半直立位,于腹股沟股静脉注入造影剂,视反流情况分为五级:0级:无造影剂向远侧反流;Ⅰ级:少量造影剂反流,但不超过大腿近段;Ⅱ级:造影剂反流至腘窝水平;Ⅲ级:造影剂反流达小腿;Ⅳ级:造影剂反流直达踝部。0级示瓣膜功能正常,Ⅰ~Ⅱ级结合临床加以判断,而Ⅲ~Ⅳ级提示瓣膜功能明显受损。

六、治则

活血化瘀,舒筋散结。

七、取穴

局部、血海、太冲、足三里、水泉。

八、施术

操作方法：选火针，以散刺法。在患肢找较大的曲张的血管，常规消毒，再将火针烧红，迅速准确地刺入血管中，随针拔出，即有紫黑色血液顺针孔流出，无须干棉球按压，使血自然流出，"血变而止"，待血止后，用干棉球擦拭针孔。毫针刺余穴，得气后留针30分钟。

疗程：每周两次；病情严重者，可每日一次，两侧交替治疗。因病情不同，青筋或于3～5天后复出，可隔周再刺。

九、预后

火针治疗后瘀血得以祛除，患肢可自觉轻快，青筋亦萎缩。

十、转归

病程久者，皮肤萎缩，颜色褐黑，易伴发湿疮和臁疮（慢性溃疡）。

十一、预防与调护

1. 长期站立工作或分娩后，适当加强下肢锻炼，配合按摩等以促进气血流通，改善肿胀。

2. 并发湿疮者，积极治疗，避免搔抓感染。

3. 适劳逸，尤忌劳累后饮冷；忌酸冷及碳酸饮料。

十二、结语

1. 静脉曲张，中医称之为筋聚。静脉壁软弱、静脉瓣缺陷以及浅静脉内压力升高,是引起静脉曲张的主要原因。其表现主要为下肢浅静脉蜿蜒扩张迂曲,症状重者可出现肿胀、皮肤色素沉着、皮肤和皮下组织硬结、甚至出现湿疹和溃疡。西医一般采取穿弹力袜或用弹力绷带,使曲张的静脉处于萎瘪状态,或直接采用手术治疗。中医认为本病是因长久站立或行走,下肢气血不能畅达于上,血行缓慢,脉络滞塞不通所致,其病机多为气滞血瘀。火针点刺曲张的静脉,可直接使恶血出尽,祛瘀而生新,促使新血生成,血脉畅通,临床效果颇佳。因为火针是经过加热烧红后刺入人体血管的,消毒很彻底。所以火针引起感染的机会很小,针后无须特殊处理。另一方面火针还能激发人体的防御功能,起到扶正祛邪的作用。

2. 血海为脾经腧穴,可调理周身血脉,是活血要穴,联合太冲通调经络、水泉行气活血;足三里亦可理气活血,阿是穴则是瘀血闭阻不通之处,取之疏通局部气血。

3. 治疗静脉曲张的注意事项:火针放血终是创伤,应注意避免感染:治疗前要正规消毒;此外,患者经火针治疗后 24 小时内不可以洗澡。

4. 患者取站立位,于病灶上方和下方分别系止血带,使迂曲的静脉更加怒张,待血止后,松开止血带,效果更佳。

十三、中药参考方

补阳还五汤。

第三十五章　脱　肛

一、中医病名

脱肛是指直肠黏膜、肛管、直肠和部分乙状结肠向下移位,脱出肛外的一种疾病。以大便后或劳累、下蹲时直肠黏膜或直肠全层脱出肛外,少数可发生部分乙状结肠脱出,甚至不能自行回复为主要表现。

二、西医病名

本病相当于西医学所说的直肠脱垂。

三、病因病机

脱肛的发生与局部因素和全身因素密切相关。小儿气血未旺,老年人气血衰退,中气不足,或妇女分娩用力耗气,气血亏损,以及慢性泻痢、习惯性便秘、长期咳嗽等均易致气虚下陷,固摄失司,以致肛管直肠向外脱出。本病以本虚为主,包括气虚下陷证、气血两虚证,也可出现虚中夹实或实中夹虚。如湿热下注证反复发作,损伤正气,可表现为实中夹虚;而气虚下陷证、气血两虚证感受外邪或邪从内生,可表现为虚中夹实证。

1. **气虚下陷**　脾肺气虚,肺气虚则大肠失守而脱,脾气虚则升举无力,大肠失托而下陷。肾主二阴,肾气不固则大肠久脱难愈。

2. *气血两虚* 气血不足或气血耗损,大肠久失温煦滋养而脱出,脱出物色淡红无华。

3. *湿热下注* 外感湿热之邪或邪从内生以致湿热蕴结,下注大肠而直肠脱出嵌顿,不能还纳,以致肛门灼热肿痛或潮湿渗液。

西医认为直肠脱垂的发生主要有下述三个方面的因素:

1. *解剖缺陷* 解剖上的缺陷可使直肠易于向下移位,使之翻出肛外。这些解剖上的缺陷一般都是先天性或发育中形成的。如在胚胎发育过程中,直肠前陷凹腹膜返折位置很低,接近于会阴部,以后逐渐上移。若腹膜返折上移不多而位置偏低时,即可使直肠前壁更多地承受腹内压力,而向肠腔内突入。又如骶骨前面弧度较平时,直肠失去骶骨的支持,而且肠管的方向较垂直,容易向会阴部下移和套入。

2. *组织软弱* 盆底部组织软弱亦使直肠脱垂易于发生,如直肠周围结缔组织松弛、肛门括约肌无力、肛提肌和盆底筋膜薄弱等。组织软弱的原因可以是先天性发育不全,也可以是年老久病、营养不良、神经麻痹所致。

3. *腹压增加* 习惯性便秘、长期腹泻、排尿困难、多次分娩、慢性咳嗽、重体力劳动等均可使腹内压增高,往往成为直肠脱垂的直接原因。

此外,肛管直肠本身的疾病,如晚期内痔、直肠息肉、肿瘤等,经常脱出,向下牵拉亦与本病的发生有一定的关系。

四、主症

本病以肛门部肿物脱出为主要临床表现,反复脱出日久可致黏液血便、坠胀不适、肛门潮湿等症状,甚至嵌顿坏死。

1. *脱出* 早期排便时直肠黏膜脱出,便后自行回纳;随着病情的发展,逐渐不能复位,需用手复位,久之直肠全层或部分乙状结肠脱出,甚至咳嗽、负重、行走及下蹲时也会脱出,且难以自行复位。

2. **黏液血便** 直肠黏膜脱出,可见有少量黏液分泌物,偶尔大便干燥时擦伤黏膜有滴血、粪便带血或手纸擦拭时有血,出血量少,色鲜红。

3. **坠胀和疼痛** 由于黏膜下垂,反复脱出,致使直肠或部分结肠套叠,压迫刺激肛门部,可出现坠胀感,或有里急后重感。严重者可有腹部或下腹部钝痛,其痛多向下肢或会阴部放射。部分患者有一侧或双侧骶部疼痛,可向下延伸至小腿。

4. **潮湿和瘙痒** 由于肛门括约肌松弛,肛门闭合无力,过多的分泌物沿肛管流出;或由于反复脱出,脱垂部分暴露时间较长,容易受到刺激,致使分泌物增多,造成肛门周围皮肤潮湿、瘙痒。

5. **嵌顿** 便时肛门直肠黏膜脱出,未能及时复位,以致局部静脉回流受阻,继而发生黏膜充血、水肿,并导致脱出部分嵌顿。随着嵌顿时间延长,黏膜由红色逐渐变成暗红色,甚至出现表面黏膜糜烂坏死。病情进一步发展,脱垂段肠管发生绞窄坏死,可由局部反应发展为全身反应,出现发热,小便困难,疼痛坠胀加重,坐卧不安,甚至发生肠梗阻症状。

直肠外脱垂诊断并不困难。患者蹲下做用力排便动作,即可见红色球形肿块突出肛门 2～5cm,有放射状沟纹,指检其为两层折叠的黏膜,排便后自行缩回。完全脱垂的脱出肠段较长,呈椭圆形或宝塔状,长约 10cm,有层层折叠的环状皱襞,两层黏膜之间可触及肌层,直肠指检感肛管括约肌松弛无力。直肠黏膜脱垂需与环状内痔相鉴别,两者病史不同,环状内痔脱出可见梅花状痔块,充血呈暗红色,易出血,痔块间是凹陷的正常黏膜,直肠指检,括约肌收缩有力,而直肠黏膜脱垂有括约肌松弛。直肠内脱垂诊断较困难,当病史有习惯性便秘或排便不净感应怀疑本病。诊断需借助直肠指检、内镜检查或排粪造影。

五、理化检查

主要有内窥镜检查、X 线检查、肛管直肠压力测定等检查。乙状结肠镜检查可见远端直肠充血、水肿。排便造影检查时可见近端直肠套入远端直肠内。

六、治则

振奋阳气,提肛举陷。

七、取穴

百会、中脘、气海、承山、上巨虚。

八、施术

操作方法:中脘、气海火针,余穴毫针刺,得气为度,留针 30 分钟。

九、预后

本病预后一般良好,与整个体质状况有关。初期脱出较轻,易于回纳,经积极治疗多可痊愈。

十、转归

随着脱垂加重,引起不同程度的肛门失禁,常有黏液流出,致使肛周皮肤湿疹、瘙痒。脱出的直肠黏膜可发生炎症、糜烂、溃疡、出血,甚至嵌顿坏死。

病久失治可并发全身虚弱及邻近组织器官脱垂,如妇女子宫脱垂。

十一、预防

1. 及时治疗肠炎、痢疾和患有痔疮、直肠息肉的患者,尤其是小儿。

2. 避免长期持续性增加腹压的活动和积极治疗增加腹压的疾病,如百日咳、肺气肿等。

3. 改变临厕久蹲和用力努挣的不良习惯,不要在排便时看书看报,对于便秘者应予以治疗外,平时要注意多吃含纤维素多的蔬菜、水果,养成定时大便的习惯。

4. 妇女分娩后要充分休息,产后如有会阴撕裂要及时修补,以保持肛门括约肌的正常功能,如有子宫脱垂及内脏下垂者应积极治疗。

5. 年老体弱者,平时应注意饮食营养,加强体育锻炼,以增强体质。

6. 对于已患脱肛的患者,便后应及时还纳复位,以防嵌顿,并配合熏洗坐浴治疗,同时,根据医生采用的疗法,进行相应的护理和指导。

7. 提肛运动疗法平时练习肛门内吸上提运动,每日 2 次,每次连续放松、紧缩肛门 20~30 次,有增强肛门括约肌功能的作用,对预防直肠脱垂和防止肛门松弛均有积极的作用。

8. 适劳逸,忌劳累后饮冷。

十二、结语

百会为督脉与三阳经交会穴,督脉起于胞中,经肛门部,贯脊而上行;足太阳经络于肾,其经别入于肛门;足少阳经系于带脉;足厥阴之筋结于阴器。督脉总督诸阳经脉,带脉约束诸经,维系胞宫,经筋维持人体正常运动,肾开窍于二阴。若肾气虚弱,下元不固,经筋弛缓,带脉失于约束,则会发生脱肛、阴挺等病。根据"经脉所过,主治所及"的原理,及《灵枢·终始》:"病在下者,高取之"的治疗原则,百会可治之。

中脘穴,出自《针灸甲乙经》,属任脉,为足阳明胃经的募穴,八会穴之腑会,任脉与手太阳、手少阳、足阳明经交会穴。脾与胃相表里,脾胃为后天之本,气血生化之源,该穴腑会,六腑皆禀气于胃,胃为六腑之长,中脘为胃之募穴,故中脘与六腑的生理功能有密切关系,取之可调畅中焦,益气升提。

十二经脉在人体的分布,除了"内属于脏腑,外络于支节"的分布路线以外,每条经脉都另有别行深入体腔的分支称为经别。足太阳经别,从足太阳的腘窝部分出以后,其一支经别延展分布到尻骶下5寸处别走于肛门部位,属于膀胱,散络于肾。即《灵枢,经别》所言:"足太阳之正,别入于腘中,其一道下尻五寸,别入于肛。"依"经脉所行,主治所及"之理,承山可治疗直肠疾患。

气海为任脉之经穴,位于脐下一寸五分,此处为下焦元气所居,故有"气海"之称,又为小肠之募。承山与气海相配,具有调肠理气之功。

上巨虚为大肠下合穴,足阳明胃经穴,《灵枢》曰:"胃合于三里,大肠合于巨虚上廉。"刺之能治泄治痢,可调胃肠气机,有助气血生化。根据内经《灵枢邪气脏腑病形》"合治内府"理论,该穴是消化系统功能调节必不可少的重要穴位。

十三、中药参考方

补中益气汤。

第三十六章 带状疱疹

一、中医病名

蛇串疮是一种皮肤上出现成簇水疱,沿身体一侧或呈带状分布的急性疱疹性皮肤病。状如蛇行,故名蛇串疮。历代医家有火带疮、蜘蛛疮、蛇丹、甑带疮等名称。又因常发于腰肋间,故又有缠腰火丹之称。本病常骤然发生,出现成群簇集水疱,痛如火燎,多发于春秋季节,成人患者较多见,愈后极少复发。

二、西医病名

相当于现代医学的带状疱疹,是由水痘-带状疱疹病毒感染而引起的急性疱疹性皮肤病。

三、病因病机

由于情志内伤,肝气郁结,久而化火,肝经火毒蕴积,夹上攻头面而发;或夹湿邪下注,发于阴部及下肢;火毒内盛者多发于躯干。年老体弱者,常因血虚肝旺,湿热毒蕴,导致气血凝滞,经络阻塞不通,以致疼痛剧烈,病程迁延。总之,本病初期以湿热火毒为主,后期是正虚血瘀兼夹湿邪为患。

四、主症

发病前可先有身微热，倦怠乏力，胃纳不佳，全身不适感。发病时患处皮肤出现云片状紫红丘疹，继则出现成簇疱疹，小如粟米大至绿豆，累累如串珠，聚簇一处或数处，排列成带状，疱群之间皮肤正常，疱壁紧张发亮，四周有红晕，疱液澄清，5～6天变混浊，最后结干痂，水疱多者穿破后可见糜烂面，易感染。严重者可发生大水疱、血疱或坏死结黑痂。轻者仅见皮肤刺痛，稍有潮红，而不见起疱。本病多发生于身体一侧，不超过正中线。但有时在患部对侧，亦可出现少数皮疹。皮损好发于腰肋、胸部、头面、颈部，亦可见于四肢、阴部及眼、鼻、口等处。

疼痛为本病的另一主要特征，或发病前先感刺痛，几天后开始起疱，或疼痛与疱同时出现，或先起疱而后疼痛。疼痛的轻重与时间的长短因人而异，儿童及年轻人疼痛轻或不痛，老年人疼痛较重且持续时间较长。少数可持续半年或更长时间。

发于额部的疱疹，可累及三叉神经上支，病情较重，常引起剧烈的疼痛。本病若发生在眼部，可有角膜水疱、溃疡，愈后可因瘢痕而影响视力，严重者可引起失明、脑炎，甚至死亡。若发生在耳部，可有外耳道或鼓膜疱疹、患侧面瘫及轻重不等的耳鸣、耳聋等症状。此外，少数患者还可有运动麻痹、脑炎等。

患有癌肿患者如恶性淋巴瘤、霍奇金病、蕈样肉芽肿、淋巴细胞性白血病、肝癌等，可泛发疱疹，波及全身皮肤及黏膜，伴有高热、头痛等全身症状，预后差，甚至死亡。

五、理化检查

无特异性理化检查。血常规常出现淋巴细胞升高，白细胞减少。

细胞学检查可寻找大的多核巨细胞和多核巨细胞内嗜酸包涵体有助于诊断；疱疹病毒的细胞学检查也是一种常用检查方法；疱疹病毒组织培养检查可确诊该病，但操作复杂，费用昂贵，有诊断价值但不宜普及。

六、治则

调气解郁，清热解毒。

七、取穴

局部、曲池透清冷渊、龙眼、列缺、阳陵泉、丘墟、蠡沟、天枢、对侧循经络穴。

八、施术

操作方法：局部火针，龙眼放血，余穴毫针刺，得气为度，留针30分钟。

九、预后

本病病程一般约2～4周。

十、转归

带状疱疹病毒最易侵犯肋间神经。脊神经中除胸部神经单独形成肋间神经支配胸、腹部皮肤外，其他的脊神经多与相邻的几个脊神经互相联合后形成颈、臂、腰、骶髂神经丛，再从各神经丛分出许多周围神经，分别分布到颈、上肢、下肢和会阴部皮肤。因此，胸部神经发病后常能由肋间神经明确地反映出病变的节段。而颈部、腰骶部神经发病后，仅能从皮损了解到脊神经病变的区域。

脑神经有其特定的分布区域，较常受累的为三叉神经和面、听神经。老年人多累及三叉神经,其中以眼支最多见,常有剧痛,皮损分布于一侧额面部,若眼角部出现皮疹则易合并眼炎,严重的可导致失明。因此,眼支病变时应特别注意检查角膜,以便及早采取相应措施。在上颌支受累时,于悬雍垂和扁桃体出现水疱,下颌支受累时,则在舌前、颊黏膜等处出现水疱。面、听神经受病毒侵犯后,外耳道或鼓膜出现水疱并可有耳鸣、耳聋、眩晕、恶心、呕吐、眼球震颤以及患侧面瘫、舌前 2/3 处味觉消失等症状,又称为耳带状疱疹,由此组成的面瘫、耳痛和外耳道疱疹三联症又称 Ramsay - Hunt 综合征。

脑神经或颈神经节被病毒侵犯后如向上蔓延,可产生带状疱疹性脑膜脑炎,引起头痛、呕吐、惊厥等症状,应予警惕。

此外,病毒由脊髓后根神经侵及自主神经的内脏神经纤维后,可产生相应系统的症状,如胃肠炎、膀胱炎、腹膜炎、胸膜炎等表现。

泛发或复发者常提示有免疫功能缺陷,应注意潜在免疫缺陷性疾病或恶性肿瘤的可能性。

十一、预防

1. 保持局部皮损清洁,对血疱、坏死结痂要清除,注意休息。
2. 忌食辛辣、油炸、酒、鱼和肥甘厚味之物。

十二、结语

1. 阳明为两阳之合,其火通明,言其阳气隆盛。曲池为阳明经合穴,合为汇合之意,犹江河入海,言其经气最盛,故曲池通调经络作用当为之最;本穴配五行属土,土乃火之子,施泻法,其清热作用,亦当为之最。故曲池的作用特点是清热和通络。

龙眼位于小肠经脉中,属于外奇穴,刺之有清热利湿,活血化瘀之功效。小肠与心相表里,心经属火,主血脉,放血能泻心火而清血热。根据"菀陈则除之"的原理,放血又可除陈祛瘀通络。

列缺是手太阴肺经"脉气所发"和"神气之所游行出入"的通道,可加强肺的布散传注,对治疗本经证候有重要作用。肺主一身之表,针刺肺之络穴列缺可宣肺解表,兼疏通阳明经气。

阳陵泉为足少阳胆经合穴,又为胆之下合穴和八会穴之一筋之会穴。具有舒肝利胆、清利湿热、强健腰膝、通络止痛之功效。《杂病穴法歌》中记载:"胁痛只须阳陵泉。"该穴尤善于治疗发于胁肋部的带状疱疹。

天枢穴为足阳明胃经穴位,为大肠募穴,功可调理肠胃、通畅气机。

针刺健侧治疗疾病,属于古代的缪刺与巨刺范围。其法是左病取右,右病取左。《素问·调经论》说:"身形有痛,九候莫病,则缪刺之。"中医学认为疼痛是气血阻滞的早期症状之一,所谓"痛则不通,通则不痛"。针刺有通经活络、扶正祛邪、调整阴阳平衡的作用,从而使疼痛(疾病)减轻或痊愈。缪刺络穴可以加强经络气血的宣通,使患部的功能得以恢复而趋于平衡,由"痛则不通"转为"通则不痛"的正常生理功能,从而得到止痛和治病的作用。

丘墟为足少阳胆经之原穴,即是胆经原气输注之穴,故治疗胆经病变有其特殊疗效。《灵枢·九针十二原》提出:"五脏六腑之有疾者,皆取其原也。"故胆病首取原穴丘墟,可治疗胁痛,黄疸,蛇丹等。肝胆内寄相火,多火多热,发于内腑可致胆囊炎,浸淫肌肤脉络可成蛇丹。

蠡沟为足厥阴肝经之络穴。有泻肝调经,清热消肿,缓解精神紧张之效。蠡沟为足厥阴肝经别走足少阳胆经之络穴,善于沟通二经之经气,故泻之能清利肝胆湿热,常与丘墟同用疏肝利胆,清热利湿。

2. 本病由带状疱疹病毒所致。病毒通过呼吸道黏膜进入人体，经过血行传播，可在皮肤上出现水痘，但大多数人感染后不出现水痘，是为隐性感染，成为病毒携带者。一般情况下，病毒可长期潜伏于人体内，平时不发生症状，如遇感染、发热、外伤、肿瘤等，均可诱发本病。此种病毒为嗜神经性，在侵入皮肤感觉神经末梢后可沿着神经移动到脊髓后根的神经节中，并潜伏在该处，当宿主的细胞免疫功能低下时，如患感冒、发热、系统性红斑狼疮以及恶性肿瘤时，病毒被激发，致使神经节发炎、坏死，同时再次激活的病毒可以沿着周围神经纤维移动到皮肤发生疱疹。本病易发于春、秋季，不受年龄限制，一次罹患后，可获免疫。

本病以舒肝利湿，清热解毒为治法。当以肝、胆、虚、邪、火、毒为主，选穴环环相扣，方能切中紧要，标本相得，疗效理想。

十三、中药参考方

龙胆泻肝汤。

第三十七章　白癜风

一、中医病名

白驳风是指以皮肤上出现大小不同、形态各异的白色斑片为主要临床表现的局限性色素脱失性皮肤病。其特点是白斑边界清楚，可发生于任何部位、任何年龄，可局限亦可发于全身；慢性过程，无自觉症状，诊断容易，治愈困难，影响美容。

二、西医病名

相当于西医的白癜风。

三、病因病机

总由气血失和、脉络瘀阻所致。情志内伤，肝气郁结，气机不畅，复受风邪，搏于肌肤；素体肝肾虚弱，或亡精失血，伤及肝肾，致肝肾不足，外邪侵入，郁于肌肤；跌打损伤，化学灼伤，络脉瘀阻，毛窍闭塞，肌肤腠理失养，酿成白斑。

四、主症

皮损呈白色或乳白色斑点或斑片，逐渐扩大，边界清楚，周边色素常反见增加，患处毛发也可变白。皮损后天发生，可发生于任何年龄、任何部位,可对称或单侧分布,甚至沿神经走行呈带状分布。泛发全身者,仅存少许正常皮肤。患处皮肤光滑,无脱屑、萎缩等变化,有的皮损中心可出现色素岛状褐色斑点。病程呈慢性。

五、理化检查

皮肤病理检查显示表皮明显缺少黑素细胞和黑素颗粒。

六、治则

养血疏风,调和气血,荣养肌肤。

七、取穴

局部、侠白、肺俞、云门、经渠、血海、悬钟透三阴交。

八、施术

操作方法:局部火针,灸侠白,余穴毫针刺,得气为度,留针30分钟。

九、预后

本病呈慢性病程,易诊难治,影响美容。

十、预防与调护

1. 可进行适当的日光浴及治疗,要注意光照的强度和时间,并在正常皮肤上擦避光剂或盖遮挡物,以免晒伤。

2. 避免滥用外搽药物,尤其是刺激性过强的药物,以防损伤皮肤。

3. 坚持治疗,树立信心;愈后巩固治疗,防止复发。

4. 少吃含维生素C高的蔬菜、水果,多吃豆类制品。

十一、结语

围刺白斑,火针局部点刺等方法均是促进局部血液循环。本方具有活血化瘀、祛风通络、补益肝肾、养血消斑的作用,能够促进黑色素细胞再生以及恢复皮肤表面黑色素细胞的正常功能,调节内分泌的平衡,调理脏腑及机体免疫机制的功能。

侠白为手太阴经之经别,肺经经别在此别离正经,而入内走肺,散之于大肠,浅出于缺盆,合大肠经于头颈,加强了与大肠经在体内和体表循行的联系。取名的原因是肺主白,穴侠于赤白肉筋分间。因肺主皮毛,白色应肺,故侠白有调理肺气、行气活血、养荣肌肤的作用。《寿世保元》云其"治赤白汗斑",临床上常用以治疗白癜风。

肺俞穴属于足太阳膀胱经上的背俞穴之一,为肺脏转输经气运行,具有调肺气,补虚的功效。

云门出自《素问·水热穴论》。云,指云气、云雾,即山川之气;门,指手太阴肺脉所出之门户。意为肺气犹如云雾气化,出入于此门户,故名云门。功可肃降肺气,止咳平喘。

经渠为手太阴肺经之经穴,出自《灵枢·本输》。经,通道,所行为经;渠,沟渠、水渠。穴为手太阴之经穴,即肺经脉气经过的冲渠要道,故名经渠。功可宣肺平喘。经渠为金中之金,以金克木。

血海属足太阴脾经,因其有调血气,理血室,使血气归流,导血归海的功效,故而得名,"治一切血疾及诸疮"。中医认为"治风先治血,血行风自灭",血虚、血热均可生风,针灸血海穴可以养血活血、祛风止痒。脾胃为气血生化之源,故针补血海具有补益气血之功。

三阴交为足三阴经之会,具有健脾疏肝益肾,调理人体阴血的作用,悬钟为足少阳胆经之络穴,是八会穴之髓会,髓又能生血,取三阴交透刺悬钟穴，可使经脉的气血疏通，清热利湿。

本病常见，容易诊断，难以治愈，发于外是表象，实在内因于气血失和，以致肌肤失养所致。结合"肺主皮毛"的理论，个人认为，白癜风的发生乃郁火烁金，魄力损失。临证以补肺魄为主。

十二、中药参考方

丹栀逍遥散。

第三十八章　牛皮癣

一、中医病名

牛皮癣是一种皮肤肥厚而坚硬,状如牛项之皮的慢性瘙痒性皮肤病。因其好发于颈项部,又称"摄领疮";因其病势缠绵顽固,亦称"顽癣"。其特点是皮损多呈圆形或多角形的扁平丘疹融合成片,剧烈瘙痒,搔抓后皮损肥厚,皮沟加深,皮嵴隆起,极易形成苔藓样变。临床上可分为局限性和泛发性两种。

二、西医病名

西医称之为神经性皮炎。

三、病因病机

初起为风湿热之邪阻滞肌肤或硬领等外来机械刺激所引起;病久耗伤阴液,营血不足,血虚生风生燥,皮肤失去濡养而成;肝火郁滞,情志不遂,郁闷不舒,或紧张劳累,心火上炎,以致气血运行失职,凝滞肌肤,每易成为诱发的重要因素,且致病情反复。嗜食辛辣、醇酒、鱼腥发物等皆可诱发或使病情加重。

1. **外邪阻肤**　风、湿、热邪蕴阻肌肤,日久不解,化热生风,风燥伤阴,阴血受损,失其濡养,故肤干发痒。

2. **情志内伤**　由于精神不畅,情绪波动以及性情急躁等精神因素的变化,五志化火、生热,火热伏于营血,逼血外行于肤。血热偏盛,营血失和,经脉充斥,故见斑疹而色红,血热生风,风盛则燥,故剧痒、脱屑、皮肤干燥,火热日久耗血伤阴,营血不足,经脉失疏,肌肤失养,故斑疹色淡红。

3. **营血不足**　久病、大病、体弱等致营血不足,血虚生风生燥,皮肤失去濡养,故疹痒。

四、主症

多见于青壮年,呈慢性经过,时轻时重,夏季重,冬季缓解。

好发于颈部、肘部、骶部及小腿伸侧等处。常呈对称性分布,亦可沿皮神经分布呈线状排列。

皮损初起为有聚集倾向的多角形扁平丘疹,皮色正常或略潮红,表面光泽或覆有菲薄的糠皮状鳞屑,以后由于不断地搔抓或摩擦,丘疹逐渐扩大,互相融合成片,继之则局部皮肤增厚,纹理加深,互相交错,表面干燥粗糙,并有少许灰白色鳞屑,而呈苔藓样变,皮肤损害可呈圆形或不规则形斑片,边界清楚,触之粗糙。由于搔抓,患部及其周围可伴有抓痕、出血点或血痂,其附近也可有新的扁平小丘疹出现。

自觉阵发性奇痒,被衣摩擦与汗渍时更剧,入夜尤甚,搔之不知痛楚。情绪波动时,瘙痒也随之加剧。因瘙痒可影响工作和休息,患者常伴有失眠、头昏、烦躁症状。

临床上按其发病部位、皮损多少分为泛发型和局限型两种。局限型,皮损仅见于颈项等局部,为少数境界清楚的苔藓样肥厚斑片;泛发型,分布较广泛,好发于头、四肢、肩腰部等处,甚至泛发全身各处,皮损特点与局限型相同。

五、理化检查

无特异性检查。

六、治则

疏风清热,养血润燥。

七、取穴

局部、曲池、血海、丰隆、天枢、合谷、外关、大椎、膏肓俞。

八、施术

操作方法:局部火针围刺,膏肓俞艾灸,余穴毫针刺,得气为度,留针 30 分钟。

九、预后

本病病程缓慢,常数年不愈,反复发作。

十、预防与调护

1. 忌烟、酒、辣椒等刺激性食物,忌油炸食品,禁用手搔抓及热水烫洗。
2. 内衣宜穿棉布制品,不宜穿过硬的衣服,以免刺激皮肤。
3. 保持心情舒畅,避免精神刺激。

十一、结语

曲池穴为手阳明经之合穴,大肠与肺相表里,肺主皮毛。阳明为两阳之合,其火通明,言其阳气隆盛。曲池为阳明经合穴,合为汇合之意,犹江河入海,言其经气最盛,故曲池通调经络作用当为之最;本穴配五行属土,土乃火之子,施泻法,其清热作用,亦当为之最。故曲池的作用特点是清热和通络。曲池有疏散风热、解表散邪之功,善解身之表邪,具有走而不守之性。

曲池常配合血海治疗皮肤疾患。血海为脾经穴位,脾主裹血,温五脏,穴为足太阴脉气所发,气血归聚之海,故名血海,又名血郄,具有活血化瘀、健脾利湿之效,多用于妇科月经不调等。皮肤病多与风、湿、瘀有关,和血海化湿、活血的穴性相符,"血行风自灭",瘀除则风散,因此为皮肤疾病所常用,《胜玉歌》云:"热疮臁内年年发,血海寻之可治之。"加之手阳明大肠经合穴曲池清肺散风,理肠活血,二穴配用对风疹、湿疹、丹毒、疔疖、疥疮和皮肤干燥等均有很好疗效。

丰隆穴是足阳明之"络"穴,别走太阴,可联络调理表里脾胃二经。既可调太阴以运化,又可泻阳明以祛火,功善健脾祛湿,是常用的祛痰要穴。

合谷为手阳明大肠经之原穴,肺与大肠相表里。肺属卫外合皮毛,风邪外袭,肺卫首当其冲。手太阴属里属阴,手阳明属表属阳。在表之邪宜轻而扬之,以解表通络祛邪。故应取阳明经穴为主,合谷为手太阳原穴,与曲池同用开泄散风清热。

外关是手少阳三焦经穴,又是八脉交会穴之一,通于阳维脉,阳维脉的功能是"维络诸阳"而主表,故有解表祛热的作用。

天枢穴其经脉属胃络脾,胃为六腑之长,即六腑的生理功能和病理反应为胃所概括。正如《灵枢·本输》所言:"大小肠,皆属于胃"。而反应大肠生理功能和病理反应的募穴与下合穴,都分布在足阳明胃经上,所以足阳明胃经穴可治大肠腑证。天枢又是大肠的募穴,是大肠经气汇集之处,为调理胃肠气机之枢纽,善治阳明经病症。

大椎穴为督脉穴,最早见于《素问·气府论》。督脉为诸阳之海,统摄全身阳气,而太阳主开,少阳主枢,阳明主里,故大椎可清阳明之里,启太阳之开,和解少阳以驱邪外出。因而内可通行督脉,外可流走于三阳,除能调节本经经气外,还可以调节六阳经经气,泻之可清泻诸阳经之邪热盛实、通督解痉;补之可壮全身之阳、固卫安营。《针灸甲乙经》认为大椎为三阳督脉之会。大椎穴具有振奋人体阳气、强身保健、通阳解表、疏风散寒、退热镇静等作用。

膏肓俞为足太阳膀胱经穴,心下为膏,心下膈上为肓,膏为膏脂,肓为肓膜,膏肓俞即指膏脂、肓膜之气输注于体表的部位。膏肓是人体深处要害部位,对应膏肓俞为重要穴位。膏肓俞主治很广,能扶助正气,故其临床一般用于治疗肺脏之虚损劳伤,病久体弱则为虚,久虚不复为损者多用。凡遇顽固性疾病,可酌情选用。

治风先治血,血行风自灭。治疗本病,应从调理气血入手,在调气血同时又可祛除血中邪气,从而达到消除皮损、止痒等目的。

十二、中药参考方

当归龙荟丸。

第三十九章　耳聋耳鸣

一、中医病名

耳鸣指患者自觉耳中鸣响而周围环境中并无相应的声源。它可发生于单侧，也可发生于双侧，有时患者自觉鸣声来自头颅内部，可称为"颅鸣"或"脑鸣"。在中医古籍中还有聊啾、苦鸣、禅鸣、耳数鸣、耳虚鸣、暴鸣、渐鸣等不同的名称。

耳聋指不同程度的听力减退。程度较轻者也称"重听"，如《杂病源流犀烛·卷二十三》云："耳聋者，声音闭隔，竟一无所闻者也；亦有不至无闻，但闻之不真者，名为重听。"根据发病的时间长短以及病因病理等不同，在中医古籍中又有暴聋、猝聋、厥聋、久聋、渐聋、劳聋、虚聋、风聋、火聋、毒聋、气聋、湿聋、干聋、聩聋、阴聋、阳聋等不同的名称。

耳鸣与耳聋临床上常常同时或先后出现，如《杂病源流犀烛·卷二十三》谓："耳鸣者，聋之渐也，惟气闭而聋者则不鸣，其余诸般耳聋，未有不先鸣者。"二者的病因病理及辨证施治原则也基本相似，故本节将耳鸣与耳聋合在一起进行讨论。它们既是多种耳科疾病乃至全身疾病的一种常见症状，有时也可单独成为一种疾病。

二、西医病名

西医学中突发性耳聋、爆震性耳聋、传染病中毒性耳聋、噪声性耳聋、先天性耳聋、药物中毒性耳聋、耳硬化症、老年性耳聋、听神经病变、耳部肿瘤等导致的耳聋，以及原因不明的感音神经性耳聋、混合性耳聋以耳鸣等疾病亦可参照本篇辨证论治。

三、病因病机

耳聋耳鸣有虚实之分，实者多因外邪或脏腑实火上扰耳窍，或瘀血、痰饮蒙蔽清窍；虚者多为脏腑虚损、清窍失养所致。

1. **风热侵袭**　由于寒暖失调，外感风热，或风寒化热，肺失宣降，致外邪循经上犯耳窍，清空之窍遭受蒙蔽，失去"清能感音，空可纳音"的功能，而导致耳聋或耳鸣。

2. **肝火上扰**　外邪由表而里，侵犯少阳；或情志抑郁，或暴怒伤肝，致肝失调达，气郁化火，均可导致肝胆火热循经上扰耳窍，引起耳聋耳鸣。

3. **痰火郁结**　饮食不节，过食肥甘厚腻，使脾胃受伤，或思虑过度，伤及脾胃，致水湿不运，聚而生痰，久则痰郁化火，痰火郁于耳中，壅闭清窍，从而导致耳聋耳鸣。

4. **气滞血瘀**　情志抑郁不遂，导致肝气郁结，气机不畅，气滞则血瘀；或因跌仆爆震、陡闻巨响等伤及气血，导致瘀血内停；或久病入络，均可造成耳窍经脉壅阻，清窍闭塞，发生耳鸣或耳聋。

5. **肾精亏损**　先天肾精不足，或后天病后失养，恣情纵欲，或年老肾精渐亏等，均可导致肾精亏损。肾阴不足，则虚火内生，上扰耳窍；肾阳不足，则耳窍失于温煦，二者均可引起耳聋或耳鸣。

6. **气血亏虚** 饮食不节,饥饱失调,或劳倦、思虑过度,导致脾胃虚弱,清阳不升,气血生化之源不足,而致气血亏虚,不能上奉于耳,耳窍经脉空虚,导致耳聋或耳鸣。或大病之后,耗伤心血,心血亏虚,则耳窍失养而致耳鸣耳聋。

四、主症

病史:如耳外伤史、爆震史、噪声接触史、耳毒性药物用药史、耳流脓史、其他全身疾病史、治疗史等。

耳鸣:可急性起病,亦可缓慢起病;既可为单侧亦可为双侧;可呈持续性,也可呈间歇性;耳鸣的音调可呈高音调,亦可呈低音调;一般在夜间或安静时加重,严重时可影响睡眠及对生活、工作、情绪产生干扰;多数耳鸣患者伴有听力下降。

耳聋:轻者听音不清,重者完全失听。突发耳聋者以单侧为多见,常伴有耳鸣及眩晕,少数亦有双侧同时发生者;缓慢发生的渐进性耳聋多为双侧。部分耳聋可呈波动性听力下降。

五、理化检查

1. **外耳道及鼓膜检查**
2. **听力学检查** 如音叉试验、纯音测听、耳鸣音调与响度测试、声导抗测试、电反应测听等。
3. **影像学检查** 颞骨及颅脑 X 线、CT、MRI 等检查。

六、治则

通利少阳,益肾平肝,醒神开窍。

七、取穴

主穴:翳风、肺俞、风池、中渚、地五会。

随证加减：肾精亏虚配太溪、水泉；肝胆火旺配丘墟、蠡沟、足临泣；中气不足配太渊、中脘、气海、关元；外邪所致，可配外关；药物损害配经渠、关元、中脘；无法接受外界的声音取耳门；声音过小取听宫；声音听不清楚配听会。

八、施术

操作方法：毫针刺，虚证补法，实证泻法，留针 30 分钟。

九、预后

耳聋耳鸣系耳科难治病证之一，其预后与病程、年龄、治疗是否及时等因素有关。病程短、年轻患者经过及时治疗，有可能全部或部分恢复听力，耳鸣减轻或消失，预后较好；病程长及年龄较大者，往往难以恢复听力，且可能有顽固性的耳鸣。

十、转归

小儿可因耳聋而丧失学习语言的机会，导致聋哑。

十一、预防

1. 耳聋耳鸣是多种疾病的常见症状之一，积极防治引起耳聋耳鸣的各种疾病，是防治耳聋耳鸣的关键。

2. 避免使用耳毒性药物，如氨基苷类抗生素、利尿剂等，若因病情需要必须使用，应严格监测听力变化。

3. 避免噪音刺激。

4. 怡情养性，保持心情舒畅。

5. 注意饮食有节，起居有常，忌油炸食品。

6. 晚上睡觉前用热水洗脚，有引火归元作用，有助于减轻耳鸣症状。

十二、结语

翳风穴首见于《针灸甲乙经》，属手少阳三焦经，又为该经与足少阳胆经之交会穴，临证以治头面五官疾患为主。《灵枢·经脉》篇记载手少阳三焦经和足少阳胆经"其支者，从耳后入耳中，出走耳前"，说明十二经脉中，手足少阳经脉与耳部的关系最为密切。翳风穴位于耳后，为手足少阳经之交会穴，善通窍益聪、清热散结、疏导少阳经气。

风池穴属足少阳胆经腧穴，手足少阳、阳维、阳跷脉之会穴。该穴具有息风潜阳、疏风解表、清脑安神、聪耳明目、舒筋通络之功效，为肝火上炎、肝风上扰、外感风邪所致的头、脑、眼、耳等疾病的常用穴。手足少阳经脉绕行于耳，故取之以疏调少阳经气，《针灸资生经》有"风池治耳塞"的记载。

中渚为手少阳三焦经输穴，属木，舒筋活络，清热散邪。中渚性善通调，刺之能通调三焦气血，治疗外经病变；又因其为三焦火经之木穴，泻之能清三焦相火，有釜底抽薪之力，治疗三焦相火亢盛所致头面五官疾患。《黄帝内经》曰"一阳独啸，少阳厥也"，啸即耳鸣，一阳为胆与三焦，脉皆络耳。中渚穴为手少阳三焦经输穴，"所注为输"，具有通调三焦气机，疏利少阳经气功效，从而治疗耳鸣耳聋。

地五会为足少阳胆经穴，此穴能治足病，五趾不能着地，以使五趾着地，站立平稳故名地五会。地五会为足少阳脉气之所发，"病在头者，取之足"，故本穴有疏肝利胆，通经活络之效。用于治疗肝胆郁热，风火上攻所致头面五官之疾。

肺俞穴属于足太阳膀胱经上的背俞穴之一。肺属金，金水生，且肺主声音；《针灸大成》记载肺俞穴可"泄五脏之热也"。故以肺俞穴，激发肺的宣散功能，以热引热，使热毒之邪移深就浅，随火而出,正如《圣济总录》所言:"肿内热气被火导之,随火而出也。"再则,气血得热则行,气血行则经脉通、瘀滞散,疼痛消。

在古典医籍中,耳聋有多种名称,如暴聋、卒聋、虚聋等。因为耳鸣常与耳聋同时出现,且治疗又大致相同,故可相提并论。

从辨经角度认识,耳鸣耳聋多与手足少阳经有关。如三焦手少阳之脉"上项,系耳后,直出耳上角……从耳后入耳中,出走耳前";胆足少阳之脉"上抵头角,下耳后,从耳后……入耳中,出走耳前"。从辨证角度认识,本病多分为虚实之证,虚证者,听力渐渐下降,日久成聋。耳鸣呈高调如夏季之蝉鸣,经久不断。多为脏腑虚弱,如肝血不足,肾阴不足等。实证者,突发暴聋,耳鸣多呈低调,音响较大,如雷鸣、如击钟、如飞机起落等不尽相同,时作时止,多与风、火、郁等因素有关。治则分别为清肝泻火和补益肾精。

十三、中药参考方

益气聪明汤。

第四十章　近　视

一、中医病名

近视以视近清楚，视远模糊为特征的眼病。古代医籍对本病早有认识，称为目不能远视，又名能近怯远症，至《目经大成》始称近视。

二、西医病名

近视是在调节松弛状态下，平行光线经眼的屈光系统的折射后焦点落在视网膜之前。

所谓假性近视是指那些在照明不良条件下持续阅读书写，眼睛过度使用调节，睫状肌持续保持过度收缩痉挛，在看远时也不能放松仍保持收缩状态者。多见于学习负担过重的青少年，多由后天获得。

三、病因病机

《诸病源候论·目病诸候》中谓："劳伤脏腑，肝气不足，兼受风邪，使精华之气衰弱，故不能远视。"在《审视瑶函·内障》中称："肝经不足肾经病，光华咫尺视模糊"及"阳不足，病于少火者也。"

1. **过用目力**　久视伤血，血伤气损，以致目中神光不能发越于远处。

2. **肝肾两虚**　禀赋不足，神光衰弱，光华不能远及而仅能视近。

四、主症

1. **自觉症状**　远距离视物模糊，近距离视物清晰，常移近所视目标，且眯眼视物。近视度数较高者，除远视力差外，常伴有夜间视力差、飞蚊症、闪光感等症状。部分患者可有视疲劳症状。

病程日久伴双目干涩，头晕目眩，久视尤甚，亦有头痛，甚则云雾移睛，暴盲等。

2. **眼部检查**　远视力减退，近视力正常。可伴有外隐斜或外斜视或眼球突出；高度近视可发生程度不等的眼底退行性改变如近视弧形斑、豹纹状眼底。

五、理化检查

1. **散瞳验光法**　临床上常用的是视网膜镜检影法，是在滴用睫状肌麻痹剂后，用视网膜镜检影，求出准确的度数。

2. **不散瞳验光法**　是主观试镜法，其优点是方便，无散瞳所引起的不便，但因受患者主观意念和调节的影响，往往不太准确。

3. **自动验光机验光法**。

六、治则

通经活络，养肝明目。

七、取穴

主穴：臂臑、养老、睛明、肝俞、光明。

随证加减：肝肾两虚配太溪、太冲、三阴交、命门；气血不足配关元、气海、血海、膈俞。

随症加减：头晕眼花加风池、百会。

八、施术

操作方法：毫针刺，得气为度，留针 30 分钟。

九、预后

随着现代科技文化的发展，近视眼的发病率呈增多的趋势，绝大多数患者为青少年学生，虽然近视的发生有一定的遗传因素，但与过度用眼及用眼卫生习惯不良有直接关系，如果不及时防治，则睫状肌痉挛可发展到眼球轴距变长，成为真性近视。近视分为单纯性与病理性两种，单纯性近视者多为低度近视，用镜片矫正时远视力可达正常；病理性近视患者多为高度近视，一般为先天遗传性所致，往往合并有眼底病理表现和其他并发症，病理性近视患者用镜片矫正时远视力往往很难达到正常。针灸对青少年假性近视有较好的疗效，能在较短时间内纠正眼睫状肌的痉挛，使视力有明显改善，但往往效果不能巩固，需要经过一段时间的巩固治疗，同时患者应注意保护视力。

十、转归

凡由于睫状肌痉挛引起的近视称为调节性近视、功能性近视或假性近视；若日久失治，则睫状肌痉挛可发展到眼轴变长，而成为器质性近视、真性近视。

十一、预防与调护

1. 养成良好的用眼习惯，阅读和书写时保持端正的姿势，眼与书本应保持 30 cm 左右的距离，不在走路、乘车或卧床情况下看书。

2. 学习和工作环境照明要适度，照明应无眩光或闪烁，黑板无反光，不在阳光照射或暗光下阅读或写字。

3. 定期检查视力，对近期远视力下降者应查明原因，积极治疗，对验光确诊的近视应佩戴合适的眼镜以保持良好的视力及正常调节和聚合。

4. 加强体育锻炼，注意营养，增强体质。

5. 忌食辛辣刺激及姜、花椒等伤损肝阴之品。

十二、结语

臂臑为手阳明大肠经穴，阳明经多气多血，手阳明之络脉入耳中，与耳目所聚集的经脉（宗脉）会合。《针灸甲乙经》谓本穴为"手阳明络之会"，《针灸聚英》谓之"手足太阳、阳维之会"。故本穴可以治疗多种眼疾。手足太阳经交会于睛明，阳维起于金门，沿足少阳循经上行，过臂臑后复沿手足少阳经上头，终于阳白。考臂臑乃手阳明、手足太阳、阳维之会穴，故用之可通阳泻热，疏通经气，促使气血流畅，眼目得养而清亮。臂臑用于眼科疾病的治疗，临床观察及从文献记载中未发现副作用，而且臂臑治疗眼疾已经被越来越多的针灸同道所运用。在《中国针灸独穴疗法》中记载了臂臑治疗结膜炎、角膜炎、眼内异物等病。《中国针灸穴位通鉴》一书中说，臂臑主治"眼疾病……在臂臑穴分别向前上方，后下方直刺一寸，每个方向做适量的捻转，可治疗视物模糊、视力下降等眼疾患"。

养老，手太阳小肠经之郄穴。该穴善于治疗老年阳气不足引起的目视不明，颈肩腰腿痛，故名养老。现代颈椎病、腰椎病日益年轻化，视力也提前退化，故养老穴已广泛运用于各年龄组。

睛明，足太阳膀胱经穴，出自《针灸甲乙经》，是治疗眼病的重要穴位,首先该穴是手足太阳、足阳明、阳跷和阴跷的交会穴。阳跷脉循行为出于足太阳经申脉穴,沿小腿、股外侧上行,经髋部、肋胁部、肩部、颈部、口旁面部,到达目内眦睛明穴,与手足太阳经、阴跷脉会合后入发际到向后风池;阴跷从照海穴分出,沿内踝后直上,经大腿内侧入前阴部,经腹部入胸内,上缺盆、人迎部、鼻旁,属目内眦睛明,合于太阳、阳跷而上行。跷脉有濡养眼目、司眼睑之开合的功能。阴阳跷主病如《灵枢·脉度》所云:"气并相还则为濡目,气不荣则目不合。"通过睛明穴调节阴阳跷脉治疗眼疾,此为原理之一;该穴又为手足太阳、足阳明之交会穴,太阳主一身之藩篱,太阳经多血少气,手太阳小肠经与心经相表里,泻之可散风清热、清心泻热,补之可补血以明目,足太阳膀胱经与肾经相表里,补之可益肾明目,足阳明胃经多血多气,可益气化血以养目,此为原理之二;该穴位于眼部,取其局部作用治疗眼疾,此为原理之三。

肝俞,足太阳膀胱经穴,肝开窍于目,肝之经脉系于目,肝之精血濡养于目。"肝气通于目,肝和则目能辨五色矣"(《灵枢·脉度》)。"肝受血而能视"(《素问·五脏生成》)。因肝的功能失常引起的眼病,常取本穴施治。

光明,出自《灵枢·经脉》,足少阳胆经之络穴,有联络肝胆两经气血的作用,可同治肝胆两经之病,有疏肝解郁,清肝明目之功。胆经气血至此变为纯阳之气,为天之天部,足少阳胆经吸收蒸腾的阳气汇合于此,近视乃因阳气不足而光华不能外越,所以取本穴治疗。

现代研究发现假性近视是针刺治疗效果显著的眼疾之一。近年来有大量的临床报道,所选穴位主要以局部取穴为主,配其他辨证选穴以整体治疗,亦有大量报道使用耳针耳穴,头皮针及各种电脉冲、电磁、激光治疗仪对相应穴位进行替代针刺的刺激等手段,均取得了显著效果,有效率在 34.5%~70.48%之间。

关于针刺及其他穴位刺激法治疗近视眼的机制，多数作者认为针刺可以改善眼部血运，有利于睫状肌的血液供应，激活其调节功能或解除其痉挛，从而使视力得到改善。但亦有从视力及屈光度两方面进行观察，发现视力与屈光度的改变并不同步，故说明针刺治疗近视的机制可能是多方面的，复杂的，有待深入研究。

结合本人体会，治疗近视采用远端取穴法为主，临床上常收到满意效果。

十三、中药参考方

羊肝明目丸。

第四十一章　牙　痛

一、中医病名

牙痛是口腔科疾病常见症状之一。中医学中的龋齿、牙宣、牙咬痛、骨槽风等皆可见之。临床应分清虚实，实证牙痛多因胃火、风火、虫蛀引起；虚证牙痛多由肾阴不足，虚火上炎导致。

二、西医病名

西医学中的龋齿、急性牙髓炎、急性根尖周围炎、牙周炎、牙本质过敏等有本症出现。

三、病因病机

1. **实证**　嗜食辛辣，肠胃火盛，或风热邪盛，外邪侵袭，均可导致火热之邪循经上蒸牙体、伤及龈肉，损及脉络发为本病。手足阳明经脉分别入络上齿下齿。

2. **虚证**　平素体虚或先天不足，或年老体弱均可导致肾精亏虚，肾阴不足，虚火上炎，灼烁牙龈，骨髓空虚，牙本失荣，而致牙齿松动而隐痛。以肾主骨，齿为骨之余，龈为胃之络故也。

3. **虫蛀蚀齿**　嗜食甘酸，口腔不洁，垢积污浊蚀齿而作痛。

四、主症

牙痛甚烈,兼有口臭,舌苔黄,口渴,便秘,脉洪等症,乃阳明火邪为患;如牙痛甚而龈肿,兼形寒身热,脉浮数等症者,为风火牙痛;如隐隐作痛,时作时息,口不臭,脉细或牙齿松动者,属肾虚牙痛。

五、理化检查

1. 视诊:口腔内患者所述疼痛侧上、下颌牙齿的牙体疾病(龋、发育异常、外伤牙折、磨损、楔状缺损、牙隐裂等)、充填体和修复体、阻生牙、拔牙创、牙龈乳头红肿、牙龈红肿和脓肿、龈颊沟及面部有无肿胀、开口是否受限等。

2. 探诊:牙体疾病探诊、牙周袋探诊。

3. 叩诊:垂直及侧方即诊。

4. 咬诊:正中及侧方咬合检查。

5. 松动度检查。

6. 扪诊:可疑患牙、根尖部、颌篱肿胀部位的覆地和范围,颌下淋巴结扪诊。

7. 温度测试冷和(或)热测验。

8. 牙髓电活力测验有无异常。

9. X 线检查充填体与髓腔的距离,充填体与洞壁间是否存在密度降低区;有无邻面龋髓石、牙内吸收、牙外吸收、牙根纵裂、根折;根分歧及根尖周有无病变,牙槽嵴顶及根周骨硬板有无破坏;有无阻生齿及埋伏牙压迫牙根,上颌窦及颌骨内有无肿物,颞下颌关节 X 线片有无异常变化。

10. 必要时,应除外心脏、血液、精神等全身性疾病。

六、治则

散风泻火,填精益肾。

七、取穴

主穴:曲池、厉兑、商阳、偏历、太溪。

随证加减:风火牙痛配外关、风池;胃火熏灼配三间、内庭、头维、太阳、丰隆;虚火上炎配三阴交、水泉。

八、施术

操作方法:厉兑、商阳放血,余穴毫针刺,得气为度,留针 30 分钟。胃火熏灼可取内庭点刺出血。

九、预后

针灸对于风、火、虚所致各类牙痛可有迅速止痛的作用。对牙髓炎、颌骨骨髓炎所致牙痛要采取综合治疗。

十、预防与调护

1. 注意正确的刷牙方法,以有效清除牙积、食物残渣,防止牙石的形成和沉积,同时应改善牙周组织的气血循行,每日可鼓齿,含津漱咽的养生法锻炼。

2. 清洁口腔,饭后漱口,定时可用消炎的漱口药液含漱。

3. 忌辛辣、油炸之品。

十一、结语

《黄帝内经》不仅肯定了齿与肾气、精髓、手足阳明经脉等脏腑经络在生理上的联系,而且观察到胃火牙痛、肾虚齿松齿脱等齿与脏腑在病理上的联系。温病学家叶天士更是丰富了这一验齿察病的诊断方法。叶氏《外感温热篇》第三十一条章虚谷按曰：牙齿"上半截润,胃津养之,下半截燥,由肾水不能上滋其根,而心火燔灼……"

太溪穴出自于《灵枢·本输》,为足少阴肾经的输穴、原穴,具有滋阴补肾,通调三焦之功。"肾主骨""齿为骨之余",补之可滋肾益阴,清热降火,使虚火下行归元。

厉兑穴为足阳明胃经之井穴,井穴为经气所出,如水流的源头。具有清热泻火、消肿止痛之功,有"上病下治"之意。

商阳穴,《针灸甲乙经》称其为绝阳穴,为手阳明大肠经之井穴,《标幽赋》言:"气盛血多者,阳明之位。"指出阳明为多气多血之经。具有疏风清热、宣肺利咽、消肿止痛之效。手阳明经入下齿中,足阳明经入上齿中,牙痛取阳明经穴治疗。

偏历,出自《灵枢·经脉》,为手阳明大肠经之络穴,可治表里两经病症,与商阳同用,泻热止痛之功相得益彰。

《难经·六十八难》曰:"井主心下满,荥主身热,输主体重节痛,经主喘咳寒热,合主逆气而泄"。合穴可以治疗脏腑气机上逆及下泄的病症,具有调整内脏的功能。曲池穴为手阳明大肠经合穴,而肺与大肠相表里,具有清热解毒、祛风通络、开通肺气作用。手阳明经脉有"其支者,从缺盆上颈、贯颊,入下齿中"的循行特点,阳明经乃多气多血之经,本经所主病"气有余则当脉所过者热肿",故选该经合穴、泻热消肿之要穴曲池穴。

十二、中药参考方

清胃散、调胃承气汤。

第四十二章　颈椎病

一、中医病名

项痹是因长期低头工作,年老正虚,经气不利等所致。以项部经常疼痛麻木,连及头、肩、上肢,并可伴有眩晕等为主要表现的肢体痹病类疾病。

二、西医病名

颈椎病是指颈椎骨质增生、颈项韧带钙化、颈椎间盘萎缩退化等改变,刺激或压迫颈部神经、脊髓、血管而产生的一系列症状和体征的综合征。颈椎病是一种常见病,中医学中虽然没有颈椎病的提法,但其相关症状散见于痹证、痿证、项强、眩晕等方面的论述。

三、病因病机

本病多见于 40 岁以上中老年患者,多因慢性劳损或急性外伤引起。由于颈项部日常活动频繁,活动度较大,易受外伤,因而中年以后项部常易发生劳损。如从事长期低头伏案工作的会计、誊写、缝纫、刺绣等职业者或长期使用电脑者;或颈部受过外伤者;或由于年老肝肾不足,筋骨懈惰,引起椎间盘萎缩变性,弹力减小,向四周膨出,椎间隙变窄,继而出现椎体前后缘与钩椎关节的增生,小关节关系改变,椎体半脱位,椎间隙变窄,黄韧带肥厚、变性及项韧带钙化等一系列改变。椎体增生的骨赘可引起周围膨出的椎间盘、后纵韧带、关节囊的反应性充血、肿胀、纤维化、钙化等,共同形成混合性突出物。当此类劳损性改变影响到颈部神经根、颈部脊髓或颈部主要血管时,即可发生一系列相关的症状和体征。

中医认为,多因长期伏案低头工作,颈部劳损,经气不利,督脉受损;或因风寒湿邪入侵,痹阻于太阳经脉,经隧不通;或年老正虚,气血不足,筋脉失养,肾虚精亏,精不养骨所致。

四、主症

起病于中老年,常有颈椎长期劳损或外伤等病史,多见于长期伏案工作之人。发病缓慢,呈波浪式发展。

颈部疼痛、麻木、酸胀,连及头、肩部、上臂疼痛,有相应的压痛点伴感觉异常。颈部僵直,转动不灵,活动受限,上肢乏力,甚至肌肉萎缩,部分患者可有眩晕、耳鸣、头痛、视物模糊等症。

按压同侧相应的颈椎间隙,或叩击头顶,则疼痛加剧。将颈部向健侧极度旋转,患侧上肢外展90°,且尽量后伸时,患肢放射痛显然加剧。腕反射减退或消失。

1. **颈型颈椎病**　枕颈部痛,颈活动受限,颈肌僵硬,有相应压痛点。

X线片示:颈椎生理弧度在病变节段改变。

2. **神经根型颈椎病**　多数无明显外伤史。大多患者逐渐感到颈部单侧局限性痛,颈根部呈电击样向肩、上臂、前臂乃至手指放射,且有麻木感,或以疼痛为主,或以麻木为主。疼痛呈酸痛、灼痛或电击样痛,颈部后伸、咳嗽、甚至增加腹压时疼痛可加重。上肢沉重,酸软无力,持物易坠落。部分患者可有头晕、耳鸣、耳痛、握力减弱及肌肉萎缩,此类患者的颈部常无疼痛感觉。

临床检查:颈部活动受限、僵硬,颈椎横突尖前侧有放射性压痛,患侧肩胛骨内上部也常有压痛点,部分患者可摸到条索状硬结,受压神经根皮肤节段分布区感觉减退,腱反射异常,肌力减弱。颈 5～6 椎间病变时,刺激颈 6 神经根引起患侧拇指或拇、示指感觉减退;颈 6～7 椎间病变时,则刺激颈 7 神经根而引起示、中指感觉减退。臂丛神经牵拉试验阳性,颈椎间孔挤压试验阳性。

X 线检查:颈椎正侧位、斜位或侧位过伸、过屈位 X 线片可显示椎体增生,钩椎关节增生,椎间隙变窄,颈椎生理曲度减小、消失或反角,轻度滑脱,项韧带钙化和椎间孔变小等改变。CT 可见椎体后赘生物及神经根管变窄。

3. 脊髓型颈椎病　缓慢进行性双下肢麻木、发冷、疼痛,走路欠灵、无力,打软腿、易跘倒,不能跨越障碍物。休息时症状缓解,紧张、劳累时加重,时缓时剧逐步加重。晚期下肢或四肢瘫痪,二便失禁或尿潴留。

临床检查:颈部活动受限不明显,上肢活动欠灵活,双侧脊髓传导束的感觉与运动障碍,即受压脊髓节段以下感觉障碍,肌张力增高,反射亢进,锥体束征阳性。

X 线检查:颈椎生理曲度改变,病变椎间隙狭窄,椎体后缘唇样骨赘,椎间孔变小。CT 检查:颈椎间盘变性,颈椎增生,椎管前后径缩小,脊髓受压等改变。MRI 检查:可显示受压节段脊髓有信号改变,脊髓受压呈波浪样压迹。

4. 椎动脉型颈椎病　主要症见单侧颈枕部或枕顶部发作性头痛、视力减弱、耳鸣、听力下降、眩晕,可见猝倒发作。常因头部活动到某一位置时诱发或加重,头颈旋转时引起眩晕发作是本病的最大特点。椎动脉血流检测及椎动脉造影可协助诊断,辨别椎动脉是否正常、有无压迫、迂曲、变细或阻滞。

X 线检查：可显示椎节不稳及钩椎关节侧方增生。CT 检查可显示左右横突孔大小不对称，一侧相对狭窄。

椎动脉造影见椎动脉迂曲，变细或完全梗阻。

5. **交感神经型颈椎病**　主要症见头痛或偏头痛，有时伴有恶心、呕吐，颈肩部酸困疼痛，上肢发凉发绀，眼部视物模糊，眼窝胀痛，眼睑无力，瞳孔扩大或缩小，常有耳鸣、听力减退或消失。心前区持续性压迫痛或钻痛，心律不齐，心跳过速。头颈部转动时症状可明显加重，压迫不稳定椎体的棘突可诱发或加重交感神经症状。

X 线检查：见钩椎增生，椎间孔变狭窄，颈椎生理弧度改变或有不同程度错位。椎动脉造影有受压现象。

五、理化检查

1. **颈椎 X 线平片检查**　正位片可见椎间隙变窄，钩椎关节增生，环枢关节脱位或半脱位，寰枢椎融合等；侧位片可见椎间隙变狭窄，椎体前后缘骨质增生，椎管狭窄，后韧带钙化，生理前凸消失，关节突肥大，椎体半脱位；斜位片可见椎间孔变形、狭窄、椎间关节及钩椎关节增生或肥大等。上述 X 线平片所见尚不能作为诊断的主要依据。

2. **脊髓造影（MRI、DSA）**　对疑有脊髓压迫症状的患者，应做空气或碘油造影，如有条件最好做 MRI 检查，能清晰地显示椎管狭窄或阻塞的部位、程度、范围；对疑有椎动脉型的患者，可做椎动脉造影，如有条件可做 DSA。

3. **颈椎 CT**　能显示颈椎骨赘部位、范围大小，以及椎管周围软组织改变等。

4. **其他**　还可做心电图、血管 B 超、脑血流图、头颅 CT、MRI 等排除心脏、脑干、小脑等部位的病变。

六、治则

行气活血,补肾通督。

七、取穴

主穴:局部、大椎、养老、列缺、风池、太溪、水泉、悬钟、肾俞。
随证加减:风寒湿型配外关、昆仑;气滞血瘀配支沟、膈俞;痰
湿阻络配脾俞;肾气不足配命门;气血亏虚配肺俞、膈俞。

八、施术

操作方法:局部火针,余穴毫针刺,得气为度,留针 30 分钟。

九、预后

本病虽属顽疾,但症状改善尚可。

十、转归

部分患者会在受压神经支配的躯体部分出现肌肉萎缩;部分
颈椎病严重者会出现下肢瘫痪,早期表现为下肢麻木、疼痛、跛行,
有的患者在走路时有如踏棉花的感觉,个别患者还可伴有排便、排
尿障碍,如尿频、尿急、排尿不畅或大小便失禁等,这是因为椎体侧
束受到颈椎骨刺的刺激或压迫,导致下肢运动和感觉障碍所致;更
有甚者会危及生命。

十一、预防与调护

1. 合理用枕,选择合适的高度与硬度,保持良好睡眠体位。长
期伏案工作者,应注意经常做颈项部的功能活动,以避免颈项部长
时间处于某一低头姿势而发生慢性劳损。急性发作期应注意休

息,以静为主,以动为辅,也可用颈围或颈托固定1~2周。慢性期以活动锻炼为主。颈椎病病程较长,非手术治疗症状易反复,患者往往有悲观心理和急躁情绪。因此要注意心理调护,以科学的态度向患者做宣传和解释,帮助患者树立信心,配合治疗,早日康复。

2. 忌酸冷,禁食碳酸饮料、酸奶、牛奶。

十二、结语

颈椎病是中老年人常见病之一,是年老气血渐衰不能濡养筋骨,功能退化的一种表现,这时因正气不足,腠理空疏,卫外不固,往往风寒乘虚而入,经络受阻,气血不畅。临证治疗以扶阳益气,温通经络为大法,给予局部火针点刺,疗效满意。

大椎乃颈项之门户,为督脉与手足三阳经交会穴,督脉为"阳脉之海",总领诸阳经,气血经络由此而过,针刺大椎穴可振奋督脉之阳气,使气旺血行,从而改善颈项部的血液循环,缓解局部神经血管压迫。大杼为八会穴之骨会穴,对缓解颈神经压迫,改善颈椎局部水肿,解除神经根刺激具有良好效果。养老属手太阳经郄穴,《针灸甲乙经》卷十:"肩痛欲折,如拔,手不能自上下,养老主之。"《针灸大成》卷六:"主肩臂酸疼,肩欲折,臂如拔,手不能自上下。"说明养老有活血通络的作用。悬钟为八会穴之髓会穴,有补髓壮骨,通经活络的作用。后溪,属手太阳小肠经,是八脉交会穴之一,与督脉相通,据有关资料报道,后溪穴通督脉的循行路线是:起于后溪穴,沿小肠经上行于腕部,从尺骨小头直上,沿尺骨下缘出于肘内侧(在肱骨内上髁和尺骨鹰嘴之间),向上沿上臂外后侧,出肩关节部,绕肩胛,交肩上,在大椎穴与督脉相交,然后沿督脉夹脊穴下行。因此针后溪穴治颈椎病是"经脉所过,主治所在"理论的具体应用。颈夹脊穴在局部解剖上每穴都有从相应的椎骨下方发出的脊神经后支及其相应的动脉、静脉丛分布。针刺颈夹脊穴通过神经和交感神经的体液调节作用,促进机体功能的改善,使交感神经释放缓激肽、5-羟色胺、乙酰胆碱等化学介质,从而疏导经气,缓解疼痛。

毫针通过刺激穴位并用手法进行微调,来恢复机体的自稳调节机制,同时也调节局部体液代谢,在改善颈椎病动力平衡的基础上纠正其静力平衡,从而起到调节阴阳、动静平衡的效果。关于火针治疗其机制,据有关研究资料表明:火针烧红时,针身温度可逾800℃,且以极快的速度刺至粘连、瘢痕组织之中,针体周围微小范围内病变瘢痕组织被灼至炭化,粘连板滞的组织得到疏通松解,局部血循环状态随之改善,通过治疗、休整的交替,机体对灼伤组织充分吸收,纤维组织增生所形成的粘连瘢痕组织得到质的改变。所以,火针疗法对于颈椎病有理想而巩固的疗效。拔罐可以祛风解表,疏通经络,行气活血,改善颈部血液循环,放松颈部紧张肌群而缓解痉挛。

脾主升清,若脾胃功能失调,常可导致头晕等症状,颈椎病亦常伴有头晕,由此推论,其治疗过程应注意顾护脾胃。

十三、中药参考方

葛根汤。

第四十三章 落 枕

一、中医病名

落枕,又称失枕,即颈部伤筋,多因睡眠姿势不良,睡起后颈部疼痛,活动受限,似身虽起而颈尚留落于枕,故名落枕。《伤科汇纂》有"因挫伤及失枕而颈强痛者"的记载。多由于在无准备的情况下,颈部肌肉突然收缩,引起肌纤维部分撕脱或睡觉时姿势不对,颈部受强烈牵拉体位或者因风寒侵袭,气血凝滞,经络闭塞不通而致。以睡后一侧颈项疼痛、酸胀、活动不利为主要表现的肢体痹病类疾病。多见于青壮年,与职业有一定关系,男多于女,冬春两季发病率较高,常于晨起时发病并反复发作。

二、西医病名

落枕可视为颈部软组织扭伤或炎症改变,它受累的组织有颈肌、关节突关节及副神经,属于西医各种原因导致的颈部肌肉痉挛,如颈肌劳损、颈项纤维组织炎、颈肌风湿病、枕后神经痛、颈椎肥大等病。该病主要由颈部肌肉长时间过分牵拉而发生痉挛所致,也可见于颈椎小关节滑膜嵌顿、半脱位或肌肉筋膜的炎症。

三、病因病机

1. **肌肉扭伤** 颈部急性扭闪或睡觉时姿势不良,枕头过高或过低或过硬;头部过度偏转,使颈部肌肉长时间受到牵拉,处于紧张状态而发生静力性损伤,表现为肌痉挛或某些纤维束的撕裂,或者引起分布于胸锁乳突肌、斜方肌的副神经的牵拉伤;牵拉或肌痉挛有时又会引起颈椎关节突关节的轻度错位。

2. **感受风寒** 颈背部遭受风寒侵袭也是常见因素。如严冬受寒,盛夏贪凉,风寒外邪使颈背部某些肌肉气血凝滞,经络痹阻,僵凝疼痛,功能障碍。

四、主症

晨起突感颈部疼痛不适,出现疼痛,头常歪向患侧,活动欠利,不能自由旋转后顾,如向后看时,须整个躯干向后转动。颈项部肌肉痉挛压痛,触及条索状硬结,斜方肌及大小菱形肌部位亦常有压痛。

风寒外束,颈项强痛者,可有渐渐恶风,身有微热,头痛等表证。往往起病较快,病程较短,二三天内即能缓解,一周内多能痊愈。如痊愈不彻底,易于复发。若久延不愈,应注意与其他疾病引起之颈背痛相鉴别。

五、理化检查

无特异性检查。X线片一般无明显改变,由于颈肌痉挛,头颈部歪斜,照片上可见颈椎侧弯,颈椎生理弧度改变为平直甚至反张;轻度椎间隙狭窄等。

部分患者因颈椎病引发,可做颈椎相关检查,以明确病因。

六、治则

舒筋活血,行气止痛。

七、取穴

主穴:落枕穴、养老、后溪、风池。因颈椎病引发的落枕,以治疗颈椎病为主。

随证加减:风寒袭络加外关、大椎,局部拔罐;气滞血瘀加支正(对侧)。

八、施术

操作方法:毫针刺,得气为度,留针 30 分钟。

九、预后

针灸对治疗落枕有良好的效果,见效快。一般二三天内即能缓解,一周内多能痊愈。如痊愈不彻底,易于复发。

十、转归

本病如不治疗有自行缓解倾向,但也有人认为本病为颈椎病的前驱表现。

十一、预防与调护

1. 睡眠时枕头不宜过高,避风寒。

2. 平时应加强颈部肌肉的锻炼。

3. 坐车打瞌睡,遇到急刹车,头部突然后仰,可致损伤。青少年做体育运动时不得要领,或不重视运动前的预备活动也易造成运动损伤,因此要多加注意。

4. 忌酸冷。

十二、结语

1. 落枕穴为经外奇穴,是治疗落枕的要穴,具有活血通络、解痉镇痛作用,加之本穴位于手三阳经之间,手三阳经交会于缺盆上项,故针刺落枕穴,能激发手三阳经之经气,有利于滑利关节、缓解痉挛,达到活血散寒之目的。

养老穴是手太阳小肠经的郄穴,善于治疗本经脉脏腑的急性病症;后溪穴,手太阳小肠经之输穴,"输主体重节痛",《针灸大全》记载后溪主治"颈项强痛";同时,后溪又为八脉交会穴,通督脉,督脉行于颈部,《灵枢·经脉》"小肠手太阳之脉……出肩解,绕肩胛,交肩上……"所谓"经脉所过,主治所及"。故取养老、后溪针之可疏通项背部经气,宣通气血,解痉镇痛而起效。正如《灵枢·杂病》说:"项痛不能仰,刺足太阳,不可以顾,刺手太阳也。"

风池穴位于项后,为足少阳胆经穴,亦是与阳维脉之交会穴。阳维"过肩前…入肩后……上循耳后,会足少阳于风池",足少阳经"下耳后循项,至肩上,入缺盆"。风池穴可舒筋活血,通经导气,通络止痛。

2. 针灸治疗落枕有很好的疗效,对急性期一般1～3次即可治愈,慢性病患者的治疗次数略多几次,也可取得较好疗效。患者睡眠时体位姿势及枕头高低要适当,并注意保暖,避免风寒,防止复发。

3. 若久延不愈,应注意与其他疾病引起之颈背痛相鉴别,宜行详细检查及拍X线片,以考虑早期颈椎病。

十三、中药参考方

羌活胜湿汤。

第四十四章　肩周炎

一、中医病名

肩关节周围炎是一种以肩痛、肩关节活动障碍为主要特征的筋伤，简称"肩周炎"。其病名较多，因睡眠时肩部受凉引起的称"漏肩风"或"露肩风"；因肩部活动明显受限，形同冻结而称"冻结肩"；因该病多发于 50 岁左右，故又称"五十肩"。此外，还称"肩凝风""肩凝症"等。男女患者之比约为 1：3，多为单侧，且左肩多于右肩。

二、西医病名

本病常见于西医学所指的肩周炎。肩关节周围炎是一种因肩关节周围软组织病变而引起肩关节疼痛和活动受限的肩部疾病。

三、病因病机

五旬之人，肝肾渐衰、肾气不足、气血虚亏、筋肉失于濡养，加之外伤劳损、风寒湿邪侵袭肩部而引起本症。外伤劳损为其外因，气血虚弱、血不荣筋为其内因。肩关节的关节囊与关节周围软组织发生了范围较广的慢性无菌性炎症反应，而引起软组织的广泛性粘连，致使肩关节活动发生障碍。

肩部的骨折、脱位，臂部或前臂的骨折，因固定时间太长或在固定期间不注意肩关节的功能锻炼亦可诱发肩周炎。

四、主症

起病缓慢，多数患者无外伤史，多见于中老年人。仅少数患者曾有局部外伤、劳累或长期固定病史。

肩部酸痛，夜间尤甚，肩关节外展、外旋活动开始受限，逐步发展成肩关节活动广泛受限。外伤诱发者，外伤后肩关节外展功能迟迟不恢复，且肩周疼痛持续不愈，甚至加重。

本病的主要症状是肩关节疼痛和活动受限。早期疼痛与活动受限并重。疼痛一般以肩关节的前、外侧部为重，有人可以放散到同侧的肩胛部、肘部以及手部。疼痛的性质多为酸痛或针刺样痛，疼痛程度较轻，常不引起注意。1～2 周后，疼痛逐渐加重，重者夜间痛甚，影响睡眠。到中后期疼痛有所减轻，但活动受限减轻不明显，甚至继续加重。尤其表现为难以完成洗脸、梳头和穿、脱衣服等动作。

查体肩部无明显肿胀，肩前、后、外侧均可有压痛。部分持续性疼痛者可出现肩关节周围肌肉的痉挛，病程长者会产生三角肌萎缩，肩关节活动痛且运动障碍。轻者仅为内、外旋活动受限。有时在肩胛胸壁关节的代偿下，活动受限显得不明显。此时应将肩胛骨固定再做运动检查，并且把双侧肩关节加以对照，即可显出患侧肩关节存在的活动障碍；重者肩关节各方向活动均受限，尤其以外展、外旋、后伸受限明显，甚至可因活动不当引起刀割样疼痛，压痛点广泛，以结节间沟、肱骨大结节、喙突、肩峰下滑囊几处最为多见。个别患者因并发血管挛缩而出现同侧上肢血液循环障碍，表现为患肢中远段肿胀、发凉、疼痛等现象。

五、理化检查

1. **X 线**　本病常无特殊发现，个别患者可以见到冈上肌腱钙化和肱骨脱钙化。后期可有肱骨头下移征象，部分患者可有骨质疏松。

2. **肩关节造影**　关节腔囊明显缩小，腋窝的囊腔皱褶部分消失。

3. **关节镜检查**　关节腔变小，关节滑膜与肱骨头之间有粘连。

六、治则

疏调气血，舒筋通络。

七、取穴

主穴：条口、听宫、阿是穴（痛点或肌肉僵硬处）、养老、合谷、解溪。

随证加减：风寒外袭加局部拔罐；劳损者加缪刺法；顽固者加膏肓（灸）。

八、施术

操作方法：阿是穴火针，余穴毫针刺，取患侧条口穴，平补平泻，深刺，可直透承山。局部组织粘连等症情顽固者，可配合火针治疗。

九、预后

肩周炎具有缓慢发病、逐渐加重、经数月或更长时间可自行减轻以至自愈的发病特点。病程多在数月至 2 年之间，一般不复发。

十、转归

病程较长者,可见肩胛带肌萎缩、关节粘连。某些患者的肩关节运动功能可能在恢复期后也会遗留一些症状。

十一、预防与调护

1. 中老年人平时肩部要注意保暖,勿受风寒湿邪侵袭,并经常进行肩关节的自我锻炼活动。急性期以疼痛为主,肩关节被动活动尚有较大范围,应减轻持重,减少肩关节活动;慢性期关节已粘连,关节被动活动功能严重障碍,肩部肌肉萎缩,要加强功能锻炼。

2. 忌酸冷。

十二、结语

1. 肩周炎多由气血不足,营卫不固,风、寒、湿之邪乘虚侵袭肩部经络,导致筋脉收引,气血运行不畅而致;或劳累闪挫,或习惯偏侧而卧,筋脉长期被压迫,致使气血阻滞而成肩痛。正气不足,气血失和,邪气乘虚而入是导致本病的根本原因。从经络循行部位看,足阳明胃经不经过肩部,但根据经络本身的气血辨证,"阳明常多气多血",此病当属阳明经病变,治以养血和血,取足阳明胃经之条口穴,疗效显著。阳明经多气多血,深刺条口穴,可起补益气血,通经活络之作用。

条口为足阳明胃经穴,最早见于《针灸甲乙经》。足阳明多气多血,如其平调,内外得养,五脏皆安。故刺条口穴能鼓舞脾胃中焦之气,令其透达四肢,濡筋骨,利关节,驱除留著的风寒湿邪,使滞泣的筋脉畅通,为"上病下取"的原则。

听宫穴属手太阳小肠经穴,具有疏风定痛之功效,同时,手少阳、足少阳和手太阳经脉均与听宫穴交会。经云:"太阳主开",凡外邪袭络，必从太阳经注，听宫传其输也。选用听宫穴，适当配合足阳明大肠经的经穴解溪、输穴陷谷、手阳明大肠经的原穴合谷以疏通阳明经气，使其扶阳益气，调理气血。

手太阳小肠经"出肩解，绕肩胛，交肩上……其支者，从缺盆，循颈"，循行于项部及肩部，养老穴为手太阳小肠经郄穴，郄穴对本经脉的急性、发作性病证有较好的止痛作用，故取养老穴以疏调太阳经气，解痉止痛。

合谷为手阳明大肠经之原穴，其经络走行经过肩外、前、后侧及附近区域，具有祛风解表，通络镇痛之功，《席弘赋》："手连肩脊痛难忍，合谷针时要太冲。"解溪为足阳明胃经之经穴，功可解表散寒，舒筋利节，阳明经多气多血，二穴同用，可濡润宗筋，通利关节。

2. 本病治疗以远端取穴为宜，减少局部取穴。

3. 合并有颈椎病者，需考虑治疗颈椎病，以防复发。

十三、中药参考方

黄芪桂枝五物汤。

第四十五章　肘　劳

一、中医病名

肘劳是以肘部外侧疼痛、关节活动障碍为主症的疾病,又名"网球肘",属中医学"筋伤"的范畴。

二、西医病名

肱骨外上髁炎亦称肱桡关节滑囊炎、肱骨外上髁骨膜炎,因网球运动员较常见,故又称网球肘。

三、病因病机

多因慢性劳损致肱骨外上髁处形成急、慢性炎症所引起。肱骨外上髁是前臂腕伸肌的起点,由于肘、腕关节的频繁活动,长期劳累,使腕伸肌的起点反复受到牵拉刺激,引起部分撕裂和慢性炎症或局部的滑膜增厚、滑囊炎等变化。多见于从事旋转前臂、屈伸肘关节和肘部长期受震荡的劳动者,如网球运动员、打字员、木工、钳工、矿工、家庭妇女及学生等。

四、主症

起病缓慢,初起时在劳累后偶感肘外侧疼痛,延久逐渐加重,疼痛甚至可向上臂及前臂放散,影响肢体活动。做拧毛巾、扫地、端壶倒水等动作时疼痛加剧,前臂无力,甚至持物落地。

肱骨外上髁以及肱桡关节间隙处有明显的压痛点,腕伸肌紧张试验阳性,前臂伸肌腱牵拉试验(Mill)征阳性,将患侧肘伸直,腕部屈曲,做前臂旋前时,外上髁处出现疼痛。

若病变发生在肱骨内上髁,则为肱骨内上髁炎,肿痛和压痛在肘内侧,抗阻力屈腕时疼痛明显;若病变发生在尺骨鹰嘴,则为鹰嘴滑囊炎,肿痛和压痛在肘后侧,肘关节伸屈轻度受限。

五、理化检查

X线摄片检查多属阴性,偶见肱骨外上髁处骨质密度增高的钙化阴影或骨膜肥厚影像。

六、治则

养血荣经,舒筋活络。

七、取穴

冲阳、局部痛点(缪刺法)、合谷。

八、施术

操作方法:局部火针,余穴毫针刺,得气为度,留针30分钟。

九、预后

预后良好。

十、预防与调护

肱骨外上髁炎是由于肘、腕关节的频繁活动,腕伸肌的起点反复受到牵拉刺激而引起,因此尽量避免其剧烈活动。疼痛发作期应减少活动,必要时可做适当固定,可选择三角巾悬吊或前臂石膏固定 3 周左右,待疼痛明显缓解后应及时解除固定,并逐渐开始肘关节功能活动,但要避免使伸肌总腱受到明显牵拉的动作。

平素忌食酸冷,以免损伤胃阳。

十一、结语

冲阳为足阳明胃经原穴,阳明经多气多血,故具有健脾和胃、调理气血之功,是治疗网球肘的特效穴,《铜人腧穴针灸图经》谓之治"偏风口眼㖞斜,肘肿";合谷为手阳明大肠经原穴,主治上肢疼痛不遂,手阳明经"入肘外廉",经络所通主治所及,取之以行气活血、舒筋通络止痛,属远端取穴。

十二、中药参考方

舒筋汤。

第四十六章　急性腰扭伤

一、中医病名

急性腰扭伤系指腰部筋膜、肌肉、韧带、椎间小关节、腰骶关节的急性损伤,而无骨折、脱臼、皮肉破损的证候。多因突然遭受间接暴力所致,俗称闪腰、岔气。临床主要表现为腰部肿胀疼痛,关节活动障碍等。腰部扭挫伤是常见的筋伤疾病,多发于青壮年和体力劳动者。

二、西医病名

本病主要包括急性腰肌筋膜扭伤、急性腰部韧带扭伤和急性腰椎后关节滑膜嵌顿等病症。

三、病因病机

腰部扭挫伤可分为扭伤与挫伤两大类,扭伤者较多见。

腰部扭伤多因突然遭受间接暴力致腰肌筋膜、腰部韧带损伤和小关节错缝。如当脊柱屈曲时,两侧髂棘肌收缩,以抵抗体重和维持躯干的位置,此时若负重过大或用力过猛,致使腰部肌肉强烈收缩,而引起肌纤维撕裂;当脊柱完全屈曲时,主要靠棘上、棘间、髂腰等韧带来维持躯干的位置,此时若负重过大或用力过猛,则引起韧带损伤;腰部活动范围过大、过猛,弯腰转身突然闪扭,致使脊柱椎间关节受到过度牵拉或扭转,而引起椎间小关节错缝或滑膜嵌顿。

腰部挫伤多为直接暴力所致,如车辆撞击,高处坠跌,重物压砸等,致使肌肉挫伤,血脉破损,筋膜损伤,引起瘀血肿胀,疼痛、活动受限等,严重者还可合并肾脏损伤。

中医认为,本病多由剧烈运动或负重不当、跌倒闪挫、牵拉以及过度扭转等原因,使关节超越正常活动范围,引起筋脉及关节损伤,气血瘀滞于局部,使经气运行受阻,而致局部肿胀疼痛,甚至关节活动受限。

四、主症

扭伤部位疼痛,关节活动障碍,或患部出现肿胀、皮下瘀血、压痛。

1. **急性腰肌扭伤** 受伤时,患者有腰部撕裂感,随后开始剧烈疼痛,腰不能伸直,甚至出现强迫体位,轻度活动则疼痛加重,严重者不能坐立和步行,甚至咳嗽、喷嚏亦产生剧烈腰痛。疼痛呈逐步加重的趋势。查体,腰部平直板硬,拒按,腰部侧弯,如损伤严重则局部轻度肿胀。一般在腰 3、4 横突,腰骶关节下方,髂后上棘等处有明显的压痛点。X 线检查无明显异常。

2. **急性韧带扭伤** 棘上、棘间韧带损伤患者都有负重前屈或扭转的外伤史,有时能诉说出自己感觉到清脆的撕裂响声。检查时发现腰肌紧张、棘突或棘间压痛,肿胀,腰前屈活动受限且加重疼痛。仰卧屈髋试验阳性,部分患者有反射性腿痛,屈伸和旋转脊柱时加重。

3. **急性关节扭伤** 常见腰骶关节扭伤,急性骶髂关节扭伤,急性椎间小关节扭伤。立即发生难以耐受的剧烈疼痛,表情痛苦,不敢活动,特别惧怕他人的任何搬动。腰肌处于完全的紧张状态和僵板,待关节滑膜嵌顿解除后,剧痛亦自行缓解。一般无神经根刺激症状,X线检查显示后关节排列方向不对称,有腰椎后突和侧弯,椎间隙左右宽窄不一。

腰部扭挫伤一般无下肢痛,但有时可出现下肢反射性疼痛,多为屈髋时臀大肌痉挛,骨盆有后仰活动,牵动腰部的肌肉、韧带所致。所以,直腿抬高试验阳性,但加强试验为阴性,可与腰椎间盘突出神经根受压的下肢痛相鉴别。

五、理化检查

X线摄片检查,主要显示腰椎生理前凸消失和肌性侧弯,不伴有其他改变。

急性腰扭伤应与腰椎间盘突出症相鉴别,同时,还应积极排除骨折和其他骨关节病变,尤其是急性腰骶关节扭伤,腰5骶1有明显的压痛和叩痛,早期可因局部组织水肿而出现明显的神经根症状,更应与腰椎间盘突出症相区别:故急性腰扭伤的急诊腰椎平片或腰椎CT检查是极为重要的。

六、治则

疏通经脉,活血止痛。

七、取穴

局部、后溪、委中、养老、水泉、金门。

八、施术

操作方法:局部火针,委中放血;余穴毫针刺,平补平泻,留针30分钟。

九、预后

针灸治疗急性腰扭挫伤效果良好。

十、转归

急性腰扭伤若因处理不当,或治疗不及时,亦可使症状长期延续,变成慢性。

十一、预防与调护

腰部扭挫伤强调以预防为主,劳动或运动前做好充分准备活动,应量力而行。平时要经常锻炼腰背肌,弯腰搬物姿势要正确。伤后应注意休息与腰部保暖,勿受风寒,佩戴腰围保护,并配合各种治疗。

十二、结语

后溪为手太阳小肠经输穴,手太阳与足太阳为同名经,两者相交于目内眦,又为八脉交会穴,通督脉,督脉又行于腰背正中,故腰背部损伤与督脉相关,《拦江赋》有"后溪专治督脉病"之说,可激发经气,调整气血,使腰部经络疏通,起到柔筋止痛之功。

委中为足太阳膀胱经之合穴,经气深聚之处,又为四总穴之一,"腰背委中求";《素问·腰痛论》曰"足太阳脉,令人腰疼,引项脊尻背如重状,刺其郄中";《丹溪心法》有云"腰屈不得申,刺委中出血立愈"。针刺委中可疏通腰背部经气,使得通则不痛。

在中医学经络理论体系中,足太阳膀胱经"挟脊抵腰中,入循膂……从腰中,下挟脊";"是主筋所生病者……项、背、腰、尻、腘、腨、脚皆痛"。督脉"经长强,行于后背正中"。《脉经》认为督脉病候"腰背强痛,不得俯仰"。从经络理论分析,急性腰扭伤累及的经脉主要是足太阳膀胱经和督脉。《灵枢·根结》云："太阳为开……故暴病者,取之太阳,视有余不足。"明确指出急性疾病可选用太阳经治疗。而手太阳小肠经与足太阳膀胱经在头面部接续,两经经气贯通,经脉所过,主治所及,因此手太阳小肠经腧穴亦可治疗足太阳膀胱经的病变。养老,出自《针灸甲乙经》,为手太阳小肠经郄穴,是经气深聚之所,可治疗急性痛证、血证,同时养老穴也是临床中常用的保健穴位,可滋养肝肾,强筋壮腰。配以输穴后溪,郄络相配,太阳经气瞬达腰背,纵腰络扭损,饶筋失血濡,亦可借二穴回旋,疏通经络,清宣壅滞,通则不痛,达到"伛者立伸,偻者起"之效。

金门为足太阳膀胱经郄穴,出自《针灸甲乙经》。太阳经夹脊下行抵腰中,激发经气,补阳益气,通络止痛,善于治疗腰腿痛。

水泉,足少阴肾经之郄穴,出自《灵枢·经脉》。为肾之经气深聚之处,可补肾明目,通调经血。

十三、中药参考方

舒筋丸。

第四十七章　腰椎病

一、中医病名

腰痹是因外伤、劳损或寒湿侵袭腰部所致。以腰部长期疼痛，弯腰、受寒或劳累加重，或活动受限为主要表现的肢体痹病类疾病。

二、西医病名

本病常见于西医学所指的腰肌劳损、腰椎骨质增生、腰椎间盘突出等。

三、病因病机

本病好发于 20～40 岁青壮年，男性多于女性。多数患者因腰扭伤或劳累而发病，少数可无明显外伤史。

两个椎体之间是由椎间盘相连接，构成脊椎骨的负重关节，为脊柱活动的枢纽。每个椎间盘由纤维环、髓核、软骨板三个部分组成。纤维环位于椎间盘的外周，为纤维软骨组织构成，其前部紧密地附着于坚强的前纵韧带，后部最薄弱，较疏松地附着于薄弱的后纵韧带。髓核位于纤维环之内，为富有弹性的乳白色透明胶状体。髓核组织在幼年时呈半液体状态或胶冻样，随着年龄增长，其水分逐渐减少,纤维细胞、软骨细胞和无定型物质逐渐增加,以后髓核变成颗粒状和脆弱易碎的退行性组织。软骨板位于上、下面,为透明软骨构成。腰椎间盘具有很大的弹性,起着稳定脊柱、缓冲震荡等作用。腰前屈时椎间盘前方承重,髓核后移;腰后伸时椎间盘后方负重,髓核前移。

随着年龄的增长,以及在日常生活工作中,椎间盘不断遭受脊柱纵轴的挤压力、牵拉力和扭转力等外力作用,使椎间盘不断发生退行性变,髓核含水量逐渐减少,而失去弹性,继之使椎间隙变窄,周围韧带松弛,或产生裂隙,形成腰椎间盘突出的内因;急性或慢性损伤是发生腰椎间盘突出的外因,当腰椎间盘突然或连续受到不平衡外力作用时,如弯腰提取重物时,姿势不当或准备欠充分的情况下搬动或抬举重物,或长时间弯腰后猛然伸腰,使椎间盘后部压力增加,甚至由于腰部的轻微扭动,如弯腰洗脸时、打喷嚏或咳嗽后,发生纤维环破裂、髓核向后侧或后外侧突出。

由于椎间盘退变是发病的重要内在因素,少数患者可无明显外伤史,只有受凉史而发病,多为纤维环过于薄弱,肝肾功能失调,风寒湿邪乘虚而入,腰部着凉后,引起腰肌痉挛,促使已有退行性变的椎间盘突出。

下腰部是全身应力的中点,负重及活动度大,损伤概率高,是腰椎间盘突出的好发部位。其中以腰4、5椎间盘发病率最高,腰5骶1次之。

纤维环破裂时,突出的髓核压迫或挤压硬脊膜及神经根,是造成腰腿痛的根本原因。若未压迫神经根时,只有后纵韧带受刺激,而以腰痛为主。若突破后纵韧带而压迫神经根时,则以腿痛为主。坐骨神经由腰4、5和骶1、2、3五条神经根的前支组成,故腰4、5和腰5骶1的椎间盘突出,引起下肢坐骨神经痛。初起神经根受到激惹,出现该神经支配区的放射痛、感觉过敏、腱反射亢进等征象。日久突出的椎间盘与神经根、硬膜发生粘连,长期压迫神经根,导致部分神经功能障碍,故除了反射痛外,尚有支配区放射痛、感觉减退、腱反射减弱甚至消失等现象。

多数髓核向后侧方突出,为侧突型,单侧突出者,出现同侧下肢症状;若髓核自后纵韧带两侧突出,则出现双下肢症状,多为一先一后,一轻一重,似有交替现象;髓核向后中部突出,为中央型,有的偏左或偏右,压迫马尾甚至同时压迫两侧神经根,出现马鞍区麻痹及双下肢症状。

中医认为由于长期弯腰工作,或工作姿势不正,或腰部外伤治之失时,或久病年老,房劳损伤,以致肾虚腰部不健,经气不利,气血运行不畅,再加坐卧湿地、涉水冒雨、身劳汗出,寒湿或湿热之邪侵袭,邪气留滞腰部,阻痹经气,以致腰部经常疼痛,形成腰痹。

四、主症

中老年人居多。有长期弯腰工作,或工作姿势不正,或常处于特殊体位(如持重),或急性腰扭伤(闪坠)治之失时,迁延日久史。

腰痛和下肢坐骨神经放射痛。腰腿疼痛可因咳嗽、打喷嚏、用力排便等腹腔内压升高时加剧,步行、弯腰、伸膝起坐等牵拉神经根的动作也使疼痛加剧,腰前屈活动受限,屈髋屈膝、卧床休息可使疼痛减轻。重者卧床不起,翻身极感困难。病程较长者,其下肢放射痛部位感觉麻木、冷感、无力。中央型突出造成马尾神经压迫症状为会阴部麻木、刺痛、二便功能障碍,阳痿或双下肢不全瘫痪。少数病例的起始症状是腿痛,而腰痛不甚明显。

主要体征:

① 腰部畸形:腰肌紧张、痉挛,腰椎生理前凸减少或消失,甚至出现后凸畸形。有不同程度的脊柱侧弯,突出物压迫神经根内下方时,脊柱向患侧弯曲,突出物压迫神经根外上方,则脊柱向健侧弯曲。

②腰部压痛和叩痛：突出的椎间隙棘突旁有压痛和叩击痛，并沿患侧的大腿后侧向下放射至小腿外侧、足跟部或足背外侧。沿坐骨神经走行有压痛。

③腰部活动受限：急性发作期腰部活动可完全受限，绝大多数患者腰部伸屈和左右侧弯功能活动呈不对称性受限。

④皮肤感觉障碍：受累神经根所支配区域的皮肤感觉异常，早期多为皮肤过敏，渐而出现麻木、刺痛及感觉减退。腰3、4椎间盘突出，压迫腰4神经根，引起小腿前内侧皮肤感觉异常；腰4、5椎间盘突出，压迫腰5神经根，引起小腿前外侧、足背前内侧和足底皮肤感觉异常；腰5骶1椎间盘突出，压迫骶1神经根，引起小腿后外侧、足背外侧皮肤感觉异常；中央型突出则表现为马鞍区麻木，膀胱、肛门括约肌功能障碍。

⑤肌力减退或肌萎缩：受压神经根所支配的肌肉可出现肌力减退，肌萎缩。腰4神经根受压，引起股四头肌（股神经支配）肌力减退、肌肉萎缩；腰5神经根受压，引起踝及趾背伸肌力减退；骶1神经根受压，引起踝跖屈和立位单腿翘足跟力减弱。

⑥腱反射减弱或消失：腰4神经根受压，引起膝反射减弱或消失；骶1神经根受压，引起跟腱反射减弱或消失。

⑦直腿抬高试验阳性，加强试验阳性；屈颈试验阳性，即头颈部被动前屈，使硬脊膜囊向头侧移动，牵张作用使神经根受压加剧，而引起受累的神经痛；仰卧挺腹试验与颈静脉压迫试验阳性，即压迫患者的颈内静脉，使其脑脊液回流暂时受阻，硬脊膜膨胀，神经根与突出的椎间盘产生挤压，而引起腰腿痛；股神经牵拉试验阳性，为上腰椎间盘突出的体征。

五、理化检查

1. X线摄片检查　正位片可显示腰椎侧凸，椎间隙变窄或左右不等,患侧间隙较宽。侧位片显示腰椎前凸消失,甚至反张后凸,椎间隙前后等宽或前窄后宽,椎体可见休默氏结节等改变,或有椎体缘唇样增生等退行性改变。X线平片的显示必须与临床的体征定位相符合才有意义,主要排除骨病引起的腰骶神经痛,如结核、肿瘤等。

2. 肌电图检查　根据异常肌电图的分布范围可判定受损的神经根及其对肌肉的影响程度。

3. CT、MRI检查　可清晰地显示出椎管形态、髓核突出的解剖位置和硬膜囊神经根受压的情况,必要时可加以造影。CT,MRI的检查临床诊疗意义重大。

4. 脊髓造影检查　髓核造影能显示椎间盘突出的具体情况;蛛网膜下腔造影可观察蛛网膜下腔充盈情况,能较准确地反映硬脊膜受压程度和受压部位,以及椎间盘突出部位和程度;硬膜外造影可描绘硬脊膜外腔轮廓和神经根的走向,反映神经根受压的状况。

六、治则

益肾通络,活血止痛,散寒除痹。

七、取穴

主穴:局部、养老、肾俞、夹脊穴、腰阳关、悬钟、昆仑、太溪、水泉。

随证加减:瘀滞明显,可取委中放血。

八、施术

操作方法:局部火针,余穴毫针刺,得气为度,留针30分钟。

九、转归

部分患者会在受压神经支配的躯体部分出现感觉障碍、肌肉萎缩,甚者会出现下肢瘫痪等。

十、预后

本病病程较长,预后良好。

十一、预防与调护

1. 急性期应严格卧硬板床 3 周,手法治疗后亦应卧床休息,使损伤组织修复。疼痛减轻后,应注意加强锻炼腰背肌,以巩固疗效。久坐、久站时可佩戴腰围保护腰部,避免腰部过度弯曲或劳累或受风寒。弯腰搬物姿势要正确,避免腰部扭伤。

2. 忌酸冷,禁食碳酸饮料。

十二、结语

夹脊穴位于膀胱经与督脉之间,配合局部取穴,疏通局部血液循环,舒筋活络止痛;肾俞为足太阳经膀胱穴,又为背俞穴,腰阳关为督脉穴位,因太阳经及督脉经行于背部,督脉又督一身之阳气,因此配合夹脊穴和局部阿是穴,具有调理脏腑、温煦阳气、激发经气、疏散邪气的功效;养老活血通络;悬钟配太溪有补髓壮骨,通经活络的作用;昆仑为足太阳膀胱经之经穴,水泉为足少阴肾经之郄穴,二穴配合可加强通经活络之功。

十三、中药参考方

舒筋活血汤。

第四十八章　软组织挫伤

一、中医病名

各种暴力或慢性劳损等原因所造成筋的损伤，统称为筋伤。筋的范围是比较广泛的，主要是指皮下组织、筋膜、肌肉、肌腱、韧带、关节囊、关节软骨盘、椎间盘、腱鞘、神经、血管等组织。筋伤是伤科最常见的疾病，骨骼与筋两者之间关系十分密切，而且是互相影响。"伤筋动骨"说明筋伤会影响骨骼，筋伤不一定伴有骨折、脱位，但是骨折、脱位一般均伴随有不同程度的筋伤。

软组织挫伤系指人体运动系统皮肤以下骨骼之外的肌肉、韧带、筋膜、肌腱、滑膜、脂肪、关节囊等组织以及周围神经、血管的不同情况的损伤。这些组织受到外来内在的不同致伤因素的作用，造成组织破坏和组织生理功能紊乱产生损伤。

二、西医病名

软组织损伤一般是受外来的机械压力的作用，当达到一定的强度而诱发损伤，产生症状的。一般可分为急性损伤和慢性积累性损伤两大类。当软组织受到钝性或锐性暴力损伤时，可以引起局部软组织（包括皮肤、皮下组织、肌肉、其中包含有神经、血管和淋巴组织）的挫伤或（和）裂伤。人体软组织损伤是人类运动系统中的一种常见病、多发病。软组织的损伤可因急性损伤和慢性积累性损伤而导致出现颈肩背腰腿及四肢的不同情况、不同程度的症候，近几十年来，发现许多病症的很大部分来源于软组织的肌肉、韧带、筋膜、脂肪、关节囊、神经、血管等直接致发，为害甚大。

三、病因病机

1. 病因

（1）外因：外因包括直接外力、间接外力和慢性劳损，是筋伤的主要致病因素。外来暴力直接打击或冲撞肢体局部，如棍棒打击、撞压碾轧等引起直接受损部位处的皮下组织、肌肉、肌腱等软组织的急性损伤。若外来暴力远离作用部位，因传导力而引起筋的损伤，如肌肉急骤、强烈而不协调地收缩和牵拉，也可造成肌肉、肌腱、韧带的撕裂或断裂。若长期、单调和反复的动作，作用于人体某一部位引起筋肉积劳成伤，劳损性筋伤好发于多动关节及负重部位，例如肩部、肘部、手部、膝部、腰部在日常频繁的劳作中，局部活动过度，而导致筋肉疲劳。

（2）内因：内因是指受人体内部因素影响而致筋伤的因素。筋伤常与身体素质、生理特点和病理因素有十分密切的关系。体质的强弱和筋伤的发生有密切关系，体质强壮，气血旺盛，肝肾充实，筋骨则强盛，承受外界的暴力和风寒湿邪侵袭的能力就强，因此也就不易发生筋伤；而体弱多病，气血虚弱，肝肾不足，筋骨则萎软，承受外界暴力和风寒湿邪侵袭的能力就弱，则易发生筋伤。筋伤发病与年龄和解剖结构有关，不同的年龄，筋伤的好发部位和发生率不一样，儿童筋骨发育不全，易发生扭伤，例如小儿好发髋关节暂时性滑膜炎等；青壮年活动和运动多，易造成筋的扭挫伤、撕裂伤等；中老年易出现劳损性、退行性疾病，例如多发生颈椎病、腰椎病、肩周炎等。解剖结构对筋伤的影响有两个方面：一是解剖结构正常,承受外力的能力就强,因而也就不易造成筋伤;反之解剖结构异常,承受外力的能力也就相应减弱,因而也就比解剖结构正常者容易发生筋伤,例如腰骶部如果有先天性的畸形,局部解剖结构先天异常者就容易造成腰部扭伤。二是人体解剖结构本身的强弱对筋伤的影响,人体解剖结构有强弱之分。有些部位的解剖结构较强,不易造成损伤;有些部位的解剖结构较弱,就容易损伤。例如髋关节,骨质结构和周围韧带等组织都较强大,因此不是较强大的暴力就不易造成髋关节部位的筋伤。而有些部位的解剖结构较弱,其损伤机会也就较多,例如肩关节是全身活动范围最大的关节,其关节盂浅而小,关节周围韧带也较薄弱,因此损伤的机会也就比其他部位多。人体组织的病变与筋伤的发生亦有密切关系,内分泌代谢功能障碍、骨关节疾病等,均可引起筋的病变。

2. *病机*　气是构成人体的最基本物质,是维持脏腑正常功能活动的基础;血是营养和滋润全身的重要物质。气血相辅相成,循行全身,外而充养皮肉筋骨,内而灌溉五脏六腑。中医学有"气主煦之,血主濡之"之说。因而气血与人体的一切生理活动及各种病理变化有密切的关系,损伤与之尤为重要,故有"损伤专从血论"之说。

急性筋伤,常见疼痛、肿胀,功能障碍等症状,这些症状的产生与气血有密切关系。《素问·阴阳应象大论》有"气伤痛,形伤肿,故先痛而后肿者,气伤形也;先肿而后痛者,形伤气也"之说,论述了跌仆撞击外伤筋脉气血,使气机不畅,不通则痛,血液外溢而为肿胀的发病机制。如果急性损伤严重出现血不养筋,则可见肢体某部功能障碍之症,如筋纵弛软或筋挛拘急等。从损伤病机来看气滞能致血瘀,血瘀每使气滞。

筋有赖于气血的濡养。《素问·五脏生成》载"足受血而能步,掌受血而能握,指受血而能摄",实际上是说筋受血的濡养,才能束骨而利关节,使足能步、掌能握、指能摄。反之,如果气血虚弱,筋肉失养,则筋肉弛缓而不耐劳,易为外力或单一姿势的长期操作而发生筋伤疾患。由于气血虚弱,运行阻滞,则局部代谢障碍。气血不通则痛,故常见受伤局部酸痛,且常与天气变化有关。另一方面,由于气血虚弱,卫外不固,腠理不密,外邪易于侵袭,尤其是风、寒、湿邪侵袭,可致营卫涩滞、皮肉失荣而牵强胀硬,发生失枕、肩凝等病症。慢性筋伤迁延难愈者与气血之虚弱亦密切相关。

四、主症

外伤病史,局部症状以疼痛、肿胀、活动不利等为主症,查体可见局部压痛,牵拉痛阳性。

（1）疼痛:与暴力的性质和程度,受伤部位神经的分布及炎症反应的强弱有关。

（2）肿胀:因局部软组织内出血或(和)炎性反应渗出所致。

（3）功能障碍:引起肢体功能或活动的障碍。

（4）伤口或创面:据损伤的暴力性质和程度可以有不同深度的伤口或皮肤擦伤等。

五、理化检查

1. **神经生物电检查**　对神经肌肉的损伤,临床检查法对准确判断损伤程度及预后来说是不够的,必须用电生理检查法,协助临床对神经肌肉的损伤与功能做出明确诊断。这对观察疗效、判断预后有重要的意义。临床上常用的神经电生理检查有直流感应电检查、肌电图检查、诱发电位检查。

2. **X线检查**　X线检查一般来说对筋伤的直接诊断意义不大,但有时对肌腱、韧带及软骨损伤有一定的参考价值。X线在筋伤上主要用于骨折、脱位、骨病等的鉴别诊断。创伤后筋伤的X

线主要有以下几个征象：① 软组织厚度增加，局部膨隆。② 局部软组织影像密度增加。③ 原有组织层次模糊不清。④ 因皮下组织内有间质水肿而成网状结构。⑤ 因关节内积液、积血致关节囊膨隆，并可造成关节囊外脂肪垫间脂肪线的推压移位或受压变窄。X 线平片检查必要时可做特殊位检查，如应力下摄片等及配合造影剂做造影检查。

3. CT 检查　是一种较新的放射学影像法，在空气、液体、脂肪、肌肉和骨的密度之间，可做出灵敏的鉴别，因此骨和肌肉的损害可较精确地被描绘在重建的图像上，对筋伤的诊断有一定的参考价值，尤其是对诊断椎管内疾病的病位及性质有极大的帮助，如在对椎间盘突出症、椎管狭窄症等的诊断定位及指导治疗方面有重要意义。

4. 磁共振成像　MRI 其特点在于既能反映形态，又能反映功能。在 MRI 图像上，从脂肪和骨髓来的大量信号呈现白色，肌肉和纤维组织呈现灰色，皮质骨产生的信号为零（或很少）故呈黑色。通过各组织显像的对比，在筋伤领域中可指导临床做出正确的诊断。

5. 实验室检查　实验室检查是筋伤常用的检查方法之一，许多肢体疼痛性疾病常须化验检查作为鉴别诊断的依据。例如关节肿痛，可能是筋伤疾患引起，但某些全身性疾病，如风湿、类风湿等也可引起类似症状，故须做鉴别诊断。对于严重损伤的危重患者，实验室检查是了解病情变化和指导紧急治疗的重要指标。

其他如超声波检查、关节镜检查、病理检查等手段，对筋伤疾患的诊断有一定的帮助，必须予以重视。

六、治则

活血化瘀，消肿止痛。

七、取穴

局部、循经郄穴。

八、施术

操作方法：局部火针，缪刺法。

九、预后

多数预后良好，个别患者因失治导致陈年痼疾。

十、转归

若治疗失宜或年老体弱又失于调养等，则可导致下列并发症：慢性水肿、肌肉萎缩、骨质疏松、神经卡压综合征、关节僵直、韧带松弛、关节韧带肌肉骨化、关节游离体、创伤性关节炎、痹症。

筋伤除了可产生局部症状外，在早期或晚期常会引起各种并发症。临床上要全面、仔细地检查，注意筋伤并发症的发生，及时预防其发展，治疗时一并处理，否则将会影响关节的功能康复。筋伤常见的并发症有以下几种。

1. 小骨片撕脱多由间接暴力所造成，由于附着于关节骨突的肌腱骤然强烈的收缩，而发生骨质的撕脱骨折。

2. 神经损伤根据肢体运动、感觉功能丧失范围，肌肉有无明显萎缩等，可大约判定神经损伤部位和程度。

3. 损伤性骨化多因关节部严重的扭挫伤，损伤了关节附近的骨膜，软组织内血肿与骨膜下血肿互相沟通，若治疗不当，手法粗暴等，致使血肿吸收差，通过血肿机化、骨膜下骨化、关节周围组织的钙化、骨化的病理过程，导致关节功能障碍。X线摄片显示不均匀的骨化阴影，多见于肘关节。

4. 关节内游离体关节内的软骨损伤,软骨脱落、钙化而形成游离体,常随关节的伸屈活动而发生位置的改变,亦称"关节鼠",多发生于膝关节。

5. 骨性关节炎关节部位的筋伤,早期处理不当,后期关节软骨面发生退行性改变,承重失衡,出现关节疼痛,功能障碍。

十一、预防与调护

筋伤疾病的致病因素,有内因和外因两个方面。要预防筋伤疾病的发生,首先要重视这两个方面的致病因素。

外力伤害是其重要因素,在劳作和生活活动中,避免来自外力的伤害,如跌仆闪挫、强力扭转、牵拉挤压、坠落撞击等;避免长期、长时间处于某一固定体位和姿势,及某一单调反复的动作,以免引起劳损;避免风寒湿邪的侵袭,风寒湿邪虽不是致病的重要因素,却是发病的直接诱因,损伤后可因复感风寒湿邪侵袭而诱发或加重筋伤,使筋伤缠绵难愈。另外,身体素质、生理特点对筋伤疾病的发生有着密切的关系,有一定的发病规律,要加以重视和预防。

治疗筋伤疾病,目的是恢复其功能。除了理筋手法、内外用药等治疗外,要重视调养和护理,掌握各种调护知识和技能。治疗筋伤,要避免对筋伤愈合的不利因素,利用其有利因素。指导患者进行正确调养,预防并发症,积极进行循序渐进的功能锻炼,使之尽快康复。

十二、结语

1. 缪刺法是源自"黄帝内经"的一种左病刺右,右病刺左的针刺方法。"缪刺"的原始记载见于《素问·缪刺论》:"络病者,其痛与经脉缪处,故命曰缪刺";"凡刺之数,先视其经脉,切而循之,审其虚实而调之,有痛而经不病者缪刺之,因视其皮部有血络者尽取之,此缪刺之数也。"可见缪刺是指病在络脉而左病取右,右病取左或刺络放血的针刺方法。

《素问·缪刺论》:"夫邪之客于形也,必先舍于皮毛;留而不去,入舍于孙脉;留而不去,入舍于络脉;留而不去,入舍于经脉;内连五脏,散于肠胃,阴阳俱感,五脏乃伤。此邪之从皮毛而入,极于五脏之次也。如此,则治其经焉。今邪客于皮毛,入舍于孙络,留而不去,闭塞不通,不得入于经,流溢于大络而生奇病也。夫邪客大络者,左注右,右注左,上下左右,与经相干,而布于四末,其气无常处,不入于经俞,命曰缪刺。"这段话详细阐发缪刺的病因,邪气侵袭人体之后,经皮肤而入络脉,络脉闭塞不通,邪气上下左右流注,虽然邪气干扰经脉,但不入于经脉,只是循大络流注四肢,邪气没有一定的处所,也不入于经俞,此时可用缪刺法,左病取右,右病取左,刺其络脉,以泻邪气。可见,缪刺疾病病位在络,络除十五络脉以外,有遍布全身的分支,形成网络,没有固定的规律可循,"痛"处即为病位。杨继洲注曰:"缪刺者,刺络脉也。右痛而刺左,左痛而刺右,此乃交经缪刺之理也。"临床上对于邪气闭阻络脉而出现疼痛性的病症,都能发现上下左右的对应规律。

软组织损伤属于中医学"伤筋"的范畴,缘由跌打损伤或用力不当,使局部经脉软组织受损,而致气血凝滞,经络阻隔,气机不通而然也。治疗自当活血化瘀通络去闭,畅其气机而收痛止病除之功。《素问·阴阳应象大论》云:"善针者,从阴引阳,从阳引阴,以右治左,以左治右。"盖人体十二经脉左右交叉相互贯通,故缪刺法能迅捷调整畅达其失于偏颇之经气而奏功。

郄穴是特定穴,郄者,孔郄也,是各经的经气深聚的部位,用于急重病气血凝滞证,有活血化瘀、通经止痛的作用。

2. 挫伤是指直接暴力打击、冲撞、挤压肢体局部而引起的皮肤、皮下组织、肌肉、肌腱等组织的损伤,轻者局部血肿、瘀斑,重者可见肌肉、肌腱断裂,关节错缝,血管、神经损伤等。挫伤多发生于易与外部直接接触的部位。

软组织挫伤的治疗也可以镇痛、理疗、制动等方法治疗。在受伤 24 小时内，局部可用冷敷，可以使皮毛血管收缩，组织水肿消退，起到止血消肿止痛的作用。对于软组织挫伤采用早期敷药方法治疗，有着非常好的疗效，是中医伤科治疗的一大特色之一。

十三、中药参考方

桃红四物汤。

第四十九章　肿　瘤

一、中医病名

癌病是多种恶性肿瘤的总称,以脏腑组织发生异常增生为其基本特征。临床表现主要为肿块逐渐增大,表面高低不平,质地坚硬,时有疼痛,发热,并常伴见纳差,乏力,日渐消瘦等全身症状。

二、西医病名

相当于现代医学的恶性肿瘤。

三、病因病机

癌病是发生于五脏六腑,四肢百骸的一类恶性疾病。多因正气内虚,感受邪毒,情志怫郁,饮食损伤,素有旧疾等,使脏腑功能失调,气血津液运行失常,产生气滞、血瘀、痰凝、湿浊、热毒等病理变化,蕴结于脏腑组织,相互搏结,日久渐积而成的一类恶性疾病。

1. *病因*　癌病的病因尚未完全明了,但据癌病的起病经过及临床表现,其发生与外在的六淫邪毒、内在的七情怫郁、饮食失调、素有旧疾或久病伤正、年老体衰等有密切关系。

(1) *六淫邪毒*:外感六淫之邪,或工业废气、石棉、煤焦烟灰,放射性物质等邪毒之气,由表入里,若正气不能抗邪,则致客邪久留,脏腑气血阴阳失调,而致气滞、血瘀、痰浊、热毒等病变久则可形成结块。

(2)七情怫郁:情志不遂,气机郁结,久则导致气滞血瘀,或气不布津,渐而成块。

(3)饮食失调:嗜好烟酒辛辣腌炸烧烤,损伤脾胃,脾失健运,正气亏虚,气虚血瘀。或正气亏虚,易感外邪或易致客邪久留。另一方面,脾失健运,不能升清降浊,敷布运化水湿,则痰湿内生。

(4)素有旧疾:脏腑阴阳的偏盛偏衰,气血功能紊乱,如治不得法或失于调养,病邪久羁,损伤正气,或正气本虚,祛邪无力,加重或诱发气、痰、食、湿、水、血等凝结阻滞体内,邪气壅结成块。

(5)久病伤正、年老体衰:正气内虚,脏腑阴阳气血失调,是罹患癌症的主要病理基础。久病体虚,正气亏虚,气虚血瘀;或生活失于调摄,劳累过度,气阴耗伤,外邪每易乘虚而入,客邪留滞不去,气机不畅,终致血行瘀滞,结而成块。

2. 病机 癌病的形成虽有上述多种因素,但其基本病理变化为正气内虚,气滞、血瘀、痰结、湿聚、热毒等相互纠结,日久积滞而成有形之肿块。

病理属性总属本虚标实。多是因虚而得病,因虚而致实,是一种全身属虚,局部属实的疾病。初期邪盛而正虚不显,故以气滞、血瘀、痰结、湿聚、热毒等实证为主。中晚期由于癌瘤耗伤人体气血津液,故多出现气血亏虚,阴阳两虚等病机转变,由于邪愈盛而正愈虚,本虚标实,病变错综复杂,病势日益深重。不同的癌病其病机上又各有特点。脑瘤的本虚以肝肾亏虚、气血两亏多见,标实以痰浊、瘀血、风毒多见;肺癌之本虚以阴虚、气阴两虚多见,标实以气阻、瘀血、痰浊多见;大肠癌的本虚则以脾肾双亏、肝肾阴虚为多见,标实以湿热、瘀毒多见;肾癌及膀胱癌的本虚以脾肾两虚、肝肾阴虚多见,标实以湿热蕴结、瘀血内阻多见。

不同的癌病其病变部位不同,脑瘤病位在脑,肺癌病位在肺,大肠癌病位在肠,肾癌及膀胱癌病位在肾与膀胱。但由于肝主疏泄,条达气机,脾为气血生化之源,肾主水液,藏元阴元阳,故上述癌病的发生发展,与肝、脾、肾的关系也较为密切。

四、主症

1. **脑瘤**　脑瘤是颅内肿瘤的简称,指生长于颅腔内的新生物,以头痛,呕吐,视力下降,感觉障碍为缓慢起病,症状的演变以月、年计。转移性脑瘤的发展较快,病情的变化以根据脑瘤的临床表现,中医古籍有关脑瘤的论述散见于"头痛""眩晕""呕吐"。

患者有头痛、呕吐、视力障碍等临床表现。随脑组织受损部位的不同而有相应的局部症状,有助于定位诊断。如大脑额叶前部肿瘤可见精神障碍,出现性格改变,进行性痴呆,癫痫发作等;额下回后部肿瘤可出现运动性失语;额叶后部中央前回运动区受压则产生对侧偏瘫;大脑顶叶部肿瘤以感觉障碍为主,感觉定位和感觉区别的能力消失;大脑颞叶部肿瘤则以听觉障碍为主;大脑枕叶部肿瘤定位征为视野缺损;胼胝体部肿瘤精神症状明显;中脑部肿瘤早期易出现脑积水,而发生头痛、视神经乳头水肿及呕吐等;小脑部肿瘤以运动失调为特征;桥脑部肿瘤则以交叉性偏瘫,交叉性感觉麻木及眼球垂直性震颤与眼外展麻痹为特征。

2. **肺癌**　肺癌又称原发性支气管肺癌,为最常见的恶性肺肿瘤。肿瘤细胞源于支气管黏膜或腺体,常有区域性淋巴结转移和血行播散。早期常有刺激性咳嗽,痰中带血。进展速度与细胞生物学特性有关。肺癌是常见的恶性肿瘤之一,发病率居全部肿瘤的第一或第二位,且有逐年增高的趋势。发病年龄多在 40 岁以上,男性发病率高于女性。根据肺癌的临床表现,中医古籍有关肺癌的论述散见于"肺积""咳嗽""咯血""胸痛"等病证中。

3. **大肠癌** 大肠癌包括结肠癌与直肠癌,是常见的消化道恶性肿瘤,以排便习惯与粪便性状改变,腹痛,肛门坠痛,里急后重,甚至腹内结块,消瘦为主要临床表现。根据其发病及临床特征分析,中医古籍有关大肠癌的论述散见于"肠积""积聚""癥瘕""肠覃""肠风""脏毒""下痢""锁肛痔"等病证中。

凡 30 岁以上的患者有下列症状时需高度重视,考虑有大肠癌的可能:① 近期出现持续性腹部不适,隐痛,胀气,经一般治疗症状不缓解;② 无明显诱因的大便习惯改变,如腹泻或便秘;③ 粪便带脓血、黏液或血便,而无痢疾、肠道慢性炎症等病史;④ 结肠部位出现肿块;⑤ 原因不明的贫血或体重减轻。

4. **肾癌、膀胱癌** 肾癌是泌尿系统常见的肿瘤,以血尿,腰痛;肿块;消瘦乏力等为主要临床表现。男性多于女性,40～60 岁多发。根据肾癌的起病及临床表现,中医古籍有关肾癌的论述散见于"尿血""腰痛"等病证中。

膀胱癌是泌尿系统常见的肿瘤,以血尿,尿频,尿急,尿痛;排尿困难;发热消瘦,恶病质等为主要临床表现。男性多于女性,50～70 岁多发。中医古籍有关膀胱癌的论述散见于"尿血""血淋""癃闭"等病证中。

5. **肝癌** 肝癌多继发于肝积、肝著等病之后,或因常食霉变食物,或其他有害毒物损伤等所致。以右胁痛,肝大坚硬,呕恶腹胀,渐现黄疸等为主要表现,发生于肝的痛病类疾病。

可发于任何年龄,多发于青年和中年,男性多于女性。起病隐匿,待症状明显时可能已至晚期。右胁或剑突下疼痛为主症,多呈持续性胀痛或刺痛,逐渐加剧。上腹痞胀,食欲不振,乏力,进行性消瘦,后期可现黄疸,腹水,发热,腹渐大如鼓,青筋显露,面色暗黄。甚至可出现呕血、昏厥等险恶症状。

肝脏呈进行性肿大,质地坚硬,表面凸凹不平,边缘不规则,可有压痛,有时可在上腹部听到吹风样血管杂音。

五、理化检查

1. **脑瘤**　CT、MRI 探查肿瘤的部位、大小及浸润情况,是目前诊断脑瘤的主要手段。

2. **肺癌**

(1)胸部 X 线检查、CT、支气管碘油造影,有助肺癌早期诊断。

(2)痰脱落细胞学检查是早期诊断肺癌的简单而有效的方法,阳性率在 80% 左右,多次检查阳性率可提高。

(3)纤维支气管镜检查,可确定病变性质及做病理检查,是确诊肺癌的重要方法。

3. **大肠癌**　出现上述临床表现时,应详细询问病史,全面体检,并及时进行直肠指诊、结肠镜检查、钡灌肠 X 线检查、血清癌胚及肠癌相关抗原测定、直肠内超声扫描、CT 等检查以明确诊断。

4. **肾癌、膀胱癌**　尿检查可见肉眼血尿及镜下血尿;尿脱落细胞学检查对诊断早期肾癌、膀胱癌有一定价值;B 超、CT、MRI 可确定病变部位、大小及浸润情况等。此外,膀胱镜检查也是确诊膀胱癌的重要方法。

5. **肝癌**　甲胎蛋白(AFP)测定阳性,或定量 > 400μg/L(400ng/mL),并持续 1 个月以上。血清碱性磷酸酶、谷氨酰转肽酶明显增高。腹水可为血性,多为渗出液,或可找到癌细胞。

A、B 型超声波检查可显示肝内有占位性病变。CT 图像常表现为局灶性周界比较清楚的密度减低区,或呈边缘模糊,或大小不等的多发阴影。

有条件及必要时可做肝穿刺活检、放射性核素肝扫描、X 线肝血管造影等检查。

六、治则

扶正祛邪,攻补兼施。

七、取穴

主穴:内关、支沟、膏肓俞、关元,相关脏腑原穴、络穴。

随证加减:气血亏虚加太渊、中脘;痰浊阻络加丰隆;血瘀内停加血海、郄穴;阴虚加三阴交。

八、施术

操作方法:膏肓俞、关元艾灸;余穴毫针刺。

九、预后

癌病虽是一种难治性疾病,也不是没有治愈的可能,针药并举可以提高疗效,改善症状,提高生存质量。

十、预防与调护

癌病的病因尚未完全明了,但精血不足,脏气亏虚,气血阴阳失调,加之外邪入侵,是重要的致病因素,故保养精气,劳逸结合,养成良好的生活、饮食习惯,戒烟,保持心情愉快,加强必要的防护措施,对预防本病有重要的意义。此外,加强普查工作能早期发现,早期诊断和早期治疗,也是防治癌病的重要手段。

既病之后,要使患者树立战胜疾病的信心,积极配合治疗,起居有节,调畅情志,宜进易于消化而富于营养的食物,禁食辛辣腌炸、海膻发物,适当参加锻炼。

十一、结语

内关穴属于手厥阴心包经,始于胸中,下行至横膈膜,经上、中、下三焦,与三焦经相互络属,互为表里。作为八脉交会穴之一,络胃经,通于任脉,会于阴维,具有行气宽中、和胃降逆化浊作用。支沟为手少阳三焦经之经穴,有清利三焦,取之以导引原气、通行气血;关元为任脉穴,自古即为保健要穴,为"男子藏精,女子蓄血之处,是人生之关要,真元之所存",主全身之阴经经气,取之扶正固本,调和阴阳,活血化瘀,散瘾消结。

"膏肓"一语首见于《左传·成公十年》:"晋景公疾病,求医于秦,秦伯使医缓为之。未至,公梦疾为二竖子,曰:彼良医也,惧伤我,焉逃之? 其一曰:居肓之上,膏之下,若我何? 医至,曰:疾不可为也。在肓之上,膏之下,攻之不可,达之不及,药不至焉,不可为也。"常用"病入膏肓""膏肓之疾"表示难治之症。唐代《千金方》中首载"膏肓俞"一穴,并确定了位置及主治功效,认为该穴能治深隐难知、病入膏肓之疾,"若能用心方便求得灸之,无疾不愈矣"。《千金方》记载"膏肓俞无所不治",《古今医统大全》谓"百病无所不疗,五劳七伤诸病,咳逆痰火健忘"。从《黄帝内经》所论内容来看,"膏"与"肓"应该分别是人体内与五脏并列存在的一个"脏"。所以五脏有原,"膏""肓"亦有原;五脏在人体背腰部分别有输注、出入部位的背俞穴,"膏""肓"也有在背部输注、出入之膏肓俞。故灸膏肓俞则能够使上中下三焦之间互根互用。三焦既济,则心肾水火既济,自无多梦失精、发狂之疾;肾能够助肺吸入之气深达下焦,自无上气咳逆之患;脾能够得下焦肾的温煦而运化水谷,肾也能够得脾运化的水谷精微而藏之,自无羸瘦虚损、健忘不安之虑。

原穴是脏腑原气输注、经过和留止于四肢部的十二经脉腧穴,络穴是络脉从十二经脉分出处的一个腧穴,加之任、督及脾之大络,二者一表一里,已达到调整脏腑、平衡阴阳的功能,输布精气,通经活络,增强疗效。

十二、中药参考方

扶正消瘤汤。

第五十章　肥　胖

一、中医病名

肥胖是指由于多种原因导致体内膏脂堆积过多,体重异常增加,并伴有头晕乏力、神疲懒言、少动气短等症状的一类病证。

二、西医病名

现代医学的单纯性(体质性)肥胖、继发性肥胖(如继发于下丘脑及垂体病、胰岛病及甲状腺功能低下等的肥胖病),可参考本节治疗。

三、病因病机

肥胖多因年老体弱、过食肥甘、缺乏运动、先天禀赋导致气虚阳衰、痰湿瘀滞形成。

1. 病因

(1)年老体弱:肥胖的发生与年龄有关,40岁以后明显增高。这是由于中年以后,人体的生理功能由盛转衰,脾的运化功能减退,又过食肥甘,运化不及,聚湿生痰,痰湿壅结,或肾阳虚衰,不能化气行水,酿生水湿痰浊,故而肥胖。

(2)饮食不节:暴饮暴食,食量过大,或过食肥甘,长期饮食不节,一方面可致水谷精微在人体内堆积成为膏脂,形成肥胖;另一方面也可损伤脾胃,不能布散水谷精微及运化水湿,致使湿浊内生,蕴酿成痰,痰湿聚集体内,使人体臃肿肥胖。

(3)缺乏运动:长期喜卧好坐,缺乏运动,则气血运行不畅,脾胃呆滞,则运化失司,水谷精微失于输布,化为膏脂痰浊,聚于肌肤、脏腑、经络而致肥胖。妇女在妊娠期或产后由于营养过多,活动减少,亦容易发生。

(4)先天禀赋:《黄帝内经》即认识到肥胖与人的体质有关,现代已明确认识到,肥胖的发生具有家族性。阳热体质,胃热偏盛者,食欲亢进,食量过大,脾运不及,可致膏脂痰湿堆积,而成肥胖。

此外,肥胖的发生还与性别、地理环境等因素有关,由于女性活动量较男性少,故女性肥胖者较男性为多。

2. **病机**　病机总属阳气虚衰、痰湿偏盛。脾气虚弱则运化转输无力,水谷精微失于输布,化为膏脂和水湿,留滞体内而致肥胖;肾阳虚衰,则血液鼓动无力,水液失于气化,致血行迟缓,水湿内停,而成肥胖。

病位主要在脾与肌肉,与肾虚关系密切,亦与心肺的功能失调及肝失疏泄有关。

本病多属本虚标实之候。本虚多为脾肾气虚,或兼心肺气虚;标实为痰湿膏脂内停,或兼水湿、血瘀、气滞等,临床常有偏于本虚及标实之不同。前人有“肥人多痰”“肥人多湿”“肥人多气虚”之说,即是针对其不同病机而言。

四、主症

体重超出标准体重{标准体重(kg)=[身高(cm)-100]×0.9}20%以上,或体重质量指数[体重质量指数=体重(kg)/身高(cm)^2]超过24为肥胖,排除肌肉发达或水分潴留因素,即可诊断为本病。

初期轻度肥胖仅体重增加 20%～30%，常无自觉症状。中重度肥胖常见伴随症状，如神疲乏力，少气懒言，气短气促，嗜睡，食欲亢进，容易饥饿，或闭经，阳痿，心悸，怕热多汗，腰背痛，关节痛等。

五、理化检查

肥胖患者一般应做相关检查，以便与相关疾病进行鉴别，明确是否存在并发症，并明确肥胖的病因。

1. 测量身高、体重、血压。

2. 血脂分析。

3. 测定空腹血糖、葡萄糖耐量试验、血清胰岛素、皮质醇。

4. 肝脏 B 超检查，肝肾功能。

5. 抗利尿激素测定。

6. 测定雌二醇，睾酮、黄体生成素。

7. 心电图，心功能、眼底及微循环检查。

8. 为排除继发性肥胖，可考虑做头颅 X 线摄片，显示蝶鞍有否扩大，骨质有否疏松，或头颅、双肾上腺 CT 扫描，测定 T3、T4、TSH，以排除内分泌功能异常引起肥胖的可能性。

9. 体脂测定：男性体脂超过 25%，女性超过 30% 为肥胖。脂肪细胞测定：脂肪细胞数增高；超声波检查皮脂厚度增加。

六、治则

健脾疏肝，化湿通络。

七、取穴

第一组：中脘、关元、大巨、支沟、丰隆、然谷、太白、足临泣。

第二组：督脉穴（大椎至腰阳关）、脾俞。

八、施术

操作方法：毫针刺，取两组穴位交替使用，针刺深度因肥胖程度而定，以得气为度，每次留针 30 分钟。

九、预后

肥胖病患者的预后取决于以下几方面因素。

1. *治疗的信心*　一般来说，减肥是一件艰难的治疗过程，需要患者有信心和恒心，否则治疗无法坚持到底，治疗效果也难以保证。

2. *发病年龄和程度*　一般肥胖病患者的起病年龄越小，肥胖程度越重，预后越差。

3. *先天禀赋*　临床常常见到，有的患者有家族肥胖史，而且从婴儿期就开始，这类肥胖病者预后往往不太满意。

4. *治疗方法*　对肥胖病多采用综合疗法。一般来说，综合性治疗比单用一种方法治疗效果要好。

十、转归

本病病变过程中常发生病机转化，一是虚实之间的转化，如食欲亢进，过食肥甘，湿浊积聚体内，化为膏脂，湿浊化热，胃热滞脾，形成肥胖，但长期饮食不节，可损伤脾胃，致脾虚不运，甚至脾病及肾，导致脾肾两虚，从而由实证转为虚证；而脾虚日久，运化失常，湿浊内生，或土壅木郁，肝失疏泄，气滞血瘀，或脾病及肾，肾阳虚衰，不能化气行水，可致水湿内停，泛溢于肌肤，阻滞于经络，使肥胖加重，从而由虚证转为实证或虚实夹杂之证。二是各种病理产物之间也可发生相互转化，主要表现为痰湿内停日久，阻滞气血运行,可致气滞或血瘀。而气滞,痰湿、瘀血日久,常可化热,而成郁热、痰热、湿热、瘀热。三是肥胖病变日久,常变生它病。《黄帝内经》中已经认识到肥胖与消瘅等病证有关,极度肥胖者,常易合并消渴、头痛、眩晕,胸痹、中风、胆胀、痹证等。

十一、预防与调护

1. 肥胖对人体健康危害极大,一旦形成本病,治疗一般不易。对本病积极预防非常必要,应积极主动,持之以恒,坚持治疗。本病患者饮食宜清淡,忌肥甘醇酒厚味,多食蔬菜、水果等富含纤维、维生素的食物,适当补充蛋白质,宜低糖、低脂、低盐;养成良好的饮食习惯,忌多食,暴饮暴食,忌食零食;必要时有针对性地配合药膳疗法。适当参加体育锻炼或体力劳动,如根据情况可选择散步、快走、慢跑、骑车、爬楼、拳击等,也可做适当的家务等体力劳动。运动不可太过,以防难以耐受,贵在持之以恒,一般勿中途中断。减肥须循序渐进,使体重逐渐减轻,接近正常体重,不宜骤减,以免损伤正气,降低体力。

2. 临床观察,肥胖患者多喜食奶油、肉鸡、香蕉、苹果,避免聚餐,尽量做到不饿不吃。

十二、结语

早在内经时代,中医学对肥胖病就有所认识。《素问·通评虚实论》曰:"肥类人,则高粱之疾也。"《素问·奇病论》亦云:"此肥美之所发也,此人必数食甘美而多肥也。"此外,《灵枢·卫气失常》提出肥胖三分法,即把肥胖病者分为"脂人""膏人""肉人"3种类型。中医认为肥胖的发生与过食肥甘、先天禀赋、劳作运动太少等多种因素有关。病机总属阳气虚衰、痰湿偏盛。脾气虚弱则运化转输无力,水谷精微失于输布,化为膏脂和水湿,留滞体内而致肥胖;肾阳虚衰,则血液鼓动无力,水液失于蒸腾气化,致血行迟缓,水湿内停,而成肥胖。

中脘属于任脉,为胃之募穴,现代研究发现针刺中脘穴可调整胃肠功能,促进胃液分泌,并增强胃蠕动。

丰隆为足阳明胃经络穴,别走足太阴,能沟通脾胃两经,有化湿定喘、祛邪安神之功,为治痰之要穴,减肥的常用穴。

太白为脾之原穴、输穴,属土,可健脾化湿,理气和胃,治疗腹胀食不化,中脘、丰隆相互促进,相互为用,共奏疏通经络、健脾化痰之功。

关元系小肠之募穴,任脉原穴,冲脉起于关元,足三阴与任脉之交会穴,为元阴元阳关藏之处,有培补元气之效,为补虚要穴。现代研究发现,针刺关元有增加可利用氧的作用,氧摄取率明显降低,耗氧量明显增加,故能增加机体代偿能力。

大巨为足阳明胃经腧穴,可理气消胀,通调水道。其位置在小肠区域,《素问·灵兰秘典论》曰:"小肠者,受盛之官,化物出焉。"针刺该区域穴位可抑制小肠的蠕动,减少小肠的吸收功能,从而使患者的饥饿感降低,减少了饮食摄入量。既为循经取穴,又可为"以肥为穴",有调理肠胃、升清降浊之功效,因此起到减肥作用。

支沟为手少阳三焦经之经穴,属火。有清热散寒,调气通腹之效。可治疗三焦气滞所致之病症,与大巨相配,共奏理气消胀,通肠利水之效。

足临泣为足少阳胆经输穴,属木。八脉交会穴之一,通于带脉。带脉是唯一一条横向走行的经脉,起于少腹之侧,季胁之下,环身一周,络腰而过,约束诸经脉,如同束带。带脉经气充足,约束有力,才能有效控制腰腹部的过度肥大。肥胖的患者,尤其是腹部肥大的患者,起因多与带脉的约束功能下降有关,所以选用带脉上的穴位,能畅通带脉经气,管束诸条经脉,加强局部的刺激作用,治疗腰腹部的肥大。

然谷为足少阴肾经之荥穴,属火,有燃烧水谷之义。可益肾助阳,以促进水谷的代谢。

督脉位于脊柱正中,为诸阳之会,主一身之阳气。针刺督脉可调节各脏腑功能,振奋阳气,调畅气机,通调三焦,使水液代谢正常,水谷得以化为精微,病理性的痰浊、水饮得以消除而不能留成膏脂。

清代陈士铎《石室秘录》专门立了肥胖治法,指出肥人多痰,病机是气虚不能运行而生痰。笔者在临床工作中发现单纯性肥胖患者中以脾虚证较为多见,水液运化失职,导致痰湿潴留,阻滞经络。

因此,治疗肥胖症以健脾除湿、通经活络为基本原则。

十三、中药参考方

小柴胡汤。